幸福孕育：

{ 妊娠、分娩、育儿的甜蜜之旅 }

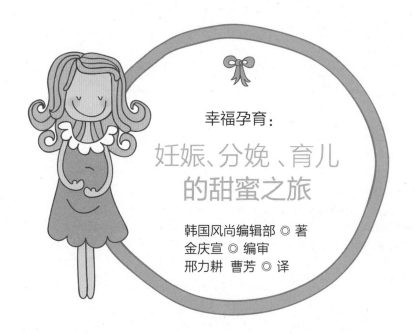

幸福孕育：

妊娠、分娩、育儿
的甜蜜之旅

韩国风尚编辑部 ◎ 著

金庆宣 ◎ 编审

邢力耕 曹芳 ◎ 译

吉林科学技术出版社

图书在版编目（CIP）数据

幸福孕育：妊娠、分娩、育儿的甜蜜之旅 / 韩国风
尚编辑部著；邢力耕，曹芳译. -- 长春：吉林科学技
术出版社，2015.6
　ISBN 978-7-5384-9156-2

　Ⅰ．①幸… Ⅱ．①韩… ②邢… ③曹… Ⅲ．①妊娠期
－妇幼保健－基本知识②优生优育－基本知识 Ⅳ．
① R715.3 ② R169.1

中国版本图书馆 CIP 数据核字（2015）第 094331 号

幸福孕育：妊娠、分娩、育儿的甜蜜之旅

著　　　韩国风尚编辑部
编　审　金庆宣
译　　　邢力耕　曹　芳
助理翻译　王志国　潘政旭　史方锐　盛　辉
出 版 人　李　梁
策划责任编辑　孟　波　冯　越
执行责任编辑　张　超
设计排版　长春世纪喜悦品牌设计有限公司
开　本　889mm×1194mm　1/16
字　数　450 千字
印　张　22
印　数　1-4 000 册
版　次　2015 年 7 月第 1 版
印　次　2015 年 7 月第 1 次印刷

出　版　吉林科学技术出版社
发　行　吉林科学技术出版社
地　址　长春市人民大街 4646 号
邮　编　130021
发行部电话 / 传真　0431-85677817　85635177　85651759
　　　　　　　　　　85651628　85600611　85670016
储运部电话　0431-84612872
编辑部电话　0431-85635186
网　址　www.jlstp.net
印　刷　长春人民印业有限公司

书　号　ISBN 978-7-5384-9156-2
定　价　69.9 元
如有印装质量问题可寄出版社调换
版权所有　翻印必究　举报电话：0431-85635185

开启浪漫新奇的 妊娠、分娩、育儿 之旅

"祝贺您，您怀孕了！" 听到这句话时，孕妇一定满心欢喜。尤其是对怀孕渴望已久的女性来说，更是喜不自胜。目前最需要做的事情就是计划如何度过这280天的孕期。首先我们有必要搞清楚怀孕期间孕妇的身体会有哪些变化，腹中婴儿怎样成长，为了胎儿孕妇需要做哪些努力。并且，准爸爸需要学习在这10个月的孕期当中应该为胎儿和妻子做哪些事情。因此，需要一本详细记述与妊娠和分娩相关的书籍。虽然需要定期检查、选定分娩医院及主治医师并在每次定期检查时提出一些疑问，但实际上医生很难回答孕妇的所有问题。即使可以问母亲和婆婆，但时代变化了，孕妇也很难得到想要的答案。所以，本书就将成为孕妇最忠实的朋友。

本书将会解答有关怎样处理孕妇在怀孕全过程中产生的身体变化、需要进行哪些产前检查、怎样进行胎教、应当吃什么不吃什么、解答胎儿发育进程中的疑惑、哪种分娩方式更好、怎样进行产后调理、母乳喂养还是奶粉喂养等问题。本书还将详细讲解如何照顾新生儿、怎样选择断奶期食品来确保宝宝聪明健康成长和正确的育儿方法。

有本书陪伴在身边，您无须对妊娠、分娩及育儿的过程有任何不安和恐惧。《幸福孕育：妊娠、分娩、育儿的甜蜜之旅》，会为准爸妈在这10个月的航行中保驾护航。

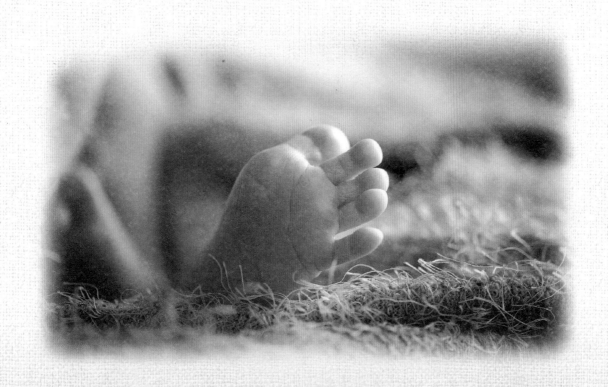

序

　　每个妈妈都有一套育儿经。而每个准妈妈，最需要的是一本实用的孕育工具书。看到样书，觉得这样的一本书来了。

　　孕育是一个漫长和辛苦的过程，每个阶段都会涌现不同的问题。好比西天取经，过了一关又是一关。每个妈妈，尤其是新手妈妈总有忐忑难安、手足无措的时候，一本好书在这时能给予人清晰的指引和安定的力量。

　　本书排版温馨精美，图文并茂，内容全面立体，涵盖了备孕、怀孕、分娩、产后各个阶段的基本常识、护理。对于新手妈妈来说，参照本书，对孕育会有更直观的认识和理解。

　　我们以什么样的精神状态迎接孩子，便会有什么样的家庭氛围影响孩子。知识给予我们理性和自信，一个爱学习、擅解惑的妈妈，也会在潜移默化中影响着孩子的性格与习惯。

　　时常选一些好书、寻一些益友、做一些开心事，给自己充充电，也为孩子营造一个快乐自信的母体环境。

　　遇见孩子，也成就更好的自己。

亲贝网创始人、总编辑：许　萍

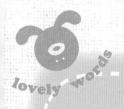

在成为一名母亲的过程中，有N多的关要过，只有经历过，才知道那是一个美好又紧张的过程，用幸福诠释怀孕的过程，最为贴切，这本书是一本值得所有孕妈妈阅读的好书，内容丰富，整体图文柔和，让孕妈妈在科学的知识下享受孕育的幸福。

—— 新浪育儿频道

孕育是女人最奇妙的经历，从决定做一个妈妈开始，完善的怀孕、生产、育儿，辅食喂养及胎教知识的学习必不可少，宝宝一天天都在悄悄长大，妈妈每天都是全新的体验。本图书内容全面、具有很强的科学性、实用性，并集合卡通精美的图片，简易的文字是新手爸妈必读的孕育书籍，值得一看。

—— 贝瓦网

怀孕分娩是一个缔造新生命的过程，育儿是为了参与这个新生命的成长，这意味着愿意付出与欣赏。读了这本书，感觉它就像是一个亲切的家人，可以给准妈妈细致入微的陪伴，第一次做妈妈真的需要一个科学又体贴的老师。

—— 宝宝树

从备孕到育儿，这本书将韩国最新的孕育知识介绍给广大的爸爸妈妈，是一本关于妊娠、分娩、育儿的大百科全书。本书不仅会告诉准爸妈们孕妇在怀孕全过程中产生的身体变化，还对怀孕、育儿过程中各类疑惑进行了解答，告诉爸爸妈妈们如何照顾新生儿。一书在手将为准爸妈们保驾护航，让您的宝宝聪明健康的成长。

—— 摇篮网CEO杨国

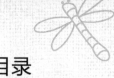

目录

序篇

从怀孕到分娩

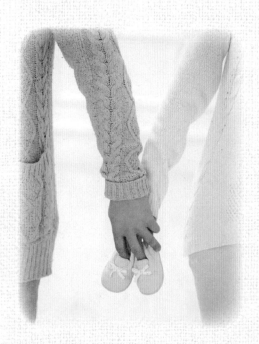

part 1
妊娠

1 已有准备的 计划妊娠

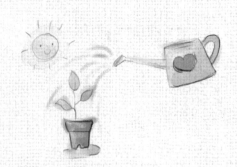

2 妊娠征兆及产前检查

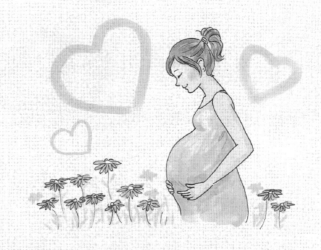

book in book

影响胎儿大脑和一生健康的

胎教

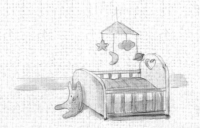

3 孕妇的身体变化 和胎儿的成长

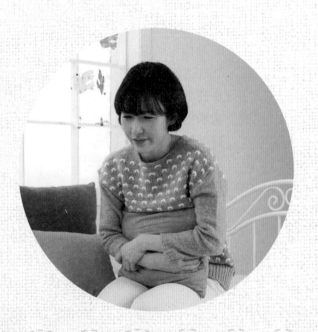

4 孕期的营养管理和生活管理

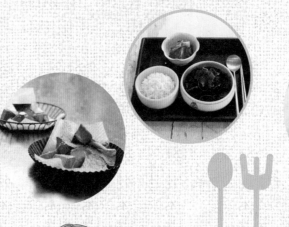
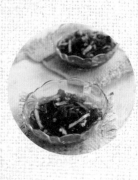

解 疑

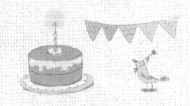
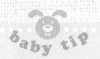

5 稍有特别又令人担心的妊娠

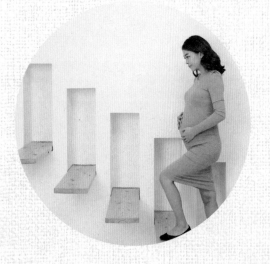

part 2
分娩

6 安全的分娩，顺产的秘诀

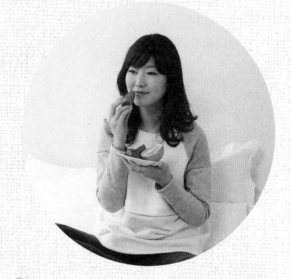

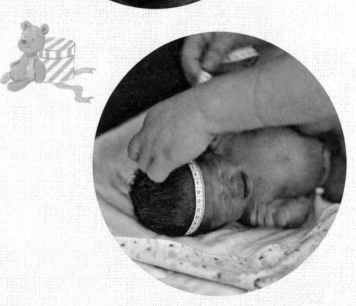

7 变得更健康的产后调理

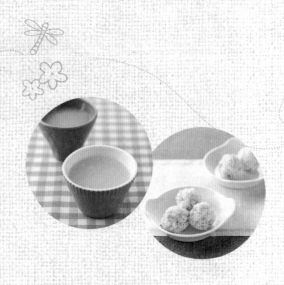

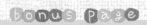

bonus page

part 3

育儿

8 照顾每天都在成长的新生儿

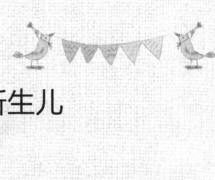

序篇:
从怀孕到分娩

追寻成功的妊娠过程比看推理小说更惊心动魄,非常有趣。女性体内的卵子与男性体内的精子相结合能够创造怎样的生命奇迹呢?让我们一起探究一下吧。

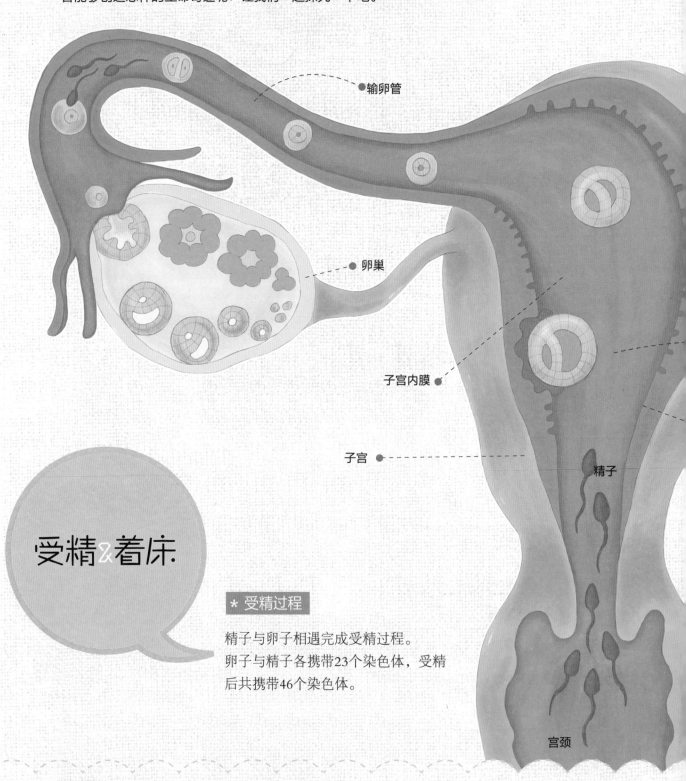

输卵管

卵巢

子宫内膜

子宫

精子

受精&着床

* 受精过程

精子与卵子相遇完成受精过程。
卵子与精子各携带23个染色体,受精
后共携带46个染色体。

宫颈

卵巢

输卵管

最先到达的一个精子穿破卵子外壁进入卵子内。此时，卵子表面形成厚膜，其他精子不能再进入卵子。

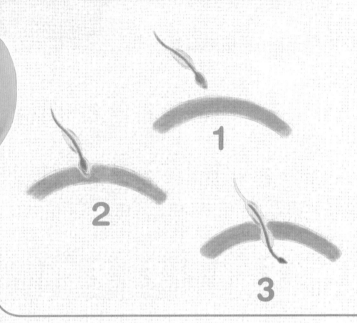

1

2

3

● 着床
受精后7天在
子宫内壁着床

● 子宫腔

* 细胞分裂

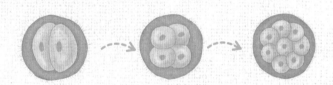

第一次分裂	第二次分裂	第三次分裂
受精卵分裂成2个相同的细胞。	这2个细胞分裂成4个细胞。	这4个细胞又形成8个细胞。

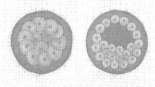

形成包胚囊
受精卵继续分裂直到形成桑葚胚。桑葚胚反复分裂最终形成包胚囊。

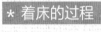 * 着床的过程

受精卵分裂成2个细胞，并在输卵管中移动，直到到达子宫内部，需持续分裂4~5天。
受精后7天，受精卵通过卵管移动到子宫内部，并在子宫内膜着床。

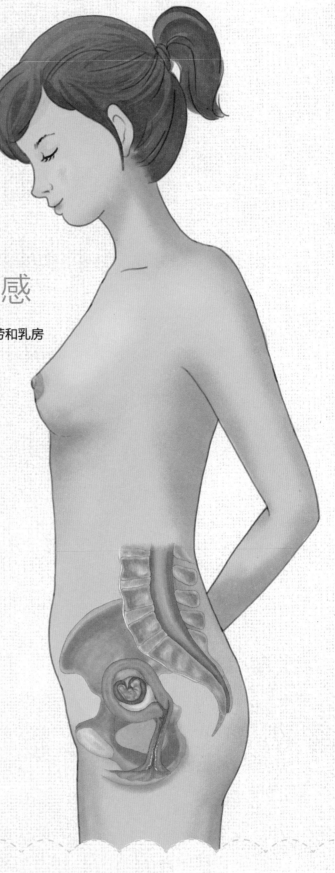

怀孕 1~2 个月

出现妊娠反应和疲劳感

月经比预期时间延迟1周，出现妊娠反应，感到疲劳和乳房变化，由此可确定为怀孕。

* 孕妇的变化

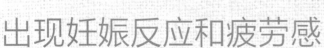

- ♥ 停经。
- ♥ 恶心呕吐，早晨空腹时更为严重。
- ♥ 阴道分泌物增多。
- ♥ 乳房肿胀，乳头有刺痛感。
- ♥ 浑身乏力易疲劳。

* 胎儿的成长

- ♥ 受精卵着床并开始生长。
- ♥ 胎盘发达。
- ♥ 细胞分化。
- ♥ 7周左右可分出头、身体、手和脚。
- ♥ 大脑急速生长。
- ♥ 视神经与听觉神经发育。

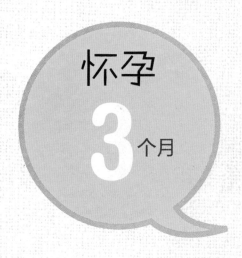

怀孕

3 个月

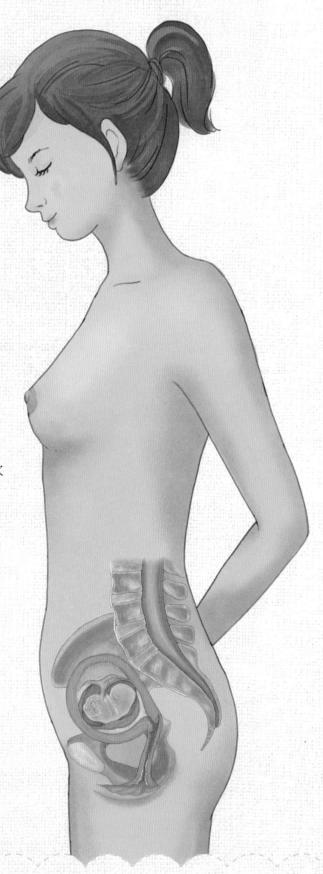

注意早期流产

此时是胎儿身体生长的关键时期，并且也是绒毛与子宫内壁结合的不安定时期，应特别注意早期流产。

＊ 孕妇的变化

♥ 阴道出现深紫色黏稠分泌物。
♥ 随着子宫的增大膀胱与直肠受到压迫，因此小便次数增加。
♥ 受黄体激素影响肠蠕动减缓易形成便秘。
♥ 出现皮肤干燥瘙痒。

＊ 胎儿的成长

♥ 胎儿身体的各器官与组织急速发育。
♥ 汗腺与皮脂腺发育，皮肤上出现绒毛。
♥ 使用超声波可听到胎儿心跳。
♥ 肌肉组织形态完全。
♥ 可清晰分辨出四肢，出现手指和脚趾。
♥ 形成指纹，耳朵分为内耳与外耳。
♥ 形成眼皮和乳牙根。

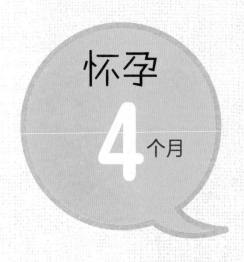

怀孕 **4** 个月

体重增加

孕妇妊娠反应逐渐减退，胎儿身体器官和内脏初具形态，此后将进入正式的生长过程。

* 孕妇的身体变化

- ♥ 子宫变大，骨盆最大限度上提，继而出现腰痛的现象。
- ♥ 随着妊娠反应的减退体重开始增加。
- ♥ 妊娠初期的乏力消失，精神状态渐佳。
- ♥ 流产风险降低。
- ♥ 血液循环流畅，手脚温暖。

* 胎儿的成长

- ♥ 11周后，胎儿初具人形，耳朵长在头两侧。
- ♥ 具有完整的眼部形态，但两眼距离较远。
- ♥ 全身挺直，出现骨组织与肋骨。
- ♥ 生殖器官明显，可区分男女。
- ♥ 手发育，用手可摸到脐带和膝盖。
- ♥ 15周左右，为胎儿供给营养的胎盘发育完成。

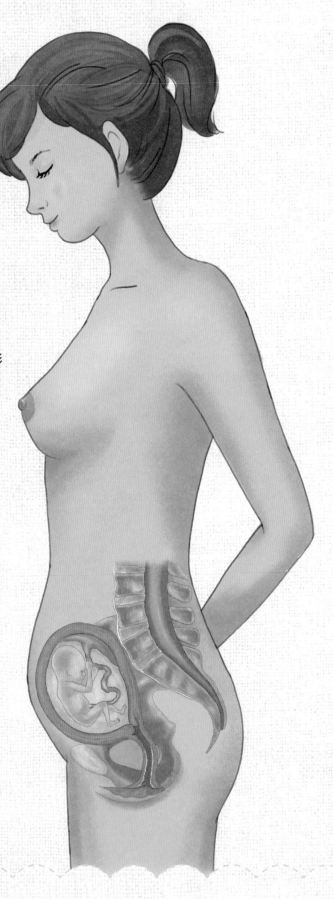

怀孕 5 个月

出现胎动

肚子渐渐隆起，乳房增大。随着胎儿运动逐渐活跃
能感受到胎动。

★ 孕妇的变化

- 由于乳腺发达使乳房变大，按压奶头会流出
  乳汁。
- 皮肤色素渐渐增加，乳头颜色变深。
- 19周左右能感觉到胎动。
- 下腹出现深色妊娠线。

★ 胎儿的成长

- 出现皮下脂肪，全身出现绒毛。
- 腿比胳膊长，身体各部位按适当的比例发
  育，整体上为三等身。
- 神经细胞在数量上与成人相同。
- 四肢各关节可以活动。
- 可皱眉头或活动眼球。
- 形成眉毛和睫毛，手指甲和脚指甲。
- 视网膜发育，胎儿可感受到孕妇体外的
  光线。
- 开始形成味觉与听觉。

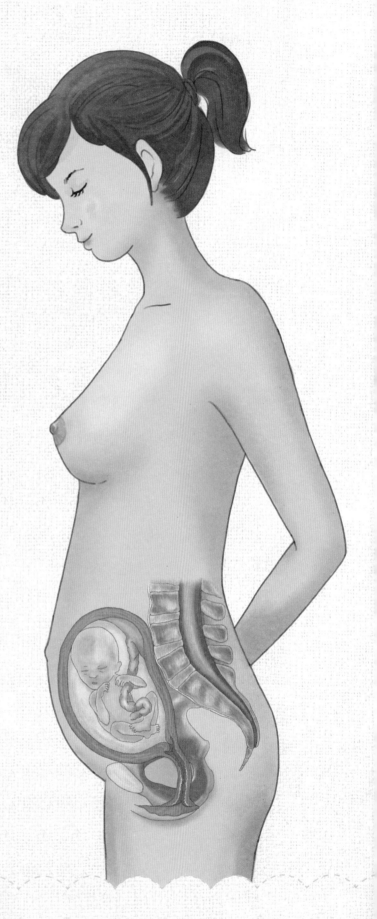

怀孕
6 个月

可能会出现静脉瘤

胎儿的神经与肌肉发育到可以活动的程度，并能在羊水中自由活动。腰线完全消失。

✳ 孕妇的变化

- ♥ 随着体重大幅度增加，脚开始水肿，腿时有麻木。
- ♥ 能明显感觉到胎动。
- ♥ 随着小腹逐渐增大，下半身出现瘀血水肿或静脉瘤。
- ♥ 由于甲状腺活跃，出汗比平时要多，运动时也会气喘。

✳ 胎儿的成长

- ♥ 在皮肤表面可以看到胎脂。
- ♥ 骨骼成型，用X光可看清头盖骨、脊髓和肋骨等。
- ♥ 关节相当发达。
- ♥ 听觉发达，对子宫外部的声音、母亲的声音及歌曲声都有所反应。

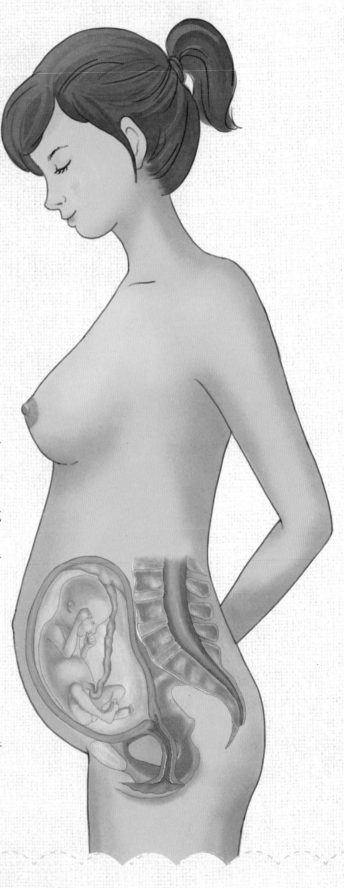

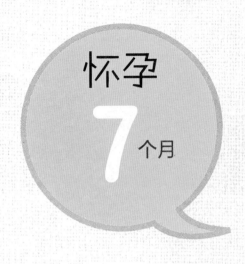

怀孕
7 个月

出现腰痛

为保持身体平衡，上体向后倾斜从而引起腰痛，
子宫变大向上提引起肋骨疼。

✱ 孕妇的变化

♥ 肚子周围出现红色妊娠纹。
♥ 引起腰痛的原因是沉重的身体加重脊椎骨和
  腰肌的负担。
♥ 体重增加加重腿部负担，进而引起痉挛。
♥ 子宫向上挤压肋骨，肋骨外弯引起疼痛。
♥ 变大的子宫刺激胃肠引起消化不良和胃痛。

✱ 胎儿的成长

♥ 形成幼齿牙排。
♥ 肺内肺泡开始发育。
♥ 鼻孔张开模拟呼吸。
♥ 透明的胎儿皮肤呈现微红色，渐渐变得不
  透明。
♥ 张开嘴喝羊水并吸吮手指。

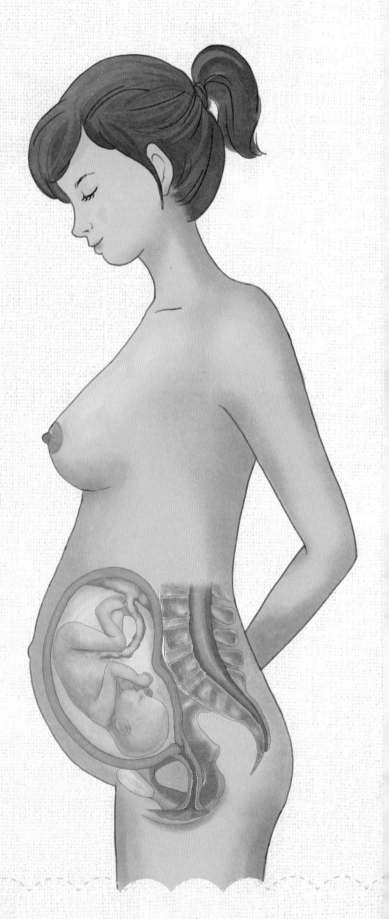

怀孕 8 个月

注意早产

子宫周期性收缩，若过于频繁就有早产的危险，所以应保证最大限度的安全并避免外出或做繁重的家务。

* 孕妇的变化

♥ 初乳形成。

♥ 子宫周期性收缩。

♥ 有胸闷、气喘和存食感。

♥ 分泌物增加会引起外阴瘙痒，需多加注意。

♥ 因变大的肚子而入睡困难。

♥ 增大的子宫压迫膀胱引起尿频。

* 胎儿的成长

♥ 大脑变大，脑细胞与神经循环系统完美地连接起来，并开始活动。

♥ 皮下脂肪增加，胎儿的褶皱舒展开来，皮肤变饱满。

♥ 眉毛与睫毛变完整，头发变长。

♥ 胎儿逐渐变大，活动空间不足。

♥ 胎儿的头部在母体骨盆下方。

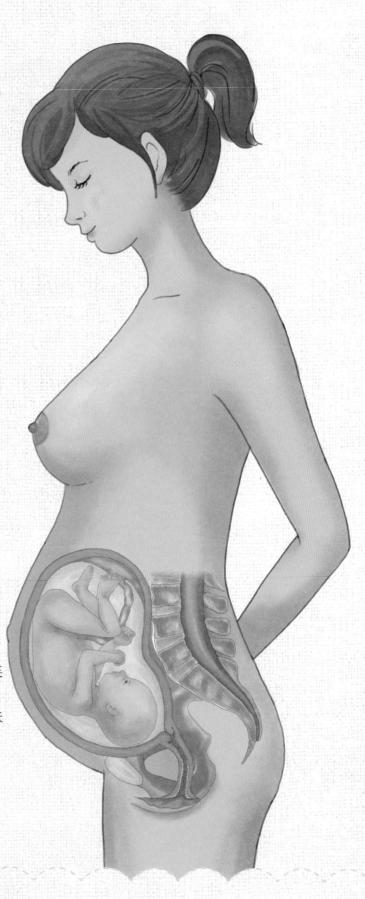

怀孕
9 个月

容易疲劳

子宫上升到胸口，身体很难移动，疲劳加剧。应充分休息为分娩积蓄体力。

✳ 孕妇的变化

- ♥ 气短、心悸。
- ♥ 易形成便秘与痔疮。
- ♥ 胸闷，食量减少。
- ♥ 出现布莱克斯通·黑格斯（轻微的、不自觉的宫缩）收缩。
- ♥ 肚子鼓胀到肚脐凸出的程度。
- ♥ 小便后有残尿感，不清爽。
- ♥ 阴道分泌物增多，需经常更换内衣。

✳ 胎儿的成长

- ♥ 除了肺部其他身体器官都已发育完全。
- ♥ 保护皮肤的胎脂增厚。
- ♥ 手指甲、脚指甲继续生长，头发也增多了。
- ♥ 为了看到事物可调节视线的焦点。
- ♥ 能闭上眼睛再睁开眼睛。

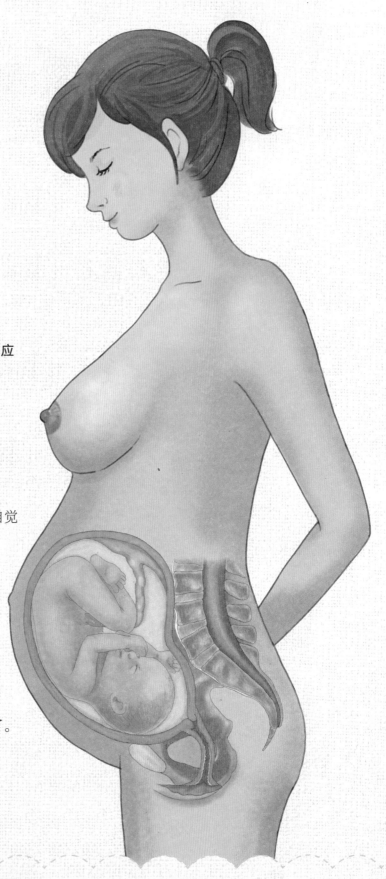

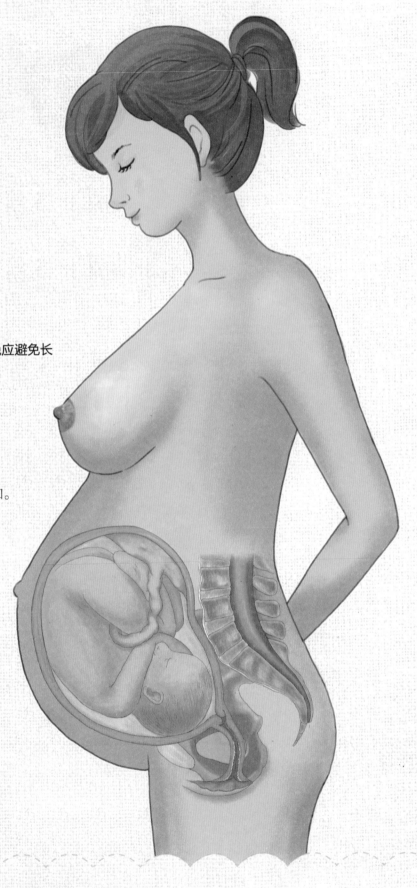

怀孕 **10** 个月

开始阵痛

现在孕妇进入分娩准备阶段。临近分娩应避免长时间外出，并时刻做好分娩准备。

* 孕妇的变化

- ♥ 子宫下降，呼吸时间变长。
- ♥ 膀胱受压迫，小便次数增加。
- ♥ 子宫变得有弹性，黏液分泌物增加。
- ♥ 大腿胀痛，并感到阵痛。

* 胎儿的成长

- ♥ 胎毛脱落，皮肤变柔软。
- ♥ 指甲长长。
- ♥ 肺为了出生后的呼吸而做准备。
- ♥ 从母体得到抗体，具有免疫力。

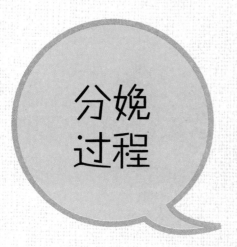

分娩
过程

分娩分为宫口扩张期、过渡期、胎儿娩出期、胎盘娩出期。宫口扩张期指子宫张开直到子宫口打开7~8厘米时。过渡期指子宫张开7~8厘米以上。胎儿娩出期指子宫张开直到胎儿分娩。最后经历胎盘娩出期，分娩结束。

宫口扩张期

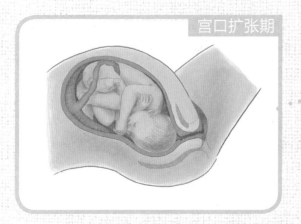

♥ 宫口扩张期在整个分娩过程中经历的时间最长。宫口扩张期指子宫张开直到子宫完全打开的时间段。

过渡期

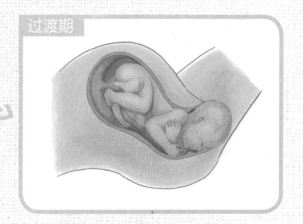

♥ 这个时期是阵痛最强烈的时期，子宫已经打开。强烈的阵痛间隔1~2分钟出现，每出现一次持续约60~90秒。

胎儿娩出期

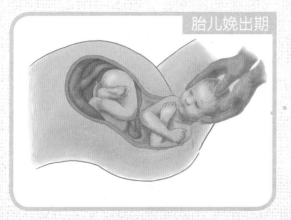

♥ 分娩的最后阶段。强烈的阵痛、调节腹肌、用力推出胎儿的强烈意志，综合以上三点就会顺利分娩。在每次阵痛时需使劲用力。

胎盘娩出期

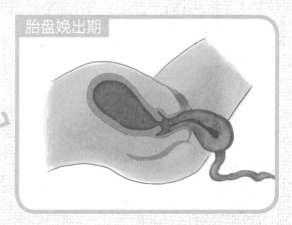

♥ 分娩结束后会留有胎盘。在胎盘（扁平凝固的血块）流出的同时，子宫会出现伤口并伴随出血，这就是恶露。

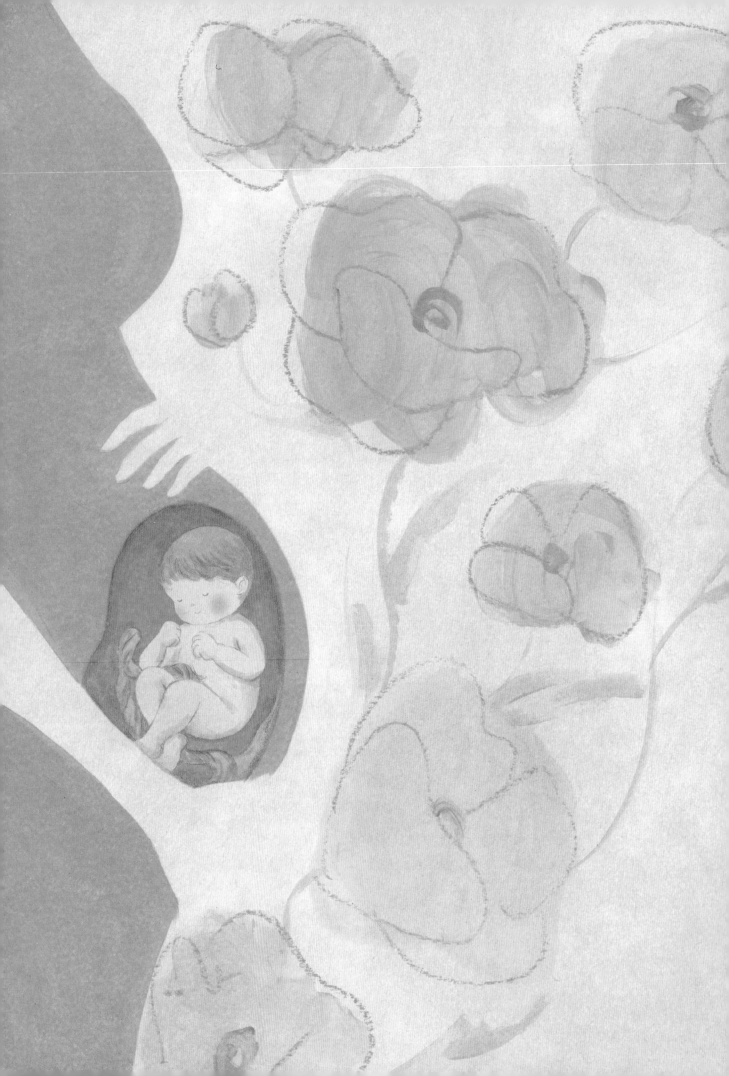

妊娠

母体中如同小点儿一样的胎儿在40周内会有惊人的成长。母亲在孕育生命的神圣时期，身体会发生各种各样的变化，还要面对这样那样的问题。但若把孕育生命看做一种感恩，痛苦也就不算什么了。

chapter

1

已有准备的
计划妊娠

　　想要拥有健康聪明的孩子就要做好身体和心理上的准备。夫妻一起制订妊娠、分娩和育儿计划，不仅有利于健康还可以提升心理上的安全感。这样做比起无计划就有了孩子的孕妇，流产或暴露在诱发畸形物质和各种有害环境的概率要低。并且还可以应对妊娠过程中发生的各种状况，因此有准备的妊娠很重要。

健康的妊娠

虽然大家认为结婚后当然就会有小孩，如果没什么意外10个月后就能拥有健康的孩子，但事实上并不那么简单。因为从受孕到分娩会经历一些困难和预想不到的问题。现在为了"健康的妊娠"需要做的事情就是"计划妊娠"，有准备的妊娠是拥有健康怀孕和分娩的捷径。

年轻时生出的孩子更健康

认为结婚照例是要生孩子的，这样的观念已经过时。各种原因导致出生率持续降低，随着女性社会参与率的增加，很多夫妇认为只要两个人幸福地生活就够了，最终造成不少年轻上班族中的丁克族增加。

也不都是那样的情况，也有很多夫妇结婚后几年内采取避孕措施进行计划妊娠。每个人都有自己的延迟妊娠的理由。"工作太忙"、"没有经济条件"、"目前与丈夫生活得很快乐，有孩子的话害怕生活上会有一些变化"等。但是最佳生理时期不会等待女性。如果太晚怀孕，会随着年龄的增加逐渐降低妊娠能力。

美国康奈尔医学中心生殖医学及不孕中心所长杰夫·罗森·瓦克斯博士称，即使是一岁，也要更早地怀孕。越早怀孕越能降低流产或染色体异常的危险，因此生出健康宝宝的概率越高，并且想要几个孩子都可以。把怀孕推迟到"适当的时候"的想法很危险。

美国生殖内分泌学者大卫·梅尔德伦也强调，女性的生殖能力会随着年龄的增长而降低。

他担心很多女性不知道晚育会夺走成为母亲的机会。他强调晚育不可取。

当然，计划怀孕时应该考虑的事情不单是生物学方面的。想为人父母也要在身体和心理上做好准备，还应考虑经济条件及怀孕和分娩带来的生活上的变化，等等。

妊娠前的清单

想要怀孕就应该做好妊娠前的健康管理。研究报告指出，在父母健康状态最好的情况下要孩子，就会拥有最健康的宝宝。回答下列问题您就会了解在健康方面需要准备些什么。

1 饮食规律吗？ YES NO

饮食不规律会造成叶酸或铁质等对怀孕来说很重要的营养素摄取不足。

想怀孕就要通过食物充分摄取叶酸。叶酸不足会引起胎儿神经管缺陷。每日至少摄取0.4mg叶酸的女性比不这样做的女性生出无脑儿或脊柱裂婴儿的概率低50%~70%。

叶酸丰富的食品有橘子、橙汁、哈密瓜、牛油果、西蓝花、莴苣、菠菜等深绿色蔬菜，以及笋、豆芽、玉米、花椰菜、干豆、花生、谷物、麸子（麦子磨完后用箩子筛出面粉，剩下的残渣）、麦片、麦芽等。

如果很难从自然食物中摄取叶酸想服用保健品的话，请咨询医生。神经管缺陷发生在怀孕初期，因此应在怀孕前通过日常饮食充分摄取叶酸。医生建议在育龄期要充分摄取叶酸也是这个原因。

通过饮食充分摄取铁质也很重要。怀孕后摄取铁质的量应该是怀孕前的2倍。为了增加从孕妇的肺部把氧气运送到全身及腹中胎儿的红细胞，应该比平时多摄取铁质。

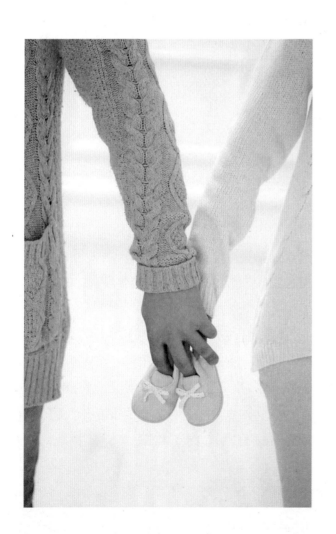

经常感到疲劳的人有可能是缺乏铁质，多吃谷类、麦片、瘦肉、干豌豆、豆类、深绿色蔬菜、水果干等富含铁质的食物有助于消除疲劳。

2 是否有妨碍摄取怀孕所需营养素的特殊饮食习惯？ YES NO

如果吃素或者患有糖尿病这样的慢性疾病而需要特殊的饮食疗法，那么体内会缺乏所需营养。这样的话应该在怀孕前咨询营养师。

3 吸烟吗？ YES NO

怀孕期间抽烟有可能生出低体重儿或者因幼儿猝死症候群而死亡的胎儿。原因很简单，尼古丁会使血管收缩。并且，吸烟会减少体内维生素C而有碍铁质吸收，进而导致缺铁性贫血。想要怀孕应提前戒烟，只有这样怀孕时体内才不会残留尼古丁。

4 饮酒吗？ YES NO

母亲饮酒会生出具有严重医学性问题的胎儿。如果不想冒这个险就应该在怀孕前戒酒。

5 经常喝咖啡吗？ YES NO

最近很多人喜欢早晨喝一杯咖啡开始新的一天，但想要怀孕最好戒掉咖啡或者喝无咖啡因的咖啡。咖啡因能使血管收缩，减少流向子宫的血液，进而妨碍胎儿成长。虽然有待商榷，但一天喝3杯以上原豆咖啡摄入过多的咖啡因会导致不育。

6 定期服用医院开的处方药吗？ YES NO

凡是药物都对胎儿有所影响，平时服用药物的女性应在怀孕期间咨询医生是否继续服用。

7 无论是现在还是以前是否患有生殖器疱疹、淋病、衣原体病、梅毒或 HIV/AIDS 等性病？
YES NO

无论是现在还是过去性病都对怀孕有影响。生殖器疱疹不仅对胎儿有害，还能致命。淋病和衣原体病有损输卵管，会导致受孕困难或输卵管受孕。

梅毒不及时治疗会导致胎儿先天畸形。判定 HIV 呈阳性反应或被 AIDS 感染时，为降低对胎儿的感染危险，应在整个妊娠过程中进行深入观察。

8 有癫痫、狼疮、糖尿病、高血压、心脏病、苯丙酮尿症、肾脏疾病等慢性疾病吗？
YES NO

患严重慢性病的女性也需要在怀孕期间进行观察。

患糖尿病的女性比正常女性生出先天畸形儿的概率高 4~6 倍。因此这样的女性应在怀孕前或怀孕期间调节血糖。

患有癫痫的女性要慎重考虑服用抗癫痫药所带来的危险。抗癫痫药会提高先天畸形儿出生的概率，癫痫病本身也会给胎儿发育带来极大的危险。

患有狼疮（身体攻击本身组织的自动免疫系统异常）的女性伴随早产或流产的危险。但大体上来说怀孕前 6 个月没有任何症状出现的女性生出健康宝宝的概率很高。

女性患有慢性高血压会导致像胎盘问题和胎儿成长迟缓这样的妊娠关联综合征。但如果更换所服用的药物就会对胎儿无害并能控制高血压。

患有心脏病和肾脏疾病并服用药物的女性应更换为对胎儿无影响的药物，并在妊娠过程中进行深入观察。

患有苯丙酮尿症（身体不能处理特定类型氨基酸的先天性身体化学作用异常）的女性为防止胎儿智力障碍和先天畸形应该制订特殊的饮食疗法。

9 接种风疹疫苗了吗？ YES NO

孕妇在妊娠期患风疹会导致胎儿先天畸形或流产。虽然风疹疫苗一度给一些女性带来慢性关节炎或神经异常，但最近医学界认为妊娠期间的女性接种风疹疫苗会预防先天性风疹，这是安全有效的。

10 做 B 型肝炎检查了吗？ YES NO

患有 B 型肝炎的孕妇生出患 B 型肝炎婴儿的概率为 50%。从事血液处理保健行业的女性或者有可能患有 B 型肝炎的女性在怀孕前一定要接种疫苗。

11 接种流行性感冒疫苗了吗？ YES NO

流行性感冒会引起流产或早产。美国保健当局建议在 4 个月前对进入妊娠后期的女性接种流行性感冒疫苗。但美国妇产医院称只对能引起流行性感冒关联并发症的孕妇接种疫苗。

12 体重过重或者过轻吗？ YES NO

体重过重的女性会引起像妊娠性糖尿病这样的病症，生出带有严重并发症婴儿的概率高。

相反，体重过轻的女性生出带有严重健康问题的低体重婴儿的概率高。

13 您从事的工作是否会给胎儿健康带来问题？
YES **NO**

想要孩子的夫妇如果长期在有害物质环境中工作，最好在怀孕前换掉工作从事其他行业。有害物质影响精子的质量和胎儿发育。无论在计划妊娠时，还是在妊娠期都要避免以下有害物质。

- 调和漆、油漆、木质装修材料、家用及工业用溶剂、暗室用化学药品等。
- 在医院、实验室及牙科使用的 X 光与麻药。
- 防止火灾而使用的致命性异型自发性气体。

14 贫血吗？ **YES** **NO**

如果贫血，血液中的血红蛋白不足而使体

内各细胞得不到充分的氧气，这样会造成给胎儿供给的氧气不足，而导致在孕期出现严重问题。严重贫血会使胎儿成长缓慢，分娩时会引起胎儿低氧症。

如果孕前血液不足就很难承受与分娩相关的出血。比起偶尔贫血，也可能把更严重的遗传病或组织系统疾病误诊为贫血，因此应多加注意。

15 子宫、输卵管、宫颈有问题吗？ **YES** **NO**

子宫或宫颈异常及接受过手术的女性容易流产或早产。这样的女性一定要咨询医生事先做好措施。(举例来说，预防由宫颈锥形切除手术造成的宫颈无力征)。做过子宫手术的女性会在怀

解 疑

培养好习惯，准备受孕

所有的准爸妈都想拥有情感和智力方面成长良好的宝宝。想拥有这样的宝宝就需要准爸妈的努力，也就是需要胎教。正确的胎教应从怀孕前开始。

怀孕前应该养成良好的生活习惯，制订妊娠计划并开始进行胎教。

● **应在孕前3个月停止减肥**

减肥最好在孕前3个月截止。过分的减肥会导致营养匮乏进而造成怀孕后胎儿缺乏必需维生素和矿物质。研究表明，如果怀孕当时母体缺乏营

养，则会造成在胎儿出生40年后的成人期患有代谢症候群。请记住疾病的3大条件为遗传环境与胎内环境。

● **最迟应在要宝宝前3个月中断营养剂**

如同药品对婴儿产生的影响各有不同一样，未咨询医生擅自服用营养剂也会造成胎儿先天畸形，请铭记这一点。如果非要服用则需咨询医生吃孕妇专用维生素，最好制订能均衡摄取五大营养素的食谱，从食物中摄取营养。

● **特别注意叶酸的摄取**

叶酸是维生素B群中的一种，也是胎儿正常的大脑发育和红细胞形成不可缺少的营养素，建议孕妇在进入妊娠中期后每日摄取叶酸。如果在孕前就摄取叶酸，那么会降低因叶酸不足而引起的脊柱脑膜瘤、唐氏综合征、无脑儿等先天畸形儿的出生率。叶酸丰富的食物有紫菜、海带等海藻类，还有牛油果、香蕉、无花果、猕猴桃、橘子等水果，以及芦笋、腌芥菜、葵花子、菜豆、花生、糙米等。

孕时或分娩时造成子宫破裂。做过输卵管手术的女性有输卵管受孕的危险。尤其是输卵管受孕会威胁生命，所以应尽早在怀孕初期终止妊娠。

16 过多服用维生素吗？ **YES** NO

过犹不及，过分摄取维生素反而对胎儿有害。服用维生素制剂的最好方法是怀孕时服用，并应服用处方维生素制剂。

17 怀孕 14 周后进行过 2 次以上的人流吗？ **YES** NO

在过去，即使做过人流也很少会对怀孕产生影响，只会对一部分女性有影响。一般来说，人流在怀孕初期进行对以后不会产生什么问题。但人流不顺利或人流后出现骨盆炎症，这样的话会对怀孕或怀孕后期能否安全分娩造成问题。

尤其是怀孕 14 周后做人流会对子宫有伤害，造成子宫无力征的可能性高。

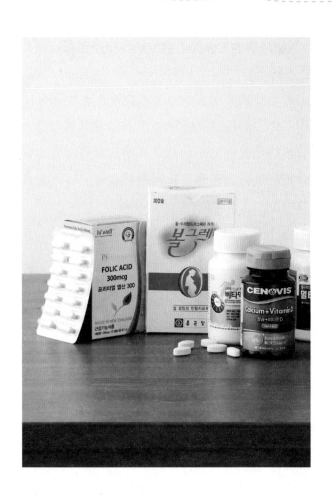

18 经历过 3 次以上的自然流产吗？ **YES** NO

自然流产次数多的女性出现再次流产的可能性高。此时，比起单纯的"经历过几次自然流产"，"与正常分娩的次数相比进行过几次自然流产"更重要。

经历 2 次以上自然流产但没生过孩子的女性，其再次流产的概率为 40%~45%。相反，经历过 4 次自然流产但正常生过一个孩子的女性，再次流产的概率降低为 25%~30%。

19 有 5 次以上的怀孕经历吗？ **YES** NO

怀孕 5 次以上的女性有可能在怀孕期间遇到胎盘倒置、产后出血、胎儿生长缓慢、早期阵痛等问题。

20 在过去的 12 个月内有分娩的经历吗？ **YES** NO

怀孕年龄差太短会导致孕妇休息不充分，身体状况不佳。这样一来，会造成死产、低体重儿、早产、幼儿猝死症候群等问题。这样的现象在营养与保健不足、经济条件恶劣的人群中相对多发。

21 分娩过 2.5kg 以下或 4.2kg 以上的婴儿吗？ **YES** NO

如果分娩过体重过低或体重过高的婴儿，应及时咨询医生以避免相同问题再次出现。医生会找出妊娠性糖尿病形成的根本原因，并找到妊娠期间能最大限度减少营养摄入的方法。

22 分娩过死产儿吗？ **YES** **NO**

慢性疾病或妊娠期间患病，例如因糖尿病造成死产的女性在怀孕时必需多加注意，才能生出健康的婴儿。检查是否有与自动免疫相关的疾病，调查之前的怀孕记录、验尸及胎盘病理报告等与分娩相关的资料，或者检查染色体是否异常。

23 有过产后 1 个月内婴儿死亡的经历吗？ **YES** **NO**

咨询医生是否有预防婴儿死亡的方法，如果有应采取措施以免再次遭受这样的悲剧。

24 分娩过先天性畸形儿吗？ **YES** **NO**

虽然也有不知道形成先天性畸形儿原因的情况，但很多是因为遗传造成的。因为遗传而分娩过先天性畸形儿，那么再次怀孕前最好咨询遗传病专家。

25 有产后把新生儿放入保温箱的经历吗？ **YES** **NO**

咨询医生避免相同状况再次出现。大部分医生会说之前的婴儿经历过，第二个孩子就不会遇到相同的问题了。

26 在怀孕后期有过阴道出血吗？ **YES** **NO**

怀孕后期出血意味着胎儿的位置或稳定性有问题。经历过胎盘剥离或胎盘前置的女性在第二次妊娠时有可能经历相同的问题。

27 有家族病史吗？ **YES** **NO**

如果家庭成员中有患高血压或糖尿病的人，这不仅对孕妇有影响，也有可能患上对胎儿健

康不利的妊娠性高血压或妊娠性糖尿病。一代人患有像血友病、先天畸形、智力障碍、囊性纤维化这样的遗传病，也能遗传给下一代。

如果有家族病史最好咨询遗传病专家。

妊娠前的健康检查

在 10 年前，女性们在第二个月没来例假时才会感到生理有变化并到医院确认是否怀孕，但现在却不同了。不仅能快速确诊怀孕，还可以进行计划怀孕。

如果医生认为女性怀孕了，就会建议她们做健康检查。因为很多研究论文表示，确认怀孕后只是靠戒烟、改善饮食习惯并服用妊娠用维生素制剂，不见得就能拥有健康的宝宝。

♥ 在健康状态下妊娠

为了拥有健康的宝宝，怀孕前应该有最佳的健康状态。现在，怀孕测试仪能非常准确地测定是否怀孕，虽然这比起过去要快很多，但从最后一次月经过去 4 周后才能确定是否怀孕。如果生理周期特别长或者不规律时，还要再往后延迟。但胎儿的主要脏器却在这个不确定是否怀孕期间形成。医学上把这个时期叫做"脏器形成期"。

因此最好在怀孕前确保身体处于最佳状态。事先接受医生的检查是很重要的。

♥ 事先准备健康检查

为了怀孕去做健康检查的话，医生会对以下问题进行提问和检查。

• 询问家庭计划，回答患者提出的关于不孕、

妊娠及分娩的问题。

- 讲解怀孕前或怀孕时怎样做能拥有健康的宝宝。
- 讲解怀孕前怎样调节体重。
- 会对患有慢性病的女性讲解怎样在怀孕前或怀孕时进行身体管理。
- 询问现在正服用哪些药物，让女性在怀孕前终止服用或更换药物。
- 考虑年龄问题，提供多久能受孕成功的信息。据统计，未满 30 岁的女性无论在周期中的什么时候受孕可怀孕的概率是 20%，但 40 岁以上的女性只有 5% 的概率。
- 讲解关于与分娩能力相关的整体健康状况，为提高受孕概率会告知关于测定基础体温、确定黏液分泌物及购买排卵测试仪等事宜。
- 讲解流产、人流、死产、性病对整个妊娠过程所产生的影响。
- 决定是否需要咨询遗传专家。
- 说明健康饮食习惯的重要性。建议在怀孕初期摄取必要的维生素和矿物质并储存在体内，开孕妇用维生素制剂。
- 告知怀孕时健康的重要性。
- 告知怀孕前后应最大限度减轻压力。
- 告知怀孕前应避免接触对胎儿有害的 X 光以及其他有害物质。
- 为了查出无任何症状的炎症或卵巢囊肿等在怀孕期间很难治疗或很危险的疾病，应接受骨盆检查和细胞诊断。
- 为确认是否贫血或是否感染性病需要做血检。
- 为了查出糖尿病、膀胱炎、肾炎等在怀孕期间能出现问题并无任何症状的炎症需要进行尿检。
- 为确认风疹的免疫性需要做风疹检查。

- 做 B 型肝炎检查。
- 谈论关于在工作中可能遇到的有害物质，如果妻子或丈夫暂时处于有害物质环境中，那么医生会建议更换工作从事其他行业。
- 医生对妻子或丈夫吸烟、饮酒和接触其他发生畸形的物质能对妊娠和胎儿发育产生影响加以说明。

接受健康检查后走出医院大门的时候，您会了解做哪些事情对健康的妊娠和分娩有益。

成为父母的心理准备

想要宝宝不仅要做好身体上的准备，还要拥有伴随喜悦而来的责任感并承担义务。

那么，需要做怎样的心理准备呢？最重要的是夫妻双方对要孩子这件事统一意见。有了孩子后，在生活上会出现怎样的变化，对具体的现实的情况应该有所了解。

并且万事要考虑到孩子的需求，作为父母要有牺牲精神，夫妻一起育儿承担家务，尽到作为父母应尽的义务。

孕前检查

想怀孕的话应该接受孕前检查及预防接种。因为这样做可以保护孕妇及胎儿的健康，还能防止在怀孕时出现不可预知的医学性问题。

超声波检查

检查子宫状态是否健康以及适合怀孕，并能简单了解子宫、卵巢和输卵管等是否存在问题。

风疹检查

它是具有与麻疹相同症状的疾病。患病一次终身免疫，检查是否携带风疹抗体，如果没有抗体应该接种预防疫苗。如果孕妇在怀孕初期患风疹，那么胎儿的眼睛、耳朵和心脏会在胎内感染风疹病毒，这样一来生出的宝宝患心脏病、白内障和听力差的概率高。孕妇如果怀疑自己在怀孕初期感染风疹，那么需咨询医生是否继续妊娠。

在怀孕前接种疫苗胎儿有可能感染病毒，所以最好在要宝宝前3个月接种疫苗。

B型肝炎检查

患肝炎孕妇的宝宝出生后成长缓慢，并且很多都会感染肝炎。B型肝炎会发展成肝硬化、肝炎等恶性疾病，应尽早预防。

如果体内没有B型肝炎抗体，最好接种疫苗。这与风疹疫苗不同，在接种后马上要宝宝也不会产生什么问题。

结核检查

结核在疲乏时更容易恶化。虽然在营养状态好绝对安全的状态下怀孕不会使病情恶化，但在怀孕状态下发现结核就要进行放射线照射，引人担忧。尤其是活动性结核，产后容易迅速发展，最好做孕前检查并彻底治疗。

宫颈癌检查

用简单的方法就能检查。子宫癌是常见疾病，已经有性生活的所有女性至少1年检查一次。

最近，医生强烈建议9~26岁的女性接种子宫癌预防疫苗（人乳头瘤病毒疫苗）。万一在怀孕期间患宫颈癌，孕妇一定会先进行治疗，这样胎儿很难成活。

梅毒检查

梅毒、淋病、衣原体病、艾滋病都会对胎儿造成致命的影响，怀孕时传染给胎儿的概率高。尤其是患有梅毒的女性一旦怀孕，在怀孕初期流产或死产的概率高，胎儿患先天性梅毒或形成缺陷儿的可能性大。这种病应该在怀孕前彻底治愈，只有夫妻同时接受适当的治疗才能消除后顾之忧。

贫血检查

即使在怀孕前没有贫血的女性，怀孕时也会出现贫血。因为在怀孕初期身体所需的铁质急剧增加。怀孕期间贫血会造成分娩时出血，这样会给孕妇和胎儿带来危险，并且对产后恢复不利，应多加注意。怀孕前一定要对血液进行检查判断是否贫血，如果贫血则需接受治疗，在贫血症状完全消失后才能要宝宝。

小便检查

诊断妊娠中毒症、糖尿病、尿道炎、肾盂肾炎、肾脏疾病等，预防胎儿流产、死产等不幸事件的发生。

细心的妊娠指导

夫妻应该一起为怀孕而努力。两个人一起运动，一起均衡摄取营养，一起改掉坏习惯。不要错过与怀孕分娩相关的信息，需要有在众多信息中找到如同宝石一样真理的智慧。

对妊娠不利的事情

婚后长期采取避孕措施的夫妻突然埋头于要宝宝，感觉稍有些别扭。即使不强迫怀孕，或者也不是为了怀孕一定要在排卵期进行夫妻生活，即便是单纯地跟着热情而进行的夫妻生活，最终的感觉也是不同的。因为夫妻生活不仅是夫妻间表达爱情的方式，也是创造另一个生命的生物学过程。

多读几本关于妊娠的书籍，找出相同的问题，每本书说的都大相径庭，有时很难区分哪些是对的。假设，某书中提到排卵前或排卵后可能怀孕，另一本书却说如果不在排卵日进行夫妻生活就别期待有宝宝。

另一本书又说进行夫妻生活后为了使精子和卵子更好地结合可以进行倒立。其他书籍又称精子会自寻卵子，所以夫妻生活后马上起来或跳动都无妨。

为什么对于相同的问题每本书传达的信息或主张都不同呢？原因很简单，就是大家对怀孕的关心程度很大。首先，有很多与怀孕相关

自古流传下来的老百姓的说法。当然其中也有很多没有科学依据的说法。这里也有舆论无分别的报道和关于妊娠的错误报道。舆论报道关于妊娠的新研究成果。研究样本极其有限、结果带有感情色彩、需要追加调查等研究成果的可信度与否值得商榷。如果出现关于妊娠的新报道都是利用新闻传播的。

最终在众多信息中筛选出的事实都是个人的观点。所以本章以纠正关于受精和怀孕信息中的错误信息开篇。之后再对于受孕所需时间、为了怀孕采取有意识地努力还是遵循自然规律等进行讲解。最后说明怎样做才能提高怀孕概率，夫妻为防止不孕应该做些什么等问题。

对受精和不孕的误解

准备要宝宝的夫妻主要通过书籍或周围的人了解怀孕信息。但这样得到的信息并不全都适合所有夫妻的情况，有时也有错误的信息。首先对受精和不孕产生的误解做一下解答。

误解 1　每日清晨测定基础体温可知排卵日。

很多等待怀孕的女性为了测定排卵日会在清晨测量基础体温。虽然基础体温会提供很多信息，但却不能告诉夫妻什么时候进行夫妻生活。原因很简单，基础体温开始上升，就预示着已经排卵了。

但每天测定基础体温，会知道在体内是否排卵、黄体期（周期的后半期）是否充分到可以着床、黄体期期间黄体酮数值是否充分增高、怀孕与否（连续高温 18 日以上）、是否有流产危险（突然体温下降）等信息。

利用基础体温了解排卵日的最好方法是参考几个月以来的记录，了解在自己的周期中有哪些是反复出现的情况。例如，生理期开始，在第 14 天时经常有体温上升的情况，那么下一个生理期开始第 14 天有可能是排卵日。

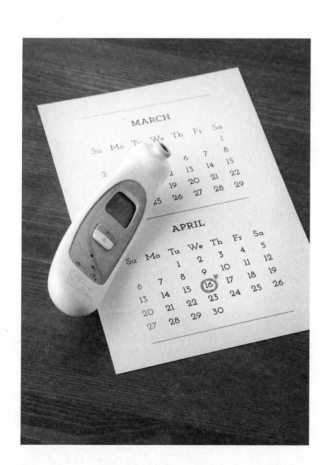

误解 2　生理周期开始第 2 周是受精最好的日子。

这句话适用于生理周期为 28 天的女性。大部分女性的生理周期比这个时间要长或短一些。这里所说的生理周期是指从月经开始的第一天到下次月经开始的日子。排卵大约在下一个周期开始的前 14 天进行，所以生理周期为 35 天的女性排卵日为生理期开始第 21 天。

生理期有时是 28 天，有时是 35 天，在这样不规则的情况下很难测定排卵日。在这种情况下怎样测定排卵日，后边的文章内会有所提及。

误解 3　试图怀孕，但 3 个月内没怀孕就应该接受不孕治疗。

这是没有根据的，很多夫妇为此担心和不安。当然，有些夫妇试图怀孕，并在 3 个月内怀孕成功，但大部分的夫妇会花费更长时间直到成功受孕。

但 4 对夫妇中只有 1 对夫妇只一次就在周期期间受孕成功。试图怀孕的夫妇中有大约 60% 经历 6 个月、约 75% 经历 9 个月、约 80% 经历 1 年、约 90% 经历 1 年零 6 个月才怀孕成功的。

误解 4　为提高怀孕成功率，应在排卵前后几天进行夫妻生活。

这句话部分是对的，但也是"半通不通引起危险"这句话的最好写照。在排卵前进行夫妻生活是好事，但在排卵过去一天以上再进行夫妻生活就错过机会了。

在特定时间进行夫妻生活能拥有所希望性别的宝宝。

在排卵日 2~3 天前进行夫妻生活能怀上女儿，在最接近排卵时进行夫妻生活能怀上男孩，这是老百姓的说法。但并没有夫妻生活进行的时间与宝宝性格有关的科学证明。最近测定婴儿性别的尖端技术也以失败告终。有报道称，在利用英国《独立》负责的试管受精（IVF）技术分离精子的伦敦妊娠中心，很多夫妇花钱进行胎儿性别选择手术，但得到希望性别宝宝的概率不过 50%。

 女性 35 岁以上受孕的可能性大大降低。

虽然随着年龄的增长女性受孕的可能性降低，但即使在 35 岁之后也能怀孕。美国保健统计中心称，女性未满 25 岁时一年内怀孕的概率为 96%，25~34 岁为 86%，35~44 岁为 78%。

 压力对生殖能力有影响。

这句话是街头巷尾传播的话中最没根据的话语。压力过度会使生殖能力降低，但压力对生殖能力产生影响确实毫无根据。哥伦比亚大学妇产科教授马克·萨沃尔称，好像只有缓

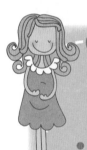

生病女性的妊娠

● **糖尿病**

糖尿病对于育龄期女性来说是常见病，并且需要我们不断地管理它。

怀孕期间糖尿病危险的原因是，会提高分娩巨大婴儿、造成孕妇网膜损伤或肾脏损伤、造成胎儿低氧症或代谢性并发症等概率。患糖尿病时，如果对饮食、运动、药物、生活习惯等稍有疏忽，马上就会有反应。

但妊娠初期的 1~3 个月内调节血糖就会成功一半。即使有糖尿病，通过食疗、不间断地运动、胰岛素等方式努力调节血糖，也会生出健康的宝宝。

● **甲状腺疾病**

甲状腺疾病是在喉咙中的内分泌腺的甲状腺引起异常，造成调节代谢或代谢速度的荷尔蒙发出异常信号的疾病。

这种疾病会造成乏力、多汗、便秘、体重降低等，还会引起不孕、排卵不规律等症状，对于处于育龄期的女性是致命的。

不进行治疗怀孕的话，可导致妊娠综合征，对胎儿有害。因此即使说甲状腺功能正常，也要两个月进行一次血液检查以确定甲状腺状态。一旦开始治疗甲状腺疾病，需至少 3 个月后再要宝宝。大部分经历

1 年就会恢复正常，但有 20% 的可能会伴随慢性疾病。

● **高血压**

怀孕前就有高血压的女性因怀孕会造成高血压症状恶化，易引起全身水肿或妊娠中毒征。

如果平时血压就高的女性，至少要经历 3 个月的食疗和运动来调节血压，血压正常后可以要宝宝。

高血压的女性怀孕时会出现中风、心脏病发作、流产、死产、子痫前症等危险，所以应在孕前预防高血压。

解紧张充分休息的女性才能怀孕一样，这是无稽之谈。

误解 8 男性 70 岁也能当爸爸。

虽然大家都知道女性只能在育龄期怀孕，但很多人却不知道男性也会随着年龄的增长降低生殖能力的事实。

男性的生殖能力在青少年后半期开始减退，丈夫为 40 岁以上的夫妻怀孕概率是丈夫为未满 25 岁的夫妻的三分之一。怀孕专家称，男性随着年龄增长精子产量减少生殖能力降低。

误解 9 这个月从左边的卵巢排卵，下一个月从右边的卵巢排卵。

这听起来像是那么回事，但却毫无根据。每月在两个卵巢中进行哪边卵巢先排卵的比赛，赢的一方进行排卵。在哪个卵巢排出卵子是随机的。

误解 10 想怀孕应该每天发生夫妻生活

比起两天进行一次夫妻生活，每天进行一次能提高怀孕的成功率，但那样的情况很少见。美国环境保健科学研究所的研究员们研究表明，在排卵期两天进行一次夫妻生活的夫妇怀孕成功率为 22%，每天进行一次的夫妻怀孕成功率为 25%。

相反，一周进行一次夫妻生活的夫妇在特定周期怀孕的概率为 10%。男性精子数量少时，为了充分增加精子数，最好两天进行一次夫妻生活。也有医生建议在排卵期的前几天进行夫妻生活。但没有必要提议一周内需要进行几次夫妻生活。也有报道称，7 天以上进行一次夫妻生活会降低生殖能力。

误解 11 进行夫妻生活后至少倒立 30 分钟或把膝盖拉近胸部平躺。

进行夫妻生活后马上去洗手间把精液排到便池中的做法不易怀孕，但为了使精子进入宫颈做倒立这种极端的行为也是没有必要的。大部分的夫妻是了解精子的去向或到达目的地时应该做什么。

核对排卵日

虽然有很多在特定周期提高怀孕成功率的方法，但那些都是为了找出能顺利受精的排卵日的方法。那么，我们先了解一下为了怀孕成功而找到排卵日的详细方法和怎样实现怀孕，以及怀孕过程。

♥ 女性的生殖系统和排卵日确定法

女性在生理周期的前半期（卵胞期或增殖期）大约有 20 个卵子成熟，充满称之为卵胞的液体的囊。同时女性体内雌激素数值继续攀升，子宫内膜变厚，为受精卵着床做准备，促进生产及分泌帮助精子与卵子相遇的液体。

排卵之前，雌激素数值上升，从脑垂体到促黄体激素（LH）虽然时间短暂，但分泌强烈，优性卵胞破裂排出卵子。这时有些女性下腹部疼痛，这就是排卵痛。

在生理周期的后半期（黄体期或分泌期）开始分泌破裂的卵胞（现在称为黄体）称为"孕酮"的 progesterone（黄体酮）。黄体会一直分泌黄体酮，直到妊娠 3 个月后胎盘可以分泌黄体酮为止。增加的黄体酮可以进行着床的话，在 5 日之后为了进行着床子宫迎接受精卵，准备子宫内膜线。如果怀孕，黄体酮会继续维持在高数值上。如果没怀孕，黄体酮数值下降，排卵后 12~14 日后子宫内膜脱落，开始生理周期。

到现在为止我们已经对女性的生殖系统有所了解了，下面对找出可以顺利受精的排卵日的方法进行说明。

基础体温测定法

在生理周期观察身体变化的最好方法就是每日清晨起床之前在相同的时刻测量体温，并绘制出图表。这种方法叫基础体温测定法。

基础体温一览表应在每次生理周期开始时重新制作。

● 制作基础体温一览表

① 生理周期的第一天开始记录，图表上端记录月份和日期，把一览表和体温计放在枕边。

② 每日清晨睁开眼睛后就把体温计放入嘴里测量体温。测量体温前不要吃喝，醒来马上测量。

③ 使用电子体温计，应该在测量体温的时间上设定闹钟叫醒自己。使用水银体温计，应把体温计放入嘴里等待 5 分钟后拿出读刻度即可。

④ 在有关日期的横栏中点点儿记录体温一览表中的那天的体温。要空出忘记测量体温和没测体温的有关日期。

⑤ 由生病、服用特别的药物、睡眠时间变化儿引起的体温降低，要在一览表中记录原因。进行夫妻生活的日子在相关日期上记录"夫妻生活日"，生理期时在相关日期上记录"生理期"。

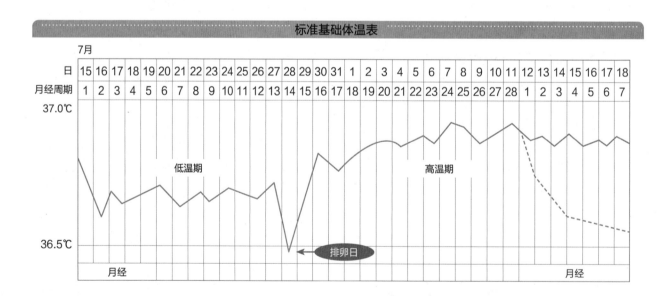

标准基础体温表

7月

日	15	16	17	18	19	20	21	22	23	24	25	26	27	28	29	30	31	1	2	3	4	5	6	7	8	9	10	11	12	13	14	15	16	17	18
月经周期	1	2	3	4	5	6	7	8	9	10	11	12	13	14	15	16	17	18	19	20	21	22	23	24	25	26	27	28	1	2	3	4	5	6	7

37.0℃

低温期　　　　　　　　高温期

36.5℃

←排卵日

月经　　　　　　　　　　　　　　　　月经

■ 月经周期28日型的标准基础体温表。记录从月经开始的1号的基础体温，并相连。

■ 低温期持续14天，开始排卵，高温期持续14天。未怀孕基础体温降低，但在怀孕时停经，持续高温期。

■ 高温期10天以下结束时，黄体酮分泌存在问题，持续低温期，有可能无排卵，所以应咨询妇产科专家。

● 利用基础体温一览表确定怀孕

排卵正常的话，排卵前体温稍有降低，排卵后体温急剧上升。排卵前体温维持在36.1℃~36.3℃，排卵后上升为36.4℃~37℃。

如果怀孕，体温在排卵后继续上升并保持着。没怀孕的话，黄体酮数值降低，生理周期开始的日子或接近的日子时体温开始下降。如果想在基础体温一览表上记录发生夫妻生活的日子，在相关日期简单记录或标示圆圈即可。

● 核对特定事件

有可能对特殊日期清晨体温有影响的生活变化或其他信息等最好标注在基础体温一览表上。是否患感冒或流感、前一天晚上是否饮酒、测体温前是否连续睡3小时以上、是否在与平时测体温的不同时间内测量体温、睡觉时是否使用电褥子等，记录这些细小的事件更有用。

虽然基础体温一览表记录很多有用的信息，但并不是对所有人都适用。因为有些女性即使正常排卵，排卵后体温也不上升，生理周期一直持续相同的体温。这样的女性更适用下面要介绍的检查黏液分泌物的量和质。

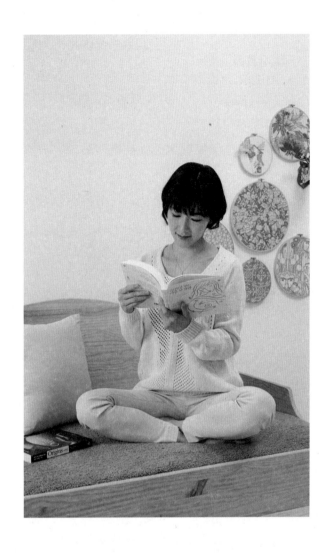

黏液分泌物
观察法

荷尔蒙的变化影响了生理周期分泌的黏液分泌物的量和质。临近排卵日，深色不透明的黏液分泌物变得如鸡蛋清那样透明稀清。可以把两三根手指放入阴道中来观察粘在手指上的黏液分泌物。为了移动精子突然增多像"鸡蛋清"这样的分泌物，这就表示排卵日临近了。

想创造有益于精子活动的阴道环境，请避免以下情况。

• 人工润滑剂、食用油、丙三醇——杀精。

• 作为润滑剂的唾液——杀精。

• 清洁阴道——改变阴道正常的酸度，导致阴道炎或骨盆炎，能洗去移动精子所需的黏液分泌物。

• 阴道喷雾剂或带香味的棉栓——导致阴道内PH值不均衡。

虽然排卵测试仪价格高，但通过它可以测试出在排卵24~36小时前出现的黄体型性荷尔蒙的增加，所以用它测定排卵日是非常有效的。前边已经提到最好在排卵日前3~5天尝试怀孕。也就是说，进行夫妻生活最理想的时刻是黄体型性荷尔蒙增加前，但排卵测试仪却不能告知进行夫妻生活的时刻，这是它的缺点。

♥ 顺利受孕的体位

大体上在阴道中宫颈旁是能储存精子的体位，这样的体位最容易受孕。医生建议受孕困难的夫妻为了让精子最大限度到达宫颈部，进行夫妻生活时采取正常位（男性在上的体位），并在女性臀部下垫一个枕头。

虽然不知道这个体位是否为储存精子的最佳体位，但对女性的性高潮不利。不知道是否可以为了怀孕而放弃性高潮，但一部分学者称，女性感受性高潮的进化论目的是为了引起子宫收缩进而吸引精子到阴道更深处。

● 消除怀孕压力的性高潮

为了怀孕不能放弃性高潮另有其他原因。一次性高潮的镇定效果是一粒镇静剂的22倍以上。所以为了怀孕而苦恼感到压力时，只有性高潮才是解除压力的最好方法。

♥ 为怀孕而努力VS遵循自然规律

有些夫妇为了尽快怀孕，马上买回体温计并制订基础体温一览表，并在最佳受孕时刻进行夫妻生活，有意识地做出努力。但有的夫妇遵循自然规律。

选择这两种方法中的哪一个要根据夫妇的年龄、想要孩子的热情、性格、是否有需要医生帮忙解决的生殖能力问题等来决定。无论选择哪种方法都有其优点和缺点。决定遵循自然规律，即使排卵测试仪显示绿色，也就是说到了排卵日，也没有必要非得进行夫妻生活。但碰巧在妻子的排卵日夫妻中的一方继续加班，这样的情况下可以延迟怀孕。

相反，如果排卵期时想进行夫妻生活有意识地努力的话，怀孕可能会快一些。当然，如果夫妻在平时1周内最少进行3次有规律的夫妻生活，那么虽然说是为了怀孕而努力，其实也没什么不同。

为了妊娠女性要做的事

无论是马上进行妊娠计划，还是几年后再进行，为了保护生殖能力，应该从现在开始准备。下面是女性们为了保护生殖能力一定要了解的事宜。

♥ 考虑年龄

想成为孩子的母亲，有必要注意自己的生物钟。专家表示，在某特定周期一次怀孕的概率为：未满30岁的女性是20%，40岁以上的女性概率只有5%。也就是说，越年轻能怀孕的概率越大。

♥ 戒烟

研究报告指出，吸烟女性的生殖能力比不吸烟女性低30%，可能引起骨盆炎症性疾病的概率高。并且，在孕期吸烟的女性出现流产、早产、低体重儿的危险系数很大。想要宝宝的话，不要认为只在孕期不抽烟就行了，应马上戒烟。

♥ 除去子宫内避孕装置

使用子宫内装置（避孕环）的女性比起用其他方式避孕的女性患骨盆炎症性疾病的危险高 3~9 倍。不想要孩子的女性最好使用其他方式避孕。

♥ 改正坏习惯

禁食、服用泻药、暴食、减肥等都对排卵有影响，进而影响生殖能力。

♥ 体重异常

比体重平均值重或轻的时候，为提高怀孕成功率需要调节体重。美国南加州大学的研究员们通过最新发表的论文指出，体重对不孕有很大的影响。接受不孕治疗的低体重女性中的 90% 在恢复正常体重后成功怀孕，体重过重女性中的 76% 也是在解决体重问题之后才成功怀孕。

♥ 抑制过度运动

虽然在育龄期进行有规律的运动是好事，但过分的运动会导致不规律的生理期、无排卵周期、缩短黄体期（受精卵能顺利着床的周期后半期不长）等，不利于怀孕。

♥ 治疗感染症

像霉菌这样的阴道感染会改变阴道环境，使精子无法生存。

♥ 治疗骨盆炎症性疾病

骨盆炎症性疾病指宫颈、子宫、输卵管、卵巢等在骨盆器官产生的炎症。子宫内细菌渗入时引起，一般情况下由于性病、子宫内装置（避孕环）、洗涤阴道、人流、刮宫手术、羊水检查等引发感染，由自然流产、死产等引起。骨盆炎症性疾病可导致严重后果，如果发生以下信号需要注意观察。

- 夫妻生活、生理、排卵时腹部疼痛
- 腰痛
- 恶心眩晕
- 低烧
- 发冷
- 出血
- 夫妻生活后出血
- 严重的生理痛

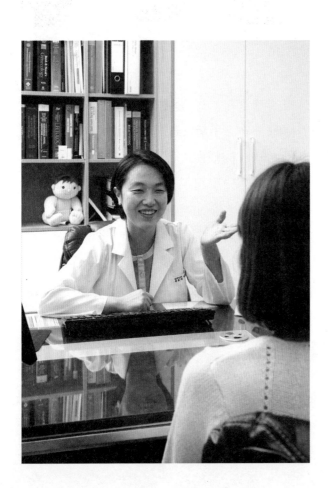

- 尿频
- 排尿时灼热感和残尿感
- 与平时相比出现恶臭的阴道分泌物
- 持续排便冲动
- 精神状态萎靡
- 腹部胀满感

♥ 治疗性病

性病导致骨盆炎症性疾病，也会影响生殖能力。但不幸的是很多性病看不出症状，所以很多女性不知道自己的生殖器受到损伤，很多都稀里糊涂地过去了。

如果想当妈妈了，就应该避免混乱的性生活，与新的伴侣保持关系或怀疑现在的伴侣性生活混乱，这种情况一定要使用避孕套。

注意观察不同于以往的阴道分泌物或味道，是否出现排尿时疼痛这样的性病症状，尤其是更换伴侣时最好定期做性病检查。

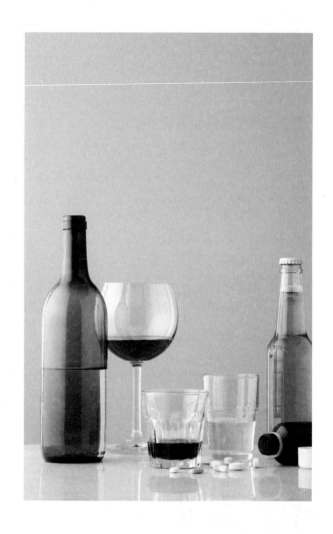

为了妊娠男性要做的事

并不是只有女性才要保护生殖能力。想成为父亲的男性请不要做影响生殖能力的事情。

♥ 保护生殖器

生殖器损伤可导致睾丸破裂，那样的话精子与卵子相遇成熟到能受精的程度就会出现问题。尤其是输精管破裂妨碍精子输送，睾丸受损可破坏作为精子和男性性荷尔蒙的睾酮。

精囊和前列腺受损可导致射精能力问题。膀胱受伤妨碍精子和小便的混合，小便由尿道流出或使防止精子损伤的肌肉受损。

腰外伤会引起管理男性生殖器的神经受损。想避免这样的损伤，做剧烈运动时一定采用保护装置。万一引起了损伤应及时就医，最大限度减少长期生殖功能障碍。

♥ 远离烟酒

酒精、烟都能使生殖能力低下。过分饮酒会降低精子数和睾酮数值。酒精对卵子与精子受精胎儿成长的过程有影响，在怀孕前已经使卵子和精子受损。

酒精对胎儿产生的副作用有智力障碍、发育不全，使大脑和神经系统受损。这叫做"胎儿酒精症候群"。尤其是男性，酒精可减少精子的运动量及产生未成熟的精子等生殖能力低下。

虽然少量的酒精可以提高性欲，但勃起能力反而减小了。并且，长期饮酒可使持续勃起或维持勃起的能力降低，使睾丸萎缩精子数减少。女性长期反复饮酒可引起无月经、卵巢变小等不孕的情况。

吸烟也对精子的运动能力有害，最好不吸烟。

♥ 注意肌肉强化剂

同化激素主要是运动员服用，也有普通男性进行服用。服用同化激素会缩小睾丸减少睾酮。大部分人终止服用同化激素会逆转这样的变化，但一部分男性终止服用并经历很长一段时间后依然持续那样的变化。

♥ 调节体重

体重过胖的男性形成很多雌激素，这样有碍于睾丸和前列腺的交流。

♥ 高热时不露出生殖器

患流感、喜欢洗过热的热水浴、像长途卡车司机那样长时间坐着，这时产生的热量会妨碍精子的产生，使男性生殖能力低下。

♥ 小心有毒化学物质和放射线

有毒化学物质和放射线会造成暂时性损伤精子使生殖能力低下或永久性损伤。

♥ 泌尿器手术时需加注意

泌尿生殖器部位的手术会使受伤处组织增大妨碍精子通行。想成为父亲的男性中为矫正脱肛或停留睾丸（不强化睾丸）而准备接受手术的人，最好在接受手术之前考虑把精子放在精子库中保存。虽然术后成为爸爸的可能性很大，但以防万一还是这样做吧。

准爸妈怀孕前的生活习惯

怀孕再也不是只是女性的事情。男性也应该对于自己起到的作用认真考虑。如果男人认为怀孕、生子、养育孩子都是女人的事情，那么他不会被认为是个好爸爸。

现在的生活习惯决定3个月后的精子质量

精子生成的时间大约为3个月。精子形成所花费的时间是74天，之后与卵子相遇直到受精要花费20~21天。

这期间吃什么、做什么样的运动、具有怎样的生活习惯都会决定3个月后精子的质量。研究表明，维生素C、维生素E，以及锌、硒这些矿物质有益于精子的运动。

不要过分运动，要坚持不懈

为了健康的受孕而运动的丈夫不是很多。可能大部分只是为了健康或看起来帅气而运动。一旦丈夫为了要宝宝开始运动，未来的宝宝健康聪明的概率就会高。但一周跑100千米以上的过激运动会改变精子的质量、减少精子数。

相反，完全不运动也对生殖能力没好处。这样极端的选择，不如把运动看做是生活的一部分，坚持不懈最重要。

计划妊娠失败

迫切希望怀孕但没按计划怀孕时，您可能会认为自己是世界上唯一没有宝宝的可怜人。尤其是朋友或亲戚都很容易地怀孕，而自己却费尽心思也没能怀孕，这时的失落感是非常大的。但据了解苦于不孕的人比想象中的要多很多。

什么时候去不孕治疗中心呢

一直努力怀孕却没有宝宝一定会怀疑是不孕。虽然很想快点知道是否真的不孕，但"什么时候都会出现吧"这样不着边际的话会把问题变得更难解决。那样的话，我们就了解一下不孕的定义和怎样使用不孕治疗中心吧。

♥ 不孕诊断

1年以上不进行避孕并努力怀孕，但仍然没宝宝的话，有可能是妻子或丈夫中的一方，或者两方都出现了生殖能力问题。

美国医学协会把不孕定义为，不进行避孕正常进行夫妻生活一年以上但还未怀孕则为不孕。

♥ 何种情况下应该去不孕治疗中心

美国医学协会建议，35岁以下的夫妻结婚1年仍未怀孕，这种情况下应去不孕治疗中心。

除此以外，建议35岁以上的夫妇或者有其他严重健康问题，如：子宫内膜症、子宫纤维瘤、生理周期不规律、人流、服用DES（防止流产的合成激素）的母亲的女儿、静脉瘤而导致不孕的

夫妇应尽快去不孕治疗中心接受治疗。及时去不孕治疗中心治疗会缩短成功怀孕所花费的时间，但越晚治疗花费时间越久。

选择不孕专家

不孕专家大致分为3种。专业治疗不孕或妇产科医生、专门治疗肾脏、尿道、膀胱及男性生殖器障碍的泌尿科医生、为生殖器异常的医疗性、外科性治疗而接受专门培训的生殖器内分泌科医生等。询问医生以下"核对清单"中出现的问题就会选择出适合自己的不孕治疗专家。

♥ 为了选择不孕专家而准备的核对清单

提出下列问题时观察负责医生是怎样回答的。通过这些问题您可以判断出那个医生是否是真的不孕专家以及是否符合自己。

1 在整个诊疗期间，治疗不孕的比例是多少?

最好选择诊疗期间大部分时间都在治疗不

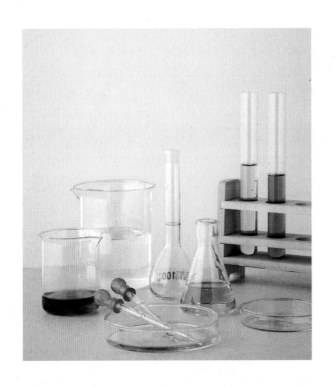

4 治疗方法都有哪些？进行不孕测试后能直接治疗，还是让其他专家治疗？

治疗不孕的方法有药物治疗、手术、最新辅助生殖术等种类繁多。首先，要明确了解医生采用哪种治疗方法。不然，有可能在治疗途中从这个医院转到另一个医院。

确定一位负责医生，根据医生的计划接受必要的检查，这样治疗不孕是最有效的。

5 与我们不孕情况相同的夫妇在接受治疗后获得成功的比例是多少？那个比例是怀孕成功的比例还是实际分娩的比例？

医疗队伍阐明的不孕治疗成功率有些混乱。有些医生不看实际分娩，只是把成功怀孕当做治疗成功。因此应该确认医生所说的成功的定义是到达何种程度。

6 有疑问时，是否可电话咨询？还是直接到医院咨询？

治疗后，出现副作用、疑问或担心时，应该能通过电话与医生或医疗团队中的任何一位医生进行咨询，或者患者直接到医院咨询。

孕的医生。著名大学医院的专家掌握很多不孕治疗的最新消息和治疗技术，所以尽可能选择这样的医生。

但如果选择大学医院的医生，就应该接受他们的医疗团队，因为实习医生和新进助理医生会共同参与治疗。

7 提问题时是专家回答？还是别人回答？

提问题时，要确认是否是负责医生或至少是次于医生但有资格的人进行回答。

有的医院中有能够对患者提出的问题进行回答的护士，有的医院是通过护士来传达医生的话。如果是后者，那么听取回答的程序会相当烦琐。

2 治疗费是多少？治疗费中可获得医疗保险的比例是多少？

即使采用相同的治疗方法所花费的费用也是千差万别，因此首先要了解费用是多少。

3 有生殖器内分泌和专家资格证吗？

很多妇产科的医生们治疗不孕，他们的经验也大有不同，所以很难直接评价医生的资格。但如果有生殖器内分泌科专家资格证的话，就很可信。因为他们接受过治疗不孕的训练也有丰富的专业知识。

chapter

2

妊娠征兆及产前检查

　　怀孕以后，孕妇的身体产生了巨大的变化。出现像乳房变化这样的外部变化，和妊娠反应、贫血、尿频这样的内部变化，这些都能使孕妇紧张吃力。尤其是怀孕5~8周最容易出现畸形，应注意药物服用，进行定期检查。怀孕不只是孕妇一个人的事情，丈夫也要做好准备。

妊娠的开始

如果一直努力怀孕，那么在通过怀孕测试确定怀孕之前，自己可以感受到怀孕了。
这是因为在这一段时间内太想怀孕了，所以感觉变得敏感。
但在生物学上会出现更多自己能感受到的变化。

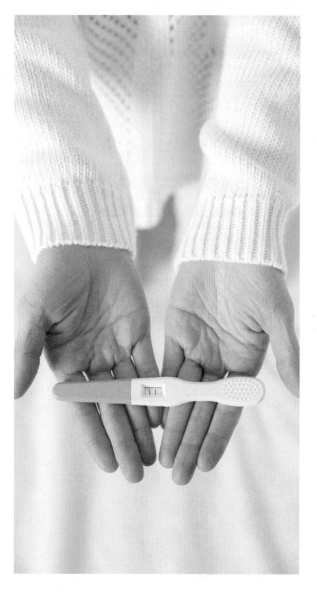

全身能感受到的妊娠症状

研究结果显示，一部分女性在怀孕约 7 天后分泌一种叫做人绒毛膜促性腺激素（HCG）的妊娠激素，虽然微弱但还是能感受到荷尔蒙的变化。

但一部分女性度过一次生理周期时，并不会感到妊娠反应、疲劳、乳房压痛等妊娠初期症状。

♥ 易被忽略的初期症状

万一意外怀孕了呢，要花一些时间思考怀孕的可能性，因为不注意观察就很容易会错过妊娠初期的细微症状。

与平常不同，即使经常感到疲劳，也会认为是工作太晚造成的。早晨睁开双眼感到恶心，也会认为是前一晚吃的食物造成的。

这样妊娠初期的症状细微并没有反应，以至于确诊怀孕时已经怀孕约 3 个月了。本章为大家介绍妊娠初期的症状、怀孕测试、分娩预定日、告诉周围人怀孕事实的方法等内容。

妊娠初期出现的症状

妊娠初期会出现肉体及精神上的各种症状，也有可能没有任何症状。即使在妊娠初期没有任何症状也不代表在整个妊娠过程中不会出现症状。大部分的女性在妊娠初期都会出现下列症状中至少一两种症状。

♥ 停经（生理中断）

生理中断是妊娠最突出的症状，但生理中断并不代表一定怀孕了。虽然生理中断是怀孕最常见的症状，但雌激素低的避孕药、飞机旅行带来的时差、重病、手术、刺激、失落感、过大的压力等都可以引起生理中断。并且生理中断很难成为确切的怀孕依据，因为怀孕后也会出现类似生理期的出血。

在妊娠初期，因妊娠激素而少量出血，大部分几日内就会消失。如果生理出血和其他出血继续出现，可能是流产的征兆，这时最好去医院检查。

♥ 妊娠反应

怀孕使嗅觉更灵敏，闻到类似烟味或香水的味道就会感到恶心。一部分科学家称，这样的反应是母体为保护胎儿对于有害健康的物质做出的一种防御反应。胃感到恶心就会出现妊娠反应，尤其在空腹的早晨更常见。

♥ 疲劳感

怀孕的话，大部分的孕妇会在妊娠初期感到疲劳，原因有两个。一是怀孕的话会产生更多的天然镇静剂孕酮，二是这种荷尔蒙能帮助胎儿和母体主要器官的成长，促进物质代谢。

♥ 体温上升

平时的体温是 36.8℃~37℃，怀孕后体温上升为 37.2℃~38℃。持续比平时高的体温或每天记录的体温连续 18 天上升，那么就有可能怀孕了。

♥ 乳房变化

妊娠初期乳房就开始出现变化。乳房变大，抚摩或碰触会疼。并且，乳晕开始变深，乳晕上的小疙瘩开始变大。乳房变化是因为受精卵在子宫内膜着床产生黄体酮，它影响乳房，产生变化。

♥ 腹痛

在妊娠初期会像来月经一样感到下腹部和骨盆痉挛，也会感到腹满腹胀。怀孕子宫变大，拉伸子宫两边的肌肉，感到疼痛。但宫外孕或患阑尾炎也会出现相同的症状，因此休息后仍然腹痛就应到医院就医。

♥ 尿频

膀胱处于子宫正前方，怀孕子宫变大就会自然地压迫膀胱造成尿频。4 个月后子宫处于膀胱上部，压迫减少，症状减轻。但临近分娩时，胎儿的头部压迫膀胱，再次引起尿频。

♥ 厌食和贪食

因荷尔蒙变化，嘴中有金属味道，对于一部分食物产生反感。相反，总想吃酸的食物或冰激凌等食品。例如，觉得平时喜欢的泡菜味道怪，总想吃以前不爱吃的食品。

确定妊娠的方法

感觉到自己怀孕了，应尽快做妊娠检查。只有这样胎儿和母体才能得到照顾。想确定妊娠可以到药店买家用妊娠测试仪进行测试，或者去医院咨询医生。

♥ 妊娠测试仪进行测试

在医院候诊室焦急地等待医生确定怀孕的事情已经成为陈年旧事了。最近，到药店买家用妊娠测试仪进行测试是很普遍的。妊娠测试仪可以测定受精卵着床后在囊胞中形成的人绒毛膜促性腺激素（HCG）的有无。虽然会花费一些时间直到一部分女性呈阳性反应，但大部分情况是受精 2 周后可充分确定怀孕的人绒毛膜促性腺激素会通过小便排出。

● 用清晨初尿做测试

使用有效期内的测试仪。阅读说明书时留意出现测试结果的时间和何时结束测试结果的有效期。因为一旦开始测试，如果花费时间过长，会使检查结果从阴性变为阳性。

测试时，最好使用清晨起床后的初尿。因为这时尿液中的人绒毛膜促性腺激素（HCG）比平时所排尿液中的含量高。如果没在排尿时进行测试而是取小便样本进行测试的话，请使用无肥皂气味的清洁容器。

● 测试结果不准

最近的家用妊娠测试仪准确率很高，但也可能造成结果错误。

取不合适的尿液或保管的尿液、测试时小便和测试仪不是室温，小便带血或蛋白质，临近

闭经等情况下测试出的结果可能不准确。

● 需要进行两次测试

通常服用避孕药、抗生剂、类似扑热息痛的镇痛剂的女性即使怀孕也不会对测试结果产生影响。家用妊娠测试仪呈阳性的话，怀孕的可能性很大。

妊娠测试仪呈阴性，月经比预定日期推迟一周也没来，那么有可能在周期中排卵比往常晚几天，所以需要再次进行测试。

妊娠测试仪显示的阳性反应并不明显，那么最好几天后再确认激素是否增加。第一次测试呈阳性，之后的测试呈阴性，这样有可能为早期流产。

♥ 在医院确定妊娠

在医院确认是否怀孕时，医生会要求进行尿检或血检。在医院进行的尿检实际上和采用家用妊娠测试仪同出一辙。直接在测试条上小便或把测试条插入小便液中。

如果医生让把清晨起床后的初尿带来，一定要在室温下保管再带到医院。

血检是为了确认是否怀孕或检测血液中的妊娠激素数值为多少。为了判断怀孕状态是否危险，以前有过早产、宫外孕，为了防止流产而需要开孕酮处方时，会通过血检检测妊娠激素数值。

确定预产期

确定妊娠后最想知道的就是预产期了。普通计算预产期的方法是从受精的那天开始加上 266

天或 38 周，或者假定生理周期为 28 天，从最后的月经开始的那天开始再加上 280 天或 40 周。

生理周期比 28 天稍微长一些的话，从计算的那天开始加上几天就行。相反，生理周期比 28 天短，从计算的那天开始减去几天即可。

♥ 生理周期不规则时的预产期测定法

生理周期不规则的女性，通过医院的超声波检查确认胎儿的大小后再调节预产日。关于受精的信息对医生来说都是有用的。所以，最好把排卵测试仪、基础体温一览表、夫妻生活记录表上的所有信息都提供给医生。为此，应该把尝试怀孕的时期及月经开始的那天都一一地记录在日历上。

♥ 分娩预定日只是预期而已

请记住预产期是指到什么时候或预定日期。正常的妊娠一般在 38~42 周。

虽然不能非常准确地说出宝宝的出生日期，但可通过预产期大致了解宝宝的出生日期。

实际上，在预产期出生的宝宝不过 5%，在预产期一周前后出生的宝宝占 85%。

看前边的表格可预计什么时候能见到宝宝。此图表中第一行为最后的生理日，第二行为分娩预定日。

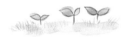

	月	1	2	3	4	5	6	7	8	9	10	11	12	13	14	15	16	17	18	19	20	21	22	23	24	25	26	27	28	29	30	31
最后月经日	1月	1	2	3	4	5	6	7	8	9	10	11	12	13	14	15	16	17	18	19	20	21	22	23	24	25	26	27	28	29	30	31
分娩预定日	10月	8	9	10	11	12	13	14	15	16	17	18	19	20	21	22	23	24	25	26	27	28	29	30	31	1	2	3	4	5	6	7
最后月经日	2月	1	2	3	4	5	6	7	8	9	10	11	12	13	14	15	16	17	18	19	20	21	22	23	24	25	26	27	28			
分娩预定日	11月	8	9	10	11	12	13	14	15	16	17	18	19	20	21	22	23	24	25	26	27	28	29	30	1	2	3	4	5			
最后月经日	3月	1	2	3	4	5	6	7	8	9	10	11	12	13	14	15	16	17	18	19	20	21	22	23	24	25	26	27	28	29	30	31
分娩预定日	12月	6	7	8	9	10	11	12	13	14	15	16	17	18	19	20	21	22	23	24	25	26	27	28	29	30	31	1	2	3	4	5
最后月经日	4月	1	2	3	4	5	6	7	8	9	10	11	12	13	14	15	16	17	18	19	20	21	22	23	24	25	26	27	28	29	30	
分娩预定日	1月	6	7	8	9	10	11	12	13	14	15	16	17	18	19	20	21	22	23	24	25	26	27	28	29	30	31	1	2	3	4	
最后月经日	5月	1	2	3	4	5	6	7	8	9	10	11	12	13	14	15	16	17	18	19	20	21	22	23	24	25	26	27	28	29	30	31
分娩预定日	2月	5	6	7	8	9	10	11	12	13	14	15	16	17	18	19	20	21	22	23	24	25	26	27	28	1	2	3	4	5	6	7
最后月经日	6月	1	2	3	4	5	6	7	8	9	10	11	12	13	14	15	16	17	18	19	20	21	22	23	24	25	26	27	28	29	30	
分娩预定日	3月	8	9	10	11	12	13	14	15	16	17	18	19	20	21	22	23	24	25	26	27	28	29	30	31	1	2	3	4	5	6	
最后月经日	7月	1	2	3	4	5	6	7	8	9	10	11	12	13	14	15	16	17	18	19	20	21	22	23	24	25	26	27	28	29	30	31
分娩预定日	4月	7	8	9	10	11	12	13	14	15	16	17	18	19	20	21	22	23	24	25	26	27	28	29	30	1	2	3	4	5	6	7
最后月经日	8月	1	2	3	4	5	6	7	8	9	10	11	12	13	14	15	16	17	18	19	20	21	22	23	24	25	26	27	28	29	30	31
分娩预定日	5月	8	9	10	11	12	13	14	15	16	17	18	19	20	21	22	23	24	25	26	27	28	29	30	31	1	2	3	4	5	6	7
最后月经日	9月	1	2	3	4	5	6	7	8	9	10	11	12	13	14	15	16	17	18	19	20	21	22	23	24	25	26	27	28	29	30	
分娩预定日	6月	8	9	10	11	12	13	14	15	16	17	18	19	20	21	22	23	24	25	26	27	28	29	30	1	2	3	4	5	6	7	
最后月经日	10月	1	2	3	4	5	6	7	8	9	10	11	12	13	14	15	16	17	18	19	20	21	22	23	24	25	26	27	28	29	30	31
分娩预定日	7月	8	9	10	11	12	13	14	15	16	17	18	19	20	21	22	23	24	25	26	27	28	29	30	31	1	2	3	4	5	6	7
最后月经日	11月	1	2	3	4	5	6	7	8	9	10	11	12	13	14	15	16	17	18	19	20	21	22	23	24	25	26	27	28	29	30	
分娩预定日	8月	8	9	10	11	12	13	14	15	16	17	18	19	20	21	22	23	24	25	26	27	28	29	30	31	1	2	3	4	5	6	
最后月经日	12月	1	2	3	4	5	6	7	8	9	10	11	12	13	14	15	16	17	18	19	20	21	22	23	24	25	26	27	28	29	30	31
分娩预定日	9月	7	8	9	10	11	12	13	14	15	16	17	18	19	20	21	22	23	24	25	26	27	28	29	30	1	2	3	4	5	6	7

妊娠后的情感变化

确定怀孕后的情感会因为是否是计划妊娠而稍有不同。一直努力怀孕，最终怀孕成功，会感到全世界都充满了的喜悦。但已经有宝宝并进行避孕却怀孕了，这时会感到惊讶和担心。

妊娠后的情感也会随着妊娠的进行而变化。当怀孕之初的喜悦渐渐平复下来，现实问题随之而来，担心分娩会给家庭经济和工作带来一定的影响。确定怀孕时，那瞬间的惊慌，以及在头脑中构想和宝宝一起做开心的事情，这些逐渐消失。

♥ 得意

迫切地想怀孕，最终怀孕了，这是最令人感激和兴奋的事情。终于成功了，非常高兴得意，心中只想着怀孕了这一件事情。

♥ 罪责感

自己想要宝宝，但丈夫不想要，这时会要求丈夫要宝宝，因此产生罪责感。已经有一个孩子了，并且老大和老二相差的年龄差很短，这样会对老大产生罪责感。工作中要开展一项非常重要的项目，一旦怀孕会让上司感到失望，产生罪责感。或者以前经历过流产、死产、新生儿死亡，这样会对以前失去的宝宝产生罪责感。

♥ 自尊

对腹中已有宝宝的事实感到自豪。会对自己的身体有新的尊敬。即使长期对自己的体重感到不满意的女性，也会在这9个月间对自己的身体加倍爱惜。

♥ 害怕

以前经历过流产或死产的女性在得知自己怀孕的瞬间会非常开心，但也会感到害怕。再次怀孕的同时会担心和以前一样再次失去宝宝。

♥ 冲击

无计划却怀孕了，这样会受到怀孕事实的冲击，也很难相信已经怀孕的事实。

♥ 担心

担心是否能顺利度过怀孕期、是否能真的分娩出正常的宝宝、能否感受到分娩的痛苦、能否成为好母亲、宝宝是否影响与丈夫的关系、是否妨碍工作等问题。

告知妊娠事实

怀孕后，会把这个事实告诉给丈夫、亲戚、朋友等周围的人。但根据对方是谁，告知的时间稍有不同。

♥ 告诉丈夫

在电视剧或电影中，妻子告诉丈夫自己怀孕的瞬间，丈夫会高兴得把妻子拥入怀中。

当然，在现实中很多丈夫也会有这样的反应，但也有很多丈夫会因为各种理由不接受自己要做爸爸的事实。告诉丈夫自己怀孕时，即使他有意外的反应你也不要失望。随着时间的流逝，怀孕的事实会越来越明显，丈夫的感觉也变得真实，会兴奋和开心。

♥ 告诉家人和朋友

关于怀孕需要决定的另外一件事情是什么时候告诉家人和朋友自己怀孕了。在过去，直到度过流产危险期的怀孕中期才把怀孕的事实告诉周围的人，但最近只要妊娠测试仪呈阳性就会马上告诉周围的人自己怀孕了。

只要告诉家人中的一员，最好也尽快告诉其他成员。大体上，谁怀孕的事实会在家人之间快速传播开来。准祖父母，尤其是第一次抱孙子的祖父母并不希望从别人口中得知这个事实。

♥ 告诉上司

告诉家人和朋友们怀孕的事实并不是难事，但告诉上司自己怀孕的事情可不简单。深思熟虑后，找适当的时间告诉上司有利于得到肯定的回答。

● 告诉上司怀孕事实的要领

告诉上司自己怀孕时需要要领。我们看一下什么时间、怎样告诉他最合适。

上司通过别人知道你怀孕之前，一定要先告诉他。这并不是不让别人说出你怀孕事实的意思。先告诉有分娩经历的同事，从他们那里能得到一些经验之谈。他们会告诉你上司听到怀孕事实会做出什么样的反应、怎样告诉上司自己怀孕的事实。

如果上司听到你怀孕的消息后会做出否定的反应，那么最好等到过了流产危险期，进入怀孕中期后再告诉上司。当然，严重的妊娠反应、由于妊娠并发症而导致经常迟到、为了去医院检查休假或外出频繁，这样的话最好快点告诉上司。

如果面临升职或年薪审查，最好在这些事情结束之后也不要告诉上司。那样做既不会对审查结果产生影响，也不会因为怀孕而产生误会。

最好在大型项目完成获得巨大成果后，找准时机告诉上司。这样做不是说即使怀孕也会像平时那样努力工作，而是在行动上给予证明。

不要在上司心情不好的时候告诉他怀孕的事实，最好以后再告诉他。尤其是在上司情绪低落或为了快点结束工作焦急不安时，不要告诉他，而是等待稍微闲暇时再说。

● 对周围的消极反应有所准备

虽然上司个人欢迎你怀孕的事实，但怕给公司带来否定的影响也会引起担心。尤其是第一次经历手下人怀孕的上司更是如此。

妊娠过程中要对以怎样的方式调节工作有所准备。在 X 光实验室或与化学药品制造商一起处于危险环境工作时，应该在怀孕期间拜托上司改变工作内容。

如果上司问起什么时候开始休产假、什么时候可以回来工作等问题时，不要做不能遵守的约定。最好在怀孕后期进行讨论。

♥ 自营业的情况，要告诉客户

自由职业者或自营业的情况，应该告诉客户自己怀孕的事实。有时合作伙伴怀孕会使他们担心。

分娩场所的选择

已经做好拥有宝宝的心理准备后，应选择可定期进行检查的医院、医生及分娩场所。虽然可以选择周围有经验的人所推荐的医院和医生，但也要充分考虑是否离公司和家近、等待时间是否太长等其他问题。

在哪里生孩子

埋头于选择特定医院、助产院或家庭分娩，那么选择医生前应该决定分娩场所。因为大部分医生只有在特定医院或助产院工作的职责，他们并不想负责家庭分娩。

分娩场所大体上分为医院、助产院及家庭3个地方。我们一同看一下各个分娩场所的优缺点吧。

♥ 医院分娩

选择什么医院直接决定胎儿和孕妇的安全，应该慎重。从确定怀孕的瞬间开始直到生宝宝时，要不断地去医院，应当考虑怎样处理怀孕期间易出现的危险或分娩中出现的突发状况。

一般来说，生头胎时最好选择口碑好或有名的医院。如果听过一些已经有孩子的妈妈的建议，就会发现每个医院的检查方法和分娩时的情况是不同的。

● 大学医院

大学医院最大的优点是不仅具备妇产科，还有内科、儿科等。危机状况或孕妇患与妇产科无关的疾病，以及患特殊并发症时都可以得到治疗。并且也有麻醉专家，突然需要进行手术时可迅速采取措施。发生早产等出乎预料的问题时，也能获得保育箱等适当的治疗。所以，孕妇患特殊疾病、健康不佳及有其他危险时，最好在大学医院就诊。

但大学医院中患者众多，并执行预约制度，接受检查需要长时间排队。并且很难与医生进行长时间对话，费用也高于其他医院，这些都是缺点。尤其是进行专家会诊时，需要追缴特诊费，这也加重了经济负担。

● 妇产医院

妇产医院指设施或规模达到综合医院的水平，专门设立妇产科的医院。妇产医院的优点为，妇产科被细化，出现问题时能得到各领域专家的协助治疗。在妇产医院带有妊娠中毒症、糖尿病、高龄分娩等危险的孕妇可以放心地进行分娩。

除正常怀孕以外，还可获得畸形儿诊室、不孕诊室等特殊诊室的治疗，所有设施都是为孕妇量身定做的。

可参与准备分娩的分娩项目，不仅可以尝试多样的分娩方法，还能进行较科学的产后管理，这些都是优点。但妇产医院也和大学医院一样有很多人，等待时间长，费用比私人医院贵。

● 私人医院

虽然私人医院的规模小，但费用相对较低，比其他医院对孕妇的照顾要细心很多，这都是优点。这里比综合医院或妇产医院的患者少，有问题的话，医生可以进行充分地回答，在选择病房方面也没有困难。所以，没有特殊危险要素的健康孕妇选择离家近的私人医院也是不错的。

但私人医院的缺点是在产妇和新生儿出现问题时不能及时进行处理。虽然最近增加了很多具有最新设备的私人医院，但情况紧急时也

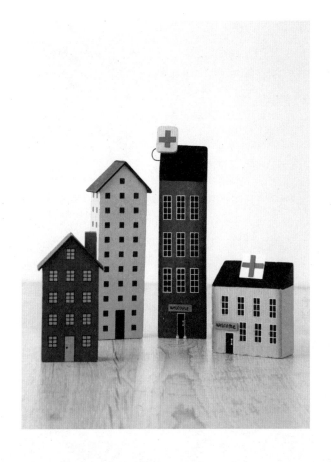

有转到综合医院就诊的情况。

优点 如果在医院分娩，产妇或宝宝能得到尖端医疗设备的帮助，需要进行紧急剖宫产手术时，也会最快采取措施。大部分的医生和助产士建议，具有医学性问题或患妊娠并发症的女性、过去经历过相关分娩问题的女性，最好在医院进行分娩，这是最安全的。

分娩过程中，无论何时都可能发生并发症，一些并发症在几分钟内就能发生。像这样意外状况发生时，在大医院是最安全的。因此，大部分医生说分娩最安全的场所是医院。在医院分娩会比在助产院或家庭分娩能选择更多样的镇痛剂。

最近，很多医院中都有阵痛、分娩、产后管理在一个房间中进行的家庭亲和病室。以前，大部分情况是阵痛、分娩、产后管理在不同的房间进行，住院的话，分娩后要转到病房。也有拥有助产设施的医院（指家庭助产院或24小时开业的医院）。这样的医院由可供家人住宿的居室、小厨房、浴室、分娩室构成。

缺点 最近，医院为营造温馨气氛费尽心思，但大部分的阵痛室和分娩室都躲不过医院的消毒水味道。加上严格生硬的医院程序，给人的感觉是在分娩过程中完全得不到负责医生的帮助。

如果有尖端技术或设备，即使用不着它们，也能派上用场。在医院分娩的女性们，能得到像人工破水、电子胎儿监控、阵痛诱导、剖宫产这样不必要的医学性帮助。

另外，在医院分娩，助产士的费用比家庭

分娩要贵。即使不需要尖端技术或装置进行自然分娩，也依然要对技术和装置付钱。

 如果想在特定医院进行分娩，做最终决定前最好去一次那家医院。听说那家医院是家庭亲和式的，仔细打听后会发现根本不是那样。探访医院时，请携带下列核对清单。但并不能把下列问题都问个遍，提问所需问题，可电话咨询追加问题。

● 医院的位置

- 是否离家近？
- 高峰期从家到医院花费多长时间？
- 停车设施健全吗？

● 医疗小组服务

- 阵痛室和分娩室的职员是否亲切，对提出的问题是否能有诚意地回答？
- 是否能给予最大的帮助以便按照孕妇在分娩计划书上的内容进行分娩？
- 在阵痛室和分娩室是否有足够数量的职员？
- 一名护士负责几名患者？
- 医院的麻醉师能否 24 小时相助，如果半夜发生紧急情况能否呼叫麻醉师？
- 剖宫产的费用是多少？
- 分娩后是否把产妇和宝宝分开？

● 分娩设施

- 医院是否有分娩室（进行阵痛和分娩并提供分娩后 1 小时的恢复休息处）？
- 医院是否有助产室（产妇的家人可使用的像家一样的地方）？
- 在分娩室中是否有应对紧急情况的设施？

- 分娩室是否可以保护产妇和丈夫的隐私，是否各房间里都设有 2 个以上的床铺？
- 是否和其他阵痛中的孕妇用一个病房？
- 有丈夫可休息的地方吗？
- 是否有独立卫生间，需要和其他产妇共用一个卫生间吗？
- 分娩室是否如同家一样舒适静雅，还是有消毒水的味道？
- 病房是否大到可以随意走动？
- 是否有淋浴器、大型坐浴等阵痛中可使用的各种设备？
- 每个病房的设施是否统一，是否存在设施落后的病房？
- 阵痛中或分娩后能否给家人或朋友打电话？

改变分娩医院怎么办？

如果没有特殊情况，最好从怀孕初期到分娩都在同一家医院进行检查。最近很多孕妇的治疗和分娩在不同的医院进行，但会把诊疗记录转给分娩医院，所以孕妇不用再担心其他事情。但有事情而转院的情况就不同了。

产后调理在娘家进行；因工作而搬家；做过几次检查，但诊疗方式不合心意不信任负责医生时，最好果断地转院。一旦犹豫，随着妊娠中期的临近转院就越困难，所以应尽快决定。

转院时，向以前的负责医生说明情况，得到诊疗期间的记录。把上一个医院的诊疗记录给新医院，这可以避免再次做检查或重复负担费用。

- 新生儿设施
  - 新生儿集中护理室的规模是怎样的？
  - 孩子伴随严重的先天性畸形出生、分娩后呼吸器或有其他问题时，是否有接受特别治疗的设施？
  - 是否具有给产妇和丈夫的安全措施？

- 产后恢复设施
  - 有几个个人病房？
  - 根据病房等级不同，费用都是多少？
  - 产妇和宝宝能在一起吗？
  - 如果产妇和丈夫想和宝宝在一起，丈夫是否可以在医院里过夜？
  - 各个病房都有洗浴设施吗，如果没有是否需要用走廊内的公共洗浴设施？
  - 见面时间是怎样的？

- 产后管理
  - 想喂孩子母乳，医院能给予什么样的帮助？
  - 想喂奶粉，能否尊重这个选择？
  - 是否有解决母乳喂养问题的专家？
  - 能提供多少关于产妇照顾新生儿的信息，出院后如果有疑问，可以电话咨询产后病房吗？

♥ 助产院分娩

特征 助产院是专门助产士进行产前检查、自然分娩、产后调理，获得法律允许的机构。比医院更具家庭气氛，尊重孕妇的个人分娩意愿，价格也低廉。

优点 助产院舒适、具有家庭气氛。可以不穿患者服，穿自己的衣服，肚子饿是可以随意吃喝。如果孕妇愿意，也可以淋浴或沐浴，分娩现场可以邀请朋友或家人。很多助产院都会提供浴缸或特殊助产椅。

在助产院分娩，进行剖宫产的可能性不大。进行剖宫产分娩的孕妇为全体孕妇的 25%，在助产院进行剖宫产分娩的孕妇不过 4.4%。在助产院进行剖宫产的比率低是因为助产院不接受高危险孕妇，基本都是自然分娩。

缺点 不是所有地方都有助产院，即使想在助产院进行分娩也是不可能的。

分娩过程中如果出现意外情况，应该尽快转到附近医院。最糟糕的是，在转院期间会导致孕妇和胎儿的健康问题，因此很多医生称助产院不如医院安全。

助产院没有管理高危险孕妇的设施。即使胎儿健康状态非常好，高危险孕妇也不能在助产院分娩。最初在助产院检查通过，但如果发生妊娠综合征，还是应该在医院进行分娩。

大部分助产院不提供多样的镇痛剂。使用麻醉也很少见，根本找不到硬膜外注射。取而代之的是各种非医学性镇痛法。

核对清单 一旦决定在助产院分娩，首先决定特定助产院之前应了解一下设施。下列核对清单会对您有帮助。直接探访助产院之前，电话咨询或通过邮件提供信息，这样能得到关于以下提问中一些问题的答案。

- 助产院位置和移动问题
- 助产院是否离家近？
- 高峰期从家到助产院花费多长时间？
- 孕妇与监护人在助产院旁边是否能停车？
- 需要紧急进行剖宫产或者孕妇或宝宝需要其他紧急治疗时，救护车到达最近的医院需要花费多长时间，孕妇和宝宝有多危险？
- 从助产院转移到急诊室的比率是多少（超过15%就说明此助产院不重视患者的甄别）？

- 助产院服务
- 助产院的职员具备怎样的资格证，实际上谁负责孕妇的分娩？
- 助产院的职员是否亲切，对提出的问题是否能有诚意地回答？
- 是否能给予最大的帮助以便按照孕妇在分娩计划书上的内容进行分娩？
- 在助产院是否有充足的职员？

- 分娩设施
- 在分娩室中是否有应对紧急情况的设施？
- 分娩室是否可以保护孕妇和丈夫的隐私，是否各房间里都设有2个以上的床铺？
- 分娩室是否如同家一样舒适静雅，还是有消毒水的味道，是否是孕妇想分娩的那种氛围？
- 病房是否大到可以随意走动？
- 是否有独立卫生间，需要和其他孕妇共用一个卫生间吗？
- 是否有淋浴器、大型坐浴等阵痛中可使用的各种设备？
- 每个病房的设施是否统一，是否存在设施落后的病房？
- 阵痛中或分娩后能否给家人或朋友打电话？

♥ 家庭分娩

从数千年前开始，女性们就在家中进行分娩，现在全世界范围内也有很多女性在家中进行分娩。得到医生或助产士的帮助，发生紧急状况时及时送到医院，那样的话家庭分娩和助产院分娩就没什么不同了。但可能发生预想之外的综合征，发生其他问题时在医院分娩也不一定安全。并不是任何人都能在家中进行分娩。进行家庭分娩需要有很多条件。

家庭分娩比医院分娩更具私人性。因为其他人只有得到孕妇的同意才能参加分娩，在熟悉的环境中可以充分地保护隐私。家庭分娩的整个过程由孕妇自己统治。可以随意走动，用舒服的姿势进行阵痛，可随意地吃喝。所以，能比医院或助产院更轻松舒适地进行阵痛。即使不使用镇痛剂，也会减轻痛苦更有效地进行阵痛。

阵痛中无须去医院或助产院，并且还能避免感染在医院或助产院寄生的抵抗力强的细菌。

家庭分娩可防止医院中使用的静脉注射、电子胎儿监控、一定时间内不分娩便注射阵痛促进剂等违背意愿的医学性措施的介入。

虽然少见，但是一旦分娩中发生紧急状况，产妇或胎儿会有危险。即使离医院很近，但同时把产妇和婴儿一同转到医院也不是容易的事情。一般来说，健康的孕妇可以选择家庭分娩，但不能保证一直处于妊娠和分娩的低危险期。

如果发生与妊娠和分娩有关的综合征，那么应该放弃家庭分娩计划。想进行家庭分娩，应亲自准备分娩用品。虽然家中已经有很多分娩用品，但还需购买几个新用品。

核对清单 想进行家庭分娩，孕妇一定要非常健康。不能有胎儿臀部向下的臀位分娩、钳子分娩、真空吸入分娩、剖宫产、产后出血、死产等经历。宝宝不是早产儿或过熟儿，孕妇没有子痫前症、妊娠性糖尿病这种综合征。并且，一定是胎儿头向下，不是多胎妊娠。

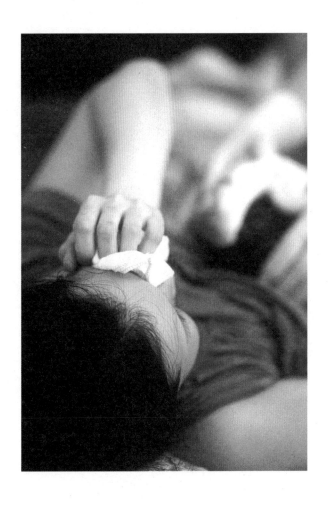

● **适合家庭分娩的条件**

进行家庭分娩时，应该确定并准备阵痛和分娩所需的所有用品，也要进行精神上和肉体上的准备，所有这些准备都需要自己负责。

管理家庭分娩，要有会使用氧气呼吸器或人工呼吸器等应急医疗器械的医生或助产士。考虑道路问题，家附近应有短时间就能到达的医院，出现紧急状况时，应马上能转到医院。丈夫和家人要积极地接受家庭分娩，在分娩前后应该有可以帮忙的监护人。

● **家庭分娩中应马上去医院的情况**

即使拥有适当的条件进行家庭分娩，但分娩中也可能发生意外。如果发生下列情况，请马上去医院。

· 脱脐带——脐带比胎儿的头先从产道下来可导致严重脑损伤或造成死亡。

· 前置胎盘——胎盘封锁宫颈的全部或一部分可造成婴儿无法出来（严重出血的可能性大）。

· 胎盘早期脱离——胎盘在早期从子宫壁脱离导致胎儿死亡或子宫出血。

· 胎儿心律不良——胎儿心律每分钟未满 100 下或 180 下以上（胎儿困难征征兆）。

· 羊膜破裂——羊水为绿色或褐色（胎儿排胎便可能是正在经历困难的征兆）。

· 羊膜破裂后 4 小时，无任何进展阵痛延长的情况。

· 胎儿臀位或横位（侧卧），需要把胎儿顺过来或进行剖宫产的情况。

· 胎儿脸色发青、无力、不呼吸，负责家庭分娩的医生或助产士用氧气呼吸器拯救宝宝，但需要在新生儿集中治疗室进行特别治疗的情况。

· 分娩后，胎盘在 1 小时内仍未出来或产妇的体内留存胎盘的情况。

· 会阴部、阴道、宫颈部出现裂伤，不能在家中进行治疗的情况。

· 分娩后出血严重的情况。

● 家庭分娩所需物品

两张干净的床单（一张分娩中使用，一张分娩后使用）、为了不弄湿床垫的防水垫或床单、垫在孕妇身下的一次性用垫或大型尿片、干净的毛巾、消毒纱布、几个一次性卫生手套、剪脐带的消毒剪刀、脐带夹子、吸入从宝宝口和鼻中流出的黏液的注射器、盛放胎盘的大容器、包裹宝宝的毯子、卫生巾等。

选择怎样的医生

选择负责医生时最好选择对妊娠和分娩具有相同视角的医生。初次进行定期检查时，询问医生以下问题有助于选择医生。

♥ 选择医生的核对清单

· 从业多久了？
· 是否有妇产科专家资格证？
· 单独治疗还是与其他医生一起治疗？
· 分娩时都有哪些人参与？
· 紧急情况时的联络方法是什么？
· 联系不上负责医生应该和谁联系？
· 孕妇中直接分娩的比例是多少？
· 新进助理医生和实习医生参与治疗吗？
· 是否和其他医院或助产士有联系？
· 妊娠中建议接受几次诊疗，诊疗时间是多久？
· 超声波、羊水穿刺、遗传基因检查等，在怀孕时需要进行哪些检查？
· 害怕检查时应该怎么办？
· 孕妇患妊娠综合征时，本医院能解决吗？还是需要转到更大的医院？
· 在什么样的情况下诱导阵痛？

· 是否在阵痛开始前讨论孕妇的分娩计划书？
· 和处于阵痛中的孕妇在一起多长时间？
· 孕妇中分娩时需要进行硬膜外注射的比率是多少？
· 怎样看待自然分娩？
· 建议孕妇阵痛时采取哪种姿势？
· 进行诱导分娩的孕妇比率是多少？
· 是否在分娩中使用电子胎儿监控？
· 进行侧切的孕妇比率是多少？
· 进行剖宫产的孕妇比率是多少？
· 进行剖宫产后自然分娩的孕妇比率是多少？
· 分娩时是否可以让除了孩子爸爸以外的家人参加？
· 会帮助母乳喂养和产后管理吗？

初次检查需要准备什么

在过去，怀孕初期基本结束时，也就是最后的月经开始后约 12 周后，孕妇才到医院进行第一次检查。因为人们认为在结束流产危险之前进行检查是无用的。但最近却大有不同了。

因为在怀孕初期接受适当的管理是非常重要的。

大部分的医生或助产士们建议怀孕的瞬间，也就是最后的月经开始后约 6~10 周后去医院进行检查最合适。

♥ 初检时接受的检查

怀孕前没和医生或助产士进行对话的孕妇进行早期检查是非常重要的。直到怀孕 28 周需一个月进行一次定期检查，以后则需 2~3 周进行一次检查。怀孕 36 周应一周进行一次检查。

初检时，医生或助产士会提出下列问题进行检查。

- 通过尿检、血检、身体检查确认怀孕。
- 通过观察怀孕征兆、初次出现怀孕征兆的时间、最后月经日、排卵测试仪检查结果或基础体温一览表、宫颈和子宫变化等要素来推测预产期。
- 询问病史，讨论孕前健康检查结果。
- 询问妇产科病史。
- 对心脏、肺、胸部、腹部等进行检查。
- 做骨盆检查。通过肉眼检查阴道和宫颈，用两手检查骨盆器官。

- 为确认是否有贫血、B型肝炎、HIV、梅毒、风疹抗体及遗传疾病而进行血检。
- 进行阴道分泌物培养检查，可知是否感染。
- 进行癌细胞诊断。确认子宫癌或潜伏的前癌。
- 进行尿检，确认感染、糖分和蛋白质。
- 量体重。
- 量血压。
- 对营养状态和生活方式提出忠告。
- 询问怀孕后的情感变化。

解 疑

怀孕时可以吃的药物与不能吃的药物

怀孕时患有严重的感冒需要服药，尤其是体温为38℃以上的高热和头痛时，不吃药硬坚持会使胎儿的神经系统受损。即使怀孕也不可能不吃药，但也不可以乱用药，因为对成长的胎儿不利。

● 怀孕初期最危险

导致胎儿畸形的原因虽不明确，但只要孕妇小心谨慎就不会导致因药物引起的畸形。

怀孕后前12周很重要，因为这个时期胎儿各器官和骨骼基本形成。虽然小，但初具人形。所以在这个时期孕妇吃药或患病的话会给胎儿的身体各器官带来影响。

度过初期到怀孕中期时，因药物引起畸形的风险降低，但为了安全分娩随意服药也不行。一定要记住服药是需要负责任的。

● 咨询医生进行服药

不要忘记消化剂或头痛药都需要医生的处方才能服用。阿司匹林或无须处方就能在药店买到的感冒药对胎儿也是不安全的。

● 专门机构解决疑问

不知道自己怀孕而服用药物的事情不断增加，现在很多机构都会提供关于孕妇可用药和其药物的使用方法的信息，可以通过相关机构的网页进行查看。

点击食品药品安全管理局网，在搜索栏中输入"怀孕与药物服用"的字样，就会出现关于怀孕和药物服用的信息，并对此做了非常详细的介绍。

♥ 舒适地接受初检

大部分女性不喜欢出入妇产科。尤其是第一次去妇产科会更加紧张。下面介绍能够舒适地接受初检的方法。

● 利用短时间段

在医院进行预约后也可能离开，最好患者利用这样的短时间段。这样就可以仔细询问自己的疑惑，用平常心等待。一般来说，休息日前后的周六和周一，上午10点前后患者很多。但在早些时间或下雨下雪等坏天气，是比较清闲的。

● 以平常心对待医生

与医生对话时，一定要把自己的真实情况告诉他，对于医生的提问也要正确地回答。这样医生才能了解孕妇的状况，并进行仔细的诊察。

有特别想了解的情况或对一些问题很难说出口时，最好先把提问内容写在纸上。与医生对话时可以把纸条给医生或护士看，这样做会得到合适的答案。

● 记录重要的信息

最好记录下来身体与平时的不同之处。这不仅会成为医生诊疗的好资料，还对孕妇了解自身状态有帮助。

♥ 相信检查医生

虽然在私人医院可以得到自己选择的医生的诊疗，但在综合医院或大学医院自己想见的医生不在或不是专家会诊时，只能由医院指定的医生进行诊疗。

这样一来，有可能不适应医生的诊疗方法，尤其是对医生的评价不高时会招致不满。尤其是诊疗时遇到话少的医生，他不能对诊疗结果进行仔细的说明，这样会造成患者的不满。但无论是什么原因，如果继续接受医生的诊疗，就要信任他。

胎儿和母体出现异常时一定要告诉医生，如果他没说什么也就不用担心了。有疑惑时可以通过护士进行解答。

♥ 适合接受检查的服装

去做检查之前最好先洗澡。如果洗澡不方便也要清新下身。初检进行超声波检查或内诊时，最好穿裙子。当然检查室会准备患者用裙，但换装麻烦，所以最好穿肥大的裙子进行检查。

♥ 通报检查结果

怀孕中进行的各种检查会在一周后出结果，如果没什么问题孕妇会在下次检查时知道上次检查的结果，如果有问题或特别重要的结果，孕妇应事先告知医生或护士以电话形式进行通知。

♥ 检查时所需备品

确定怀孕后，孕妇会得到产妇手册。手册会记录每次检查的日期和结果，所以检查时一定要带着。

如果每天都测基础体温，那么去医院时应携带基础体温一览表。把体温表给医生看，这样有助于诊察。

体验 生男孩或女孩的乐趣

选择生男孩还是生女孩的夫妇们一定对世界上流行的方法有所关心。只要这样做就能生男孩或者生女孩，我们看一看美国生殖生理学者谢特尔兹博士的理论。

生男孩

在排卵当天进行夫妻生活

夫妻生活频繁会使一次射精的精子量减少。精子量减少，携带Y染色体的精子比携带X染色体的精子少。为提高概率一周中禁欲5天后，在排卵日进行夫妻关系。Y染色体精子在排卵日呈碱性的阴道中活跃，提高怀男孩的概率。

进行夫妻生活前用碳酸水洗涤阴道

排卵当天把2大勺碳酸放入1升的温水中，至完全溶化后洗涤阴道，然后再进行夫妻生活。女性阴道为弱酸性，洗涤后变为弱碱性，进而提高Y染色体精子的活动力。

插入较深的体位

用比正常体位能插入较深的弯曲体位射精，这样Y染色体精子不能通过酸性的阴道，直接到达碱性的子宫入口，提高怀男孩的概率。

女性性高潮后射精

女性性高潮来临，阴道中会分泌强碱性液体，这有助于Y染色体精子活动。所以在女性几次性高潮后射精，Y染色体精子的活动性变好，提高怀男孩的概率。

平时使男性的生殖器处于清爽状态

平时下衣穿得宽松些，让睾丸处于清爽状态。睾丸周围变热会减少精子数。进行夫妻生活前用凉水洗澡也是提高怀男孩概率的好方法。

生女孩

晚上进行夫妻生活

一天的工作结束后，晚上会疲劳，体液呈酸性。这时进行夫妻生活，酸性强的X染色体精子比碱性强的Y染色体精子更活跃，提高怀女孩的概率。

排卵2~3天前进行夫妻生活

不在排卵日，而在排卵2~3天前进行夫妻生活。这样寿命是一天的Y染色体精子直到2~3天后的排卵日存在的概率降低，寿命长的X染色体精子依然活跃，提高怀女孩的概率。

插入浅的伸张体位或正常体位

阴道入口呈X染色体精子喜欢的酸性，所以Y染色体精子活动力降低，X染色体精子变活跃。所以快速到达子宫内的概率大。也就是说X染色体精子存活的概率高。

女性性高潮前射精

女性性高潮来临，阴道中会分泌强碱性液体，所以最好在性高潮前射精。为了使丈夫插入不久后射精，妻子最好抚摩丈夫。

用食醋洗涤阴道

进行夫妻生活前用食醋洗涤阴道会使呈酸性的阴道酸性更强，这样可使Y染色体精子活动减弱。把2大勺食醋放入1升的温水中，在排卵前2~3天洗涤下体进行夫妻生活更有效。

准爸妈分娩教室

最近在妇产科内开设很多以去医院的孕妇为对象的免费分娩教室。
或者在市区文化中心开设免费分娩教室或讲座，好好利用这样的机会，不花一分钱也能得到预备分娩的培训。

准爸妈对分娩教室的态度大致分为两种。有些夫妇称，选择分娩教室对选择适合自己的医生或分娩场所很重要。但也有些夫妇认为，参加分娩教室完全是浪费时间。

选择取决于孕妇。选择适合自己的分娩教室，是多么的有趣和有益。分娩教室到怀孕 37 周左右结课，最好安排好日程。太早结束培训，在实际阵痛和分娩时有可能想不起缓解紧张法或呼吸法。太晚接受培训，有可能在熟悉分娩教室课程前分娩。

本章将对选择正确的分娩教室所需信息、需要分娩教室的原因、分娩教室的种类、各分娩教室的理论证据、分娩教室的实际情况等予以介绍。

分娩教室的优点

需要分娩教室的原因有很多，但其中重要的几点如下：

♥ 提供各种信息

分娩教室提供多种分娩方法的信息。因此可以选择想要的分娩方法。并且，分娩教室讲解自然分娩和剖宫产的特征，这减轻了孕妇的担心。还教授大家减轻阵痛时疼痛的呼吸法和缓解紧张法等处理疼痛的方法。

♥ 提供与其他孕妇见面的机会

分娩教室提供与其他孕妇交流的机会。这对于因腹中胎儿无法自由外出或与他人见面机会不多的孕妇来说，简直像黄金一样珍贵。

通过与其他孕妇进行交流可以得到新信息，也能得到问题的解答。并且也给准爸爸们提供了一次展现自己作为丈夫和准爸爸的机会。除此之外，也能学习到分娩时丈夫应尽的义务，也就是鼓励和帮助妻子。

♥ 提供思考将要面临的问题的机会

在分娩教室可以对怀孕、阵痛、分娩、母乳喂养、分娩后生活等疑问进行提问。

除此之外，还提供其他信息。如，使用硬膜外注射，还是进行男孩的包茎手术等问题的信息。

分娩教室的种类

分娩教室一般是为自然分娩而设立的，目的是进行舒适安全的分娩。根据把谁当成分娩的主体、孩子出生后的环境应该怎样而稍有差异，建议选择适合自己的分娩教室。

♥ 布拉德利分娩教室

称为"丈夫指导分娩法"的 Bradley 分娩方法是由美国丹佛妇产科医生 Robert Bradley 创造的。这种方法强调分娩时丈夫积极参与和不依赖药物的自然分娩的优点。

Bradley 分娩教室在怀孕 5~6 个月开始，大约培训 12 周。这最适合以自然分娩为目标的夫妇，不适合考虑使用硬膜外麻醉或麻醉注射的夫妇。想采用家庭分娩的夫妇最好也参加 Bradley 分娩教室。

♥ 拉美兹分娩教室

拉美兹分娩方法是由法国内科医生 Ferdinand Lamaze 从 Pavlov（前苏联生理学家）的条件反射实验中获得灵感开发出来的。他认为就像狗听到铃声会流口水一样，对阵痛疼痛的女性的反射作用也可以条件化。

拉美兹方法以对分娩女性及其家人产生深奥影响的一般经验性理论为基础。它在女性内在智慧克服分娩疼痛方面提供必要手段，以女性无须不必要的医学介入进行分娩的权利为基础。

在过去，以将阵痛中女性的意识从阵痛的痛苦转换到其他地方的手段（复合呼吸运动）为中心。这种方法目前也属于拉美兹项目中的一部分，但最近把它列入以唤起在体内引起反应的女性意识为目的的其他方法的重点。

拉美兹教室也提供讨论镇痛剂使用的机会。培训时间一般为 12~16 小时，最近很多医院开设了拉美兹分娩教室。

♥ 勒博耶分娩教室

这种方法以 Frederick Leboyer 的理论为基础，认为分娩的主人公不是产妇而是宝宝。此方法强调，孩子在安恬的环境中出生并提供给孩子与母亲充分的接触机会。

♥ Sophrology分娩教室

Sophrology 分娩教室以提前几个月感受分娩以减轻分娩痛的方式进行。

通过对分娩持续的联想过程、产前体操及腹式呼吸，孕妇可随意调节肌肉紧张和放松。

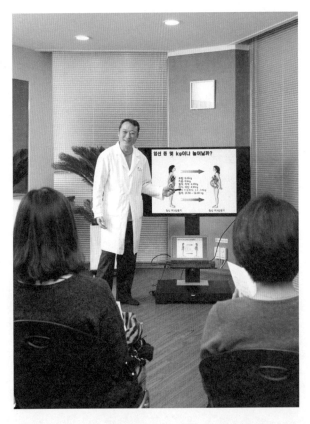

分娩教室的选择

对各分娩教室已经有所了解，那么就参考下列信息选择适合自己的分娩教室吧。

♥ 讲师的资格

分娩教室最重要的事情莫过于讲师的资格。准爸妈与讲师将要度过很长一段时间，并且要和讲师探讨最私人也是最重要的问题。所以，讲师是什么样的人就是最大的问题。分娩教室的讲师大致应该具备以下资格。

- 受过必要的训练并有充分的经验。
- 应具有分娩教室能为孕妇做什么，不能为孕妇做什么的现实性判断力。
- 如果是女性，应该是亲身经历过分娩的人。如果是男性，应具有对于别人分娩起到积极作用的经验，并了解分娩的喜悦和痛苦。
- 了解预定分娩宝宝的医院或助产士的分娩程序，并且了解计划家庭分娩所需的信息。
- 针对阵痛中使用镇痛剂、侧切、包茎手术等重要的问题能提出多种意见。

♥ 分娩教室环境

选择分娩教室时，不仅要看讲师，还要考虑以下要素进行选择。

- 其他孕妇是否亲和，室内空气是否清爽温度适当？
- 参加人员是几名（5~10名最理想）？
- 团体构成人员是初产妇，还是经产妇？计划实行剖宫产，还是自然分娩？是否有怀孕失败的经历？计划家庭分娩，还是进行助产院或医院分娩？

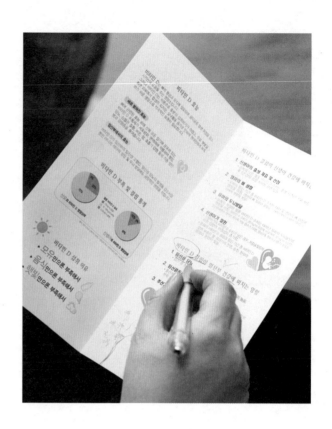

- 参加费用是多少？
- 是医院运营，还是独立机构运营？
- 除在怀孕后期参加的正规讲义以外，是否提供怀孕初期和中期的孕妇营养和运动等重要的生活方式的讲义？
- 负责医生的见解是什么？
- 培训时间和计划是怎样的（理解学习的内容，有实践时间，最少10个小时的培训，在几周内进行完是最理想的）？

想参加分娩教室，但没时间参加正规的分娩教室时，可以把分娩教室的讲师邀请到家里来和丈夫一起接受个人培训。尤其是在日程繁忙或认为正规分娩教室不方便的特殊情况下，可以使用这个办法。例如，对之前经历过死产或新生儿死亡的夫妇来说最理想。也适用于需要绝对安全不能外出的夫妇。

分娩教室的培训内容

根据分娩教室的不同，培训内容稍有差异，但基本都是由以下内容构成的。

♥ 基本培训内容

- 怀孕女性身体产生变化的原因，克服怀孕后常出现不愉快的方法。
- 了解管理孕妇和胎儿的医生的作用，怀孕和分娩中检查和技术的作用。
- 随分娩而来的心理、感情变化。
- 自然分娩和剖宫产的特征。
- 缓解紧张法和呼吸法。
- 缓解疼痛和顺利进行阵痛的阵痛姿势。
- 阵痛中镇痛剂的作用。
- 母乳喂养的方法。
- 照顾新生儿的要领。
- 儿科医生选择忠告。
- 分娩后的产后调理。
- 分娩场所医院、助产院和家庭的优缺点。
- 记录实际自然分娩和剖宫产分娩现场的胶卷或视频影像。
- 访问分娩医院或助产院。
- 关于怀孕和分娩的质的回答。
- 临近分娩几周或几个月，可以问问题，通过与其他准爸妈交流获得精神安慰的时间。

♥ 参加分娩教室的态度

比起强调个人意见，分娩教室的讲师更应尽可能提供给准爸妈更多的信息及各种分娩方法中适合的方法，以便自己进行决定。

还要记住一点，讲师强调呼吸技法，了解所学内容即可，无须担心。

有时呼吸技法好像在准备分娩上一定要用到一样，到处被宣讲。实际上，现在呼吸技法只是阵痛中所需众多技法中的一种而已。缓解紧张法、丈夫的帮助、相信自身的分娩能力等方法对阵痛中的女性来说也不比呼吸法差，都很重要。

基因的代代相传

有些人更易患一些特定的疾病，有些人伴随特定缺陷出生。即使是相同父母的兄弟姐妹，根据从父母得到的基因的选择性组合不同而稍有外形和个性的不同。造成这种差异的就是基因。基因作为父母的特性形成遗传信息的基本单位，它决定成长、生存和繁殖类型，也能知道以后会得什么疾病。

各种基因随染色体成对排列，基因分为优性和劣性，根据成对的组合不同出现优性型质和劣性型质。劣性基因的优性型质只能在基因对都以劣性基因组合时才能出现。

优性基因和劣性基因的差异

如果优性基因和劣性基因在一起的话，在外型上只出现优性基因。即具有褐色眼珠的母亲和蓝色眼珠的父亲的孩子，会遗传优性基因褐色眼珠。

但血友病、色盲、秃头等遗传病与性染色体相关。X染色体异常发生的遗传病，只有一个X染色体出现异常，另一个是健康的话，并不会出现病症。但男性只有一个X染色体，所以疾病还是会出现。

产前检查

家族病史上有遗传性的缺陷或孕妇患特殊疾病、分娩过先天畸形儿时，一定要做产前检查。因不知道自己怀孕服用药物或进行放射线照射而苦恼结束怀孕时，通过产前检查可确定胎儿是否健康，不要急于判断。

医学发达，子宫内插入小型照相机就可判断发育中的胎儿是否健康，分析羊水、脐带血、胎儿组织样品，可以知道未出生宝宝的遗传性特性。通过简单的血检就能预测生出患有神经管缺陷或唐氏综合征宝宝的可能性。产

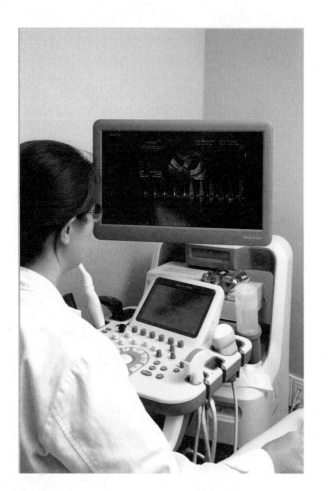

前检查对于很多孕妇都有用，但其提供的信息会带来代价。产前检查会给即使不做产前检查沉浸在怀孕喜悦当中的夫妇带来不必要的麻烦，也会带来把可以健康分娩的孩子丢掉的后果。

本章对产前检查的优缺点、各检查伴随的危险及处理出现坏检查结果的方法等进行说明。

产前检查早知道

产前检查大致分为甄选检查和诊断检查两种。胎儿甄选检查是为了甄别分娩有严重健康问题威胁生命的孩子，或者极易患妊娠性糖尿病的孕妇。甄选检查不是为了判断怀孕存在的问题，而是为了预判可能有的问题。

相反，诊断检查是为了判定怀孕是否存在实际问题。孕妇经常做的诊断检查有羊水穿刺检查、绒毛膜绒毛检查、高危险超声波检查、葡萄糖耐性检查等。

产前检查多种多样，准爸妈都头疼了。但这些产前检查可以查出有严重先天畸形的宝宝。

虽然高危妊娠的孕妇可以生出健康的宝宝，

但最近接受产前检查的孕妇逐渐增加。那么，产前检查都有什么样的优点呢？

♥ 产前检查的优点

胎儿存在问题时，通过产前检查可治疗妊娠中的胎儿。例如，给患Rh不适症的宝宝输血。

也可以选择适当的分娩方法。例如，可最大限度降低患脊柱裂的宝宝分娩时的危险，也能避免因胎儿困难症突然需要进行剖宫产的情况。宝宝需要进行小儿外科手术时，也可以事先做好剖宫产及手术的准备。

产前检查的另一个优点为，能进行特殊照顾或对死产有所准备。例如，分娩时可选择具备最新新生儿治疗设施的医院；事先知道宝宝患有智力障碍时，父母也能做好分娩前的心理准备。

♥ 产前检查的缺点

产前检查并不能发现所有的问题，也不能了解胎儿的障碍严重到怎样的程度。所以，产前检查不能100%预防胎儿及分娩相关的问题。一旦开始产前检查，中途就不能放弃。

例如，在甲胎蛋白（AFP）检查中呈阳性反应，意味着可能生出神经管缺陷或唐氏综合征的宝宝，后续仍需做甲胎蛋白（AFP）检查、超声波检查、羊水穿刺检查等。

对阳性反应的结果不加以深入思考，做甲胎蛋白（AFP）检查后，不得不继续做后续的检查，最终有可能判定胎儿是健康的。因此，医生建议做检查时也不要一味地接受他的意见。

♥ 需要进行产前检查的孕妇

虽然做不做产前检查是自己的事情，但伴随下列问题的孕妇要尽可能地接受产前检查。

- 有家族遗传病史或患特定疾病。
- 妊娠中患风疹这样严重的感染症。
- 暴露在可导致先天畸形的有害物质环境中。
- 经历一两次分娩失败或分娩过先天性畸形儿。
- 不是高危妊娠，但有必要确认胎儿没有特殊异常。

♥ 不必做产前检查的孕妇

- 怀疑特定检查的准确性。
- 产前检查不是减轻担心而是加重担心。
- 不想做人流，所以胎儿异常时也不想终止妊娠。
- 不想让健康的胎儿处于危险状态下。

♥ 在检查同意书上签字前应做的事

在同意产前检查之前，应充分了解检查带来的好处和危险。参考下列清单，在同意检查之前可询问医生或助产士一些问题。

- 这项检查的优点是什么？
- 这项检查疼吗？
- 这项检查带来的危险是什么？
- 检查在哪里进行？
- 检查医师经验多吗？
- 检查的准确度是多少？
- 这是筛选检查还是诊断检查？
- 不做检查会出现怎样的结果？
- 不做检查就没有获得相同信息的方法吗？
- 检查的费用是多少？
- 检查结果不明确或呈阳性反应时，还需要做哪些后续检查？

上述情况中最后一项是最重要的。如果需要继续检查的话，应该事先了解进行哪些后续检查。

产前检查中，主要进行全面检查、羊水穿刺检查、绒毛膜绒毛检查、超声波检查等 4 种检查。采脐带血检查和胎儿镜检查对胎儿不利，所以不常进行。

颈部透明带检查

颈部透明带检查能够证明颈部透明带与唐氏综合征是否有关。在怀孕 11 周至 13 周末期进行"基因学性超声波检查"，在这个时期可以在所有胎儿的颈部测定。颈部透明带增厚有可能是染色体异常或心脏畸形。

唐氏综合征与胎儿的颈部透明带、孕妇和胎儿的年龄有关，通过检查可知这些要素是否可导致唐氏综合征。

对想知道怀唐氏综合征儿风险的孕妇或不想进行羊水穿刺的孕妇进行普通超声波检查。

♥ 颈部透明带检查的优点

此检查对胎儿无害，并且能相对准确地测定唐氏综合征的可能性。唐氏综合征的发现率最少为 80%。

♥ 颈部透明带检查的缺点

比起最终诊断，只能提供一般统计数值。

唐氏筛查

它是血液检查，可测定胎儿患唐氏综合征或神经管缺损的危险指数。即使发现可疑要素也不代表一定会得唐氏综合征或脊柱裂。这时医生会和孕妇商量是否做浸湿检查（例如，胎盘绒毛膜绒毛检查和羊水穿刺检查）。

对于除超声波以外，想做追加检查，但不想做浸湿检查的孕妇，在怀孕 15~21 周时抽出约 5ml 的血液送入医院化学实验室分析雌三醇、β-HCH 激素、血清蛋白质及抑制素。这四种成分与孕妇的年龄和怀孕时间有关，能知道胎儿是否有患唐氏综合征的趋向。

♥ 唐氏筛查的优点

除了抽血时疼痛以外，不会引起其他疼痛，也对胎儿无害。并且，几天后就能知道检查结果。

♥ 唐氏筛查的缺点

唐氏筛查不能提供 100% 的诊断结果。通过此检查发现唐氏综合征的可能性为 75%。为保证正确的检查，应该统一关于妊娠的资料。因为有很多影响测试的要素，如孕妇的年龄、妊娠初期出血、脂肪过多症、糖尿病、怀双胞胎等。

如果因为错误而出现阳性反应会使父母有压力。

全面检查

妊娠第一三分期和二三分期的筛选检查都进行完之后，在进行第二三分期检查后，以提供一次的检查结果的方法检出率最高。对于除超声波检查外，想进行追加检查，但不想做浸湿检查的孕妇，在 11~14 周检查颈部透明带和妊娠相关血浆蛋白 -A，在 15~20 周做 Quad 测试并分析结果。

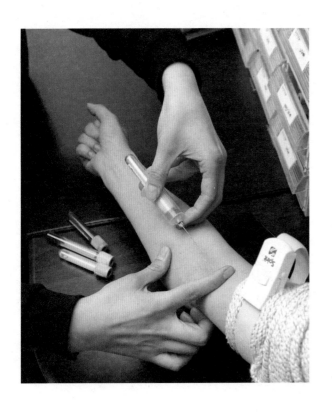

最远的血管）、腿型（X 形腿等）。

虽然此检查对胎儿无害，但不能正确地诊断唐氏综合征。孕妇只能了解统计数值。

羊水穿刺检查

此检查是为了分析通过孕妇的腹部和羊膜囊抽出 20cc 的羊水。检查时，在寻找羊膜囊的过程中为减小损伤胎儿和胎盘的危险性而使用超声波。

♥ 进行羊水穿刺检查的时期

羊水穿刺检查主要在怀孕 15 周进行。以前在怀孕 12~14 周进行羊水穿刺检查的危险性小，并能很快看到检查结果，所以很受欢迎。但因检查后遗症而导致流产的危险性大，所以现在的权威医生几乎不进行此项检查。

大约在 10~14 天后出结果。如果在怀孕 20 周之前做此检查，并称是非正常怀孕的话，应终止怀孕。

本人、孩子或家人中有人患有遗传性缺陷或先天性畸形，或在甄选检查中染色体异常的可能性很高的情况下，建议进行此项检查。

♥ 全面检查的优点

唐氏综合征发现率为 85%~90%，这是通过产妇血清检查发现唐氏综合征的最高值。

♥ 全面检查的缺点

提高唐氏综合征的发现率，但不能 100% 做诊断。

♥ 羊水穿刺检查可发现的缺陷

主要通过培养羊水来进行染色体检查，有必要时也可以做基因检查。羊水穿刺检查能发现以下缺陷。

- 染色体缺陷——唐氏综合征和特纳氏综合征。
- 神经管缺陷——脊柱裂等。
- 基因疾病。

精密超声波检查

怀孕 20~21 周的所有孕妇都可以进行精密超声波检查。精密超声波检查对全身实行，可以看到各部分的检查结果。例如，普通超声波检查能测定胎儿的头围和直径，而精密超声波检查可了解大脑构造（小脑的位置、大脑的位置等）、心脏构造（离心脏最近的血管、离心脏

- 胎儿期感染——疱疹或风疹。
- 化学性问题或缺乏。
- 胎儿的性别鉴定——像血友病这样与性别相关的疾病。
- 评价胎儿肺成熟度——有早产危险或高危妊娠需进行诱导分娩。
- 妊娠后半期测定羊水胆红素值——决定是否有必要给 Rh 患儿输血。

♥ 羊水穿刺检查的缺点

因进行羊水穿刺检查而损伤胎儿或胎盘的情况是极少的。接受羊水穿刺检查的 200~500 名女性中，有一名流产或早产。在怀孕初期末进行羊水穿刺检查的女性比在怀孕中期进行检查的女性流产的概率要高很多。

大体上在怀孕中期进行羊水穿刺检查。考虑到出检查结果的时间，此检查出现非正常结果的女性应在妊娠中半期结束妊娠。这样不仅在肉体上很难办到，也会给精神上带来很大的伤害。

得了膀胱炎怎么办？

小便时瘙痒或灼热可能是得了膀胱炎。膀胱是怀孕时容易感染炎症的器官。如果伴随膀胱炎出现发冷、高热等严重症状有可能患有肾盂肾炎，应及时询问医生。

想预防膀胱炎，日常生活习惯是非常重要的，怀孕中应避免过激的性关系，要保持丈夫的手、嘴及性器官等清洁。妻子最好在性行为前、后进行小便。或者多喝水减少尿道的细菌数量。

绒毛膜绒毛检查

通过子宫插入导管或通过腹部插入针头取样绒毛膜绒毛组织，即以后成为胎盘的组织，并进行分析的方法。绒毛膜绒毛组织是从胎儿身体获得的，所以能提供胎儿染色体或基因的信息。虽然有的女性说检查时会疼，但大多数女性都认为没什么不快感。检查一般在怀孕 10~12 周进行，检查结果因检查范围不同，出结果的时间也会从几天到几周不等。

此项检查适用于有可能分娩患唐氏综合征、囊胞性纤维症、血友病、亨廷顿氏舞蹈症、白色肌肉症宝宝的孕妇，或者在妊娠初期结束之前想知道确切结果的孕妇。

♥ 绒毛膜绒毛检查的优点

绒毛膜绒毛检查比起妊娠中期进行的羊水穿刺检查在时期上更快捷，是决定结束妊娠时的重要变数。

♥ 绒毛膜绒毛检查的缺点

绒毛膜绒毛检查在取样绒毛膜绒毛组织时，母体细胞和胎盘细胞会混合在一起，这样影响准确率，并且比在怀孕 16~18 周进行的羊水穿刺检查更危险。做此检查后流产率约为 1%，30% 会出现出血。

超声波检查

虽然超声波检查称对母体或胎儿会出现更好的结果，这是没有证据的，但大部分的孕妇在怀孕中期至少做一次以上的超声波检查。超声波检查是画面性的，能使孕妇和腹中胎儿见面，所以很受大部分孕妇的欢迎。这利用从胎儿那里得到回声的高频音波在电脑画面上反映出相应的影像的原理，以在孕妇腹部揉搓转换器或在阴道中插入超声波探针来完成。

♥ 腹式超声波和阴道式超声波

想做腹式超声波检查，膀胱中就应该充满尿液。那样才能把子宫推向盆腔，使子宫完全暴露在超声波装置下。所以，在进行检查前最好喝约1000cc的水。除了水，也可以喝花草茶、果汁、清汤、苏打水等饮料，最好避免奶昔这样的硬饮料。相反，想做阴道超声波检查一定要清空膀胱，检查前先去洗手间排空小便。

♥ 做超声波检查的时期

超声波检查在怀孕中的任何阶段都可以进行。有些女性在怀孕中做好几次检查，也有只做一次检查或干脆不做检查的女性。医生做检查时，可以直接知道结果，但主治医生以外的其他人做检查时，只能以后知道结果。

也可以得到医生的允许把检查时发出的声音录下来。有的医生可以免费或有偿提供胎儿照片。有的医院可以让丈夫或监护人陪同，有的医院不让陪同。最好确认检查医院的规定后进行检查。

♥ 超声波检查的优点
- 通过超声波检查可推测出胎儿的大小和预产期。
- 可确认是否怀孕。
- 监控胎儿成长和健康。
- 发现胎儿异常。

- 进行羊水穿刺或绒毛膜绒毛检查时，可知胎儿、脐带和胎盘的位置。
- 测定羊水量。
- 确认异常出血原因。
- 怀疑胎儿成长缓慢或患困难症时，可评价胎盘的状态。
- 确认宫颈在早期开口等状态。
- 可确认流产、宫外孕、葡萄胎、胎儿死亡（怀孕22周无胎动或之后胎动停止）
- 根据胎儿的大小、位置、胎盘位置、其他原因等，决定用怎样的分娩方式。
- 确认怀孕情况正常，使孕妇安心。

♥ 超声波检查的缺点

虽然没有报告称超声波检查是危险的，但医生建议做超声波检查时，孕妇要问清只是一般性的建议，还是要求必须做检查，然后再做决定。

脐带穿刺检查

边看超声波画面，边用类似做羊水检查时用到的针头插入母体腹部壁，以便到达与胎盘链接的部位附近的脐带来抽取胎儿血液样本。之后分析血液进行染色体检查，了解是否有血液障碍和感染。

此检查在怀孕16周后进行，脐带穿刺检查只能在有专家的大医院才能进行。但危险性高，需要更详细了解绒毛膜绒毛检查或羊水穿刺检查的结果时，或者在非常危险的状况下，为了解胎儿是否贫血必须做此项检查时才会用到，除此之外几乎不用。

♥ 脐带穿刺检查的优点

能发现 Rh 不适症等血液异常等问题，决定是否给胎儿输血或者不输血。诊断风疹、疱疹、弓浆虫症等感染，还能检查染色体。

♥ 脐带穿刺检查的缺点

此检查比羊水穿刺检查更危险，100 名中就有 1 名孕妇的胎儿因检查并发症而流产。因此，马上需要检查结果，即考虑终止怀孕或没有时间时，想得到统一信息而没有其他方法时才采取此项检查。

腹式胎儿镜检查

在孕妇腹部插入小针后，通过小针把超精密器具放入子宫内。通过皮肤生检，对潜在的致命皮肤障碍、水疱性表皮剥离症、多发性翼状膜症候群等做诊断。

一般在怀孕 10 周后进行检查，主要用于不能以其他诊断方法确认是否有分娩畸形儿可能的孕妇。

♥ 腹式胎儿镜检查的优点

做腹式胎儿镜检查可观察胎儿、胎盘及羊水。为了检查，对胎盘和脐带链接部位的血液进行取样，抽取胎儿或胎盘组织极少部分。

♥ 腹式胎儿镜检查的缺点

因腹式胎儿镜检查后遗症造成的流产率为 3%~5%，所以应慎重。

检查结果不好的情况

如果产前检查结果显示怀有致命性缺陷的胎儿，孕妇一定非常痛苦，但也要决定是否继续怀孕。

♥ 决定是否继续怀孕时的参考事项

- 胎儿的成活率是多少？
- 孩子能正常生活的概率是多少？
- 孩子会遭受多少肉体或精神上的困难？
- 孩子能在家里生活吗？那么谁照顾孩子呢？
- 夫妇能一起承担养育障碍儿童所受到的精神压力吗？夫妻关系还会那么坚固吗？
- 孩子的障碍是否能得到治疗？那么应进行何种类型的手术，进行几次呢？
- 治疗成功的概率是多少？
- 能担负起治疗费用吗？
- 对人流怎么看？

决定继续怀孕，还是结束怀孕很难。或许这是人生中最难的选择。急于下结论会引起将来的后悔。

做决定之前，咨询妇产科专家、小儿心脏专家、小儿外科专家治疗的可能性等，需要慎重对待。做决定后，即使这是非常难、非常伤心的选择，也不要责怪自己或陷入罪责中，只当是为了孩子好。

观看超声波照片的方法

医院提供的超声波照片。这张黑白照片展现了胎儿发育的状态。每所医院标示的项目不同，但用语的简写大部分相同，无论是谁都能了解胎儿的发育状态。

超声波检查的方法

进行超声波检查时，膀胱内应该充满尿液，这样才能看清楚子宫内的胎儿，检查前饮用0.5~1L的水，小便需忍到检查结束。

脱掉衣服，穿上医院罩衣，或把上衣提到胸部，露出腹部，躺在检查台上。医生在孕妇的肚子上涂满凉凉的黏液，这样可以消除妨碍音波转换的空气，提高抓力，有助于变换器随意移动观察腹中胎儿。这时产妇也可一同观看画面，听医生进行详细解答。如果了解观看超声波照片的方法，夫妻就可以一同观察妊娠每阶段的胎儿成长形态。怀孕前生理周期准的孕妇，在怀孕6~7周左右就可以用超声波确认腹中胎儿了。正常的话，在约第8周时就可以看到腹中胎儿。但怀孕8周后仍看不到孩子的样子，就要考虑是否会流产。

超声波告诉我们：

怀孕状态是否正常、是否为宫外孕、是否是多胞胎、预产期、胎盘位置、脐带状态是否畸形、胎儿是否成长、羊水量是多少。可对需要观察的部位进行多次检查，以便下正确的诊断。

阅读超声波照片

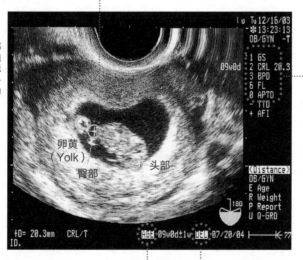

卵黄（Yolk）
臀部
头部

+或者x
用于测定胎儿头部大小，全身或大腿长度等。使用的标示标注在胎儿的各个部位，就会自动测定大小。

GS(胎囊大小)
指妊娠初期胎儿能放入口袋的大小。胎囊大小是判断怀孕的重要资料，但不能以此为证据计算预产期。胎囊在子宫内，确定胎儿心跳就可以称之为正常怀孕。

CRL全身长度
胎儿自然地屈身，从头到尾臀部的长度。到怀孕8周为止，胎儿发育的个体差别很小。所以，这个时期胎儿的大小有利于预测预产期。

BPD胎儿头围（横长）
测定头部最上部分的长度。为知道怀孕周期和预产期在怀孕12~15周时进行测定。

FL大腿长度
标示大腿部骨头长度的数值，它属于孩子体内最长的骨头，和BPD一起测定胎儿发育情况。

GA(AGE)妊娠周数
把检查当日的怀孕周期和日期作为分娩日期测定怀孕周数。

EDD(DEL)预产期
以GA为基础，指分娩预产期。

APTD胎儿腹部厚度
确认怀孕中期后胎儿发育情况，测定体重。

chapter

3

孕妇的身体变化
和胎儿的成长

    度过因各种身体变化和问题而受苦的妊娠初期，进入妊娠中期，随着小腹开始凸显，感受到胎动，身体会变得舒服。这也是为了母乳喂养而按摩乳房的准备期。进入妊娠后期，水分滞流会引起水肿，可导致妊娠中毒症，并容易造成流产，需多加注意。我们一起看一看怀孕40周孕妇的身体和心理都会出现哪些变化，胎儿又有怎样的成长吧。

妊娠初期

即使怀孕了，身体也不会完全感觉不适，虽然也有没有妊娠反应的女性，但那是极少数的，大部分女性还是会在妊娠初期因身体和精神上的变化而出现各种不适。

怀孕是人生中最大的变化之一。这与怀孕前很健康、彻底计划怀孕、迫切希望怀孕无关，所有孕妇都会被身体分泌的为了胎儿成长的强孕酮所影响。但不能因嗜睡和妊娠反应而辞去工作，也不能与重要的人失去联系。本章会和大家一起讨论在妊娠测试呈阳性反应时，孕妇出现的各种妊娠反应和处理方法。

妊娠初期的身体变化

妊娠初期出现的症状因人而异，但大部分孕妇会出现以下症状。

♥ 停经（生理中断）

生理周期比较准的女性，最能体现出怀孕征兆的就是停经。当然，也有可能是因为过大的压力引起停经，生育期的女性停经最大的原因就是怀孕。

♥ 少量出血

内诊后少量出血很常见。很多医生不想在

宫颈部最易出血的妊娠初期做内诊就是这个原因。妊娠中期宫颈出血可能是因为内诊或进行夫妻生活，基本无害。所以通过内诊得到的信息对检查孕妇有益的话，医生一定不会犹豫地进行内诊。

如果进行夫妻生活后少量出血，并不会增加流产的风险。阴茎触碰宫颈，柔软的宫颈受到刺激会引起少量出血。医生说没关系，但孕妇一直为出血担心的话，最好暂时中断夫妻生活。

着床后也可能会少量出血。这被称为着床出血，怀孕约 7 天后，受精卵在子宫壁着床时发生。很多女性认为这是经血，这样对计算预产期会产生错误。但除了怀孕中这样少量出血以外，严重出血就该视为问题，看作流产的信号，不可轻视。

● 及时去医院的情况

出现下列症状，或许是流产的信号，应及时告知医生。

① 严重的阴道出血或凝血。

② 一天以上持续少量出血。

③ 排出灰色或粉红色组织。

④ 伴随下腹部疼痛、发热、发冷、眩晕的出血。

⑤ 腹部和肩部严重疼痛。

⑥ 脱水。

⑦ 38℃以上高温。

⑧ 排尿疼痛。

⑨ 如水般清澈的阴道分泌物。

♥ 妊娠反应

妊娠反应，指对味道或特定食物反应敏感进而引起严重呕吐等多种症状的统称。这是由于妊娠初期的荷尔蒙变化、物质代谢变化、化学性变化引起的。一般从最后一次月经开始的那天持续将近6周，直到妊娠中期，孕妇中的60%~80%都会经历不分昼夜的呕吐。多胞胎孕妇或易疲劳的女性更为严重。

孕妇可能不会减轻称为害喜的妊娠反应，但有的医学家说害喜是好的信号。研究报告称，怀孕初期没有恶心呕吐现象的女性是因为孕酮不高，流产的概率高出约2~3倍。想减轻恶心呕吐等害喜症状请参照下列事项。

● 减轻妊娠反应的方法

① 清晨起床之前吃点东西。

② 感到饥饿之前少量进食，经常把饼干放在身边。

③ 不要只吃蔬菜或营养丰富的食物，吃想吃的食品。

④ 避免吃引起恶心的食品，如油炸食品、油腻食品、高脂肪食品、香肠、煎鸡蛋、香料过多的食品、化学调料过多的食品、洋葱、泡菜、甘蓝、含咖啡因的食品等。

⑤ 嚼口香糖或吃薄荷硬糖。

⑥ 闻柠檬的味道或吃柠檬块儿。

⑦ 不要一次吃太多食物，也不要吃太少，应吃适当的量。

⑧ 不想喝牛奶就多喝水和果汁。

⑨ 恶心十分严重时，吃复合维生素或营养剂。

⑩ 避开烟味等强烈气味。

⑪ 穿宽松的衣服，不要穿紧衣裤。

⑫ 充分休息。

除此以外，还有很多减少妊娠反应的方法。持续按压手腕处抑制恶心呕吐的穴位即可防止呕吐。也可用穴位贴，价钱不贵，无副作用，适用于恶心呕吐严重的孕妇。

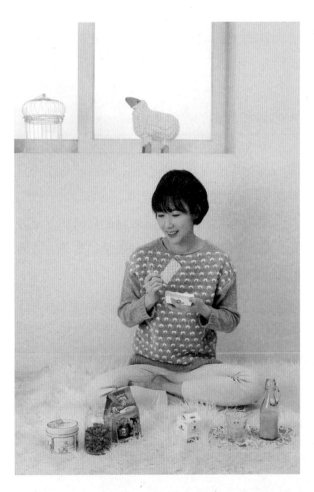

● 疑似妊娠恶阻的情况

　　100 名孕妇当中就会有 1 名孕妇出现称之为妊娠恶阻的严重妊娠反应。这是母体不能忍受严重的呕吐或体内重要的电解质和体液流失时所产生的症状。众所周知，妊娠恶阻与 HCG 和雌激素有关，这种现象一般出现在初产妇、低龄孕妇和多胞胎孕妇中。如果出现下列症状，请引起注意。

① 过度呕吐（24 小时以上不能吃喝）。
② 排尿次数减少（尤其是小便颜色和浓度加深）。
③ 嘴唇、眼睛、皮肤的干燥。
④ 过度疲劳、无气力、眩晕。
⑤ 头晕。

　　出现妊娠恶阻时，防止脱水应饮用盐水并进行静脉注射。医生也可以开防止妊娠反应的药物。

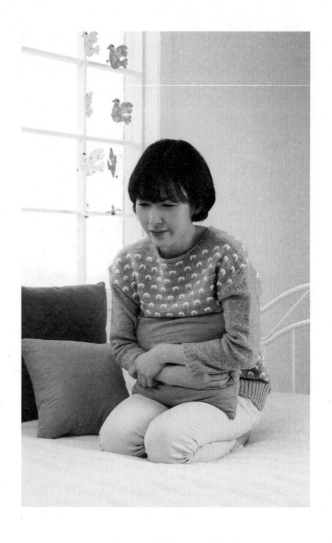

♥ 水肿和沉重的疼痛

　　很多女性说，在妊娠初期就像临近月经时那样，身体感到发沉并水肿。此症状与生理症候群相似，伴随轻微腹部痉挛、头痛和神经敏感。

　　如果此时只在腹部的一侧感到疼痛并不是此症状。那种疼痛可能是宫外孕的信号，应及时告诉医生。

♥ 胀气

　　腹部胀气会一直伴随怀孕的整个过程，妊娠初期尤为明显。气体会随着肠运动 6.6m。考虑到高数值的孕酮，这可不是容易的事情，随着子宫的变大，妨碍内脏功能，问题更难解决。想解决这个问题，应避免吃豆类、甘蓝等易产生气体的食物，也要避免经常喝热水、茶、碳酸饮料及吃饭时说话等易增加体内空气的行为。

♥ 乳房变化

　　妊娠初期乳房的变化是怀孕变化中最明显的变化之一。很多女性在几天之内乳房增大到需要变换胸罩大小的程度。荷尔蒙使乳房变大，也改变乳房的模样。

　　即乳头变大紧缩，乳晕范围增大颜色加深，全身血液流量增加使乳房静脉更鲜明。很多女性在妊娠初期感到乳房压痛感。

　　乳房经常肿痛，轻轻抖动感觉疼，这些都是乳房为今后的几个月分泌乳汁做准备。

♥ 阴道分泌物增加

怀孕中白带增加是由于荷尔蒙变化所产生的正常现象。但分泌物呈黄绿色，气味加重，或者非常清稀时应及时咨询医生。

♥ 呼吸困难

妊娠初期的气喘现象是医学界的一大难题。子宫和胎儿还没大到压迫肺的程度，但孕妇们坐着的时候却能感觉到气喘。目前医学界还未找到造成妊娠初期呼吸困难的原因。如果不是哮喘病患者，就没必要担心。只是孕妇为哮喘患者时需要用药进行调节。

♥ 便秘

很多孕妇为便秘而苦恼，这是因为怀孕时孕酮增高，大肠和小肠的肌肉功能减弱造成的。虽然在怀孕时服用便秘药无害，但最好用自然的方法促进肠运动。进行有规律地运动，多摄入水果、蔬菜、谷物和水分，少吃乳制品、油腻食物及加工糖，这都有助于排便。

♥ 眩晕

在妊娠测试仪被普及之前，突然的眩晕是确定怀孕的征兆。产生眩晕也是由于孕酮增高引起的。孕酮使柔软的肌肉膨胀，并使腿上的血液停滞。

出现眩晕症时，把中心从一条腿上转到另一条腿上能减轻症状。由低血糖引起眩晕的孕妇应多吃优质食物。

● 应对眩晕的要领
① 多喝水。
② 坐着或躺着，起立时动作缓慢。

③ 最小化摄取糖分，避免 2 小时以上不进食，这样可防止低血糖及因低血糖引起的眩晕。

♥ 失眠

如果还没戒掉咖啡，现在是到了戒掉咖啡的时候。很多女性在妊娠的各个阶段都会经历失眠，咖啡因能加重失眠。到时间睡觉，但睡不着时，喝一杯热牛奶或不含咖啡因的茶，有助于睡眠。

♥ 鼻塞

怀孕时经常鼻塞。这是因为流向黏膜的血量增加所产生的现象。如果分娩，鼻塞就会好转，没必要单独进行治疗。

♥ 流鼻血

流鼻血有可能是高血压的信号，它与怀孕时的其他症状一样，也是由于血液增加造成的。但过分流鼻血应咨询医生，最好接受高血压检查。

♥ 尿频

这是怀孕初期典型症状中的一种，不分昼夜地出入洗手间。原因很简单，因为子宫变大压迫膀胱。怀孕初期的荷尔蒙变化也能产生尿频。

♥ 尿路感染

如果排尿时感到灼热或小便后仍感到排尿疼痛，那么就是尿路感染引起的。如果感染加重，应服用对妊娠无副作用的抗生剂。因为尿路感染容易再次发病，所以怀孕时应定期进行小便检查。

♥ 疲劳

大部分女性生理周期隔一次之后，就开始变得极其疲乏。直到怀孕中期（怀孕14~20周）才恢复元气。

虽然职业女性很难在白天休息，但可以在午饭时间或上午、下午休息时间趴在办公桌上小睡一会儿，或者回家后躺在沙发上，放空大脑进行休息，这样有助于恢复体力。

或者每天晚上比平时早睡一会儿，孕妇的理想睡眠时间为10小时，均衡饮食，定期运动也很重要。

解决妊娠问题的按摩

● 抚摩　把手放在特定的身体部位上轻抚能减轻疲劳。经常抚摩能促进新陈代谢，感到舒适。

● 揉搓　把手放在皮肤上进行揉搓可增加血液循环使身体变暖，体温升高。揉搓时，拇指一边用力一边滑动。

● 揉捏　这是孕妇按摩最基本的动作。身体疲惫或肌肉紧绷时，用两手揉搓能缓解疲劳，促进血液循环，加速全身代谢。

● 轻叩　轻叩能快速放松紧张肌肉。轻叩有助于缓解后背及肩部紧张。

● 按压　用手指或手掌按压疼痛的部位或肌肉能缓解肌肉紧张。按压效果非常好。

● 拉拽　拉拽身体特定部位，使其得以伸展。这能强化关节或筋骨。

● 转动　反复转动颈部、手腕、脚腕、腰、手指、脚趾部位，其部位会变柔软，得以伸展。也对强化关节和肌肉有效。

♥ 阴道炎

阴道部位严重瘙痒、灼热、出现如凝固的牛奶状分泌物、霉菌，这些都是典型的阴道感染症状。除此之外，尿频、性交疼痛、阴道部位水肿或灼热、发炎，这些也都是阴道炎的信号。

由霉菌引起的阴道炎易在妊娠中期发病，它是由念珠菌引起的。在妊娠中期，荷尔蒙的变化使阴道酸度降低，阴道的细胞壁上积累的糖分量增加，免疫力降低，因此易感染霉菌。由霉菌引起的阴道炎是一大问题，尤其是对于在妊娠中期需要治疗尿路感染或其他炎症而需要使用抗生剂的女性而言。

虽然在药房可以轻易买到各种治疗剂，但医生建议在确定感染并且使用适当的治疗剂进行治疗之前，最好不要随意用药。阴道炎，预防胜于治疗。

● 预防阴道炎的方法

① 每日饮用2杯不含香料的乳酸菌酸奶。

② 不要穿太紧的内裤，应穿得宽松些。

③ 穿天然纤维的衣服，比穿合成纤维的衣服好。

④ 排便后，从前向后擦拭。

⑤ 进行夫妻生活时，润滑液充分分泌后再插入。

⑥ 减少坐在家、车及办公室椅子上的时间。

♥ 体重增加

怀孕初期一般体重增长1~2千克。妊娠反应严重时，在妊娠初期体重反而减少。即使体重减轻也不必担心。因为胎儿能吸收孕妇在怀孕前体内储存的养分。

♥ 头疼

怀孕时经常会出现头疼。一般来说，怀孕时吃泰诺林这样的镇痛剂是安全的。下列做法有助于减轻头疼。

● 消除头疼的方法

① 头上裹着凉手巾，平躺。

② 食物比平时吃得勤可保持理想血糖。

③ 让丈夫给自己做足部按摩。大脚趾上的穴位可以治疗头疼。

♥ 皮肤变化

怀孕时每个人的皮肤状态都不同。有的女性的皮肤因妊娠性红晕而更好，有的女性因痘痘而苦闷。月经前长痘痘的女性，怀孕时长痘痘的可能性大。

妊娠初期的情感变化

怀孕不仅有身体上的变化，也会因荷尔蒙变化产生情感上的变化。某一瞬间，因听到怀孕的事实而开心兴奋，有时悲伤担心。也会有看电视广告突然哭泣的时候。

即使迫切希望怀孕，知道怀孕事实时也不一定非常开心兴奋。这是令人意外的反应，但都是自然的。再也不对怀孕抱有幻想，因为要面对妊娠反应、便秘、疲劳等现实。

接受怀孕初期的现象对准爸爸们也是一个挑战。

妊娠初期的胎儿成长

怀孕最令人担心的事情莫过于能否分娩健康的宝宝。到分娩时才会消除这样的担心，尽可能多地获得关于胎儿发育过程的信息，选择合适的生活方式就能减少担心。

♥ 在着床后5天开始心跳

卵子和精子完成受精，在子宫内着床5天后，形成大脑和脊柱基础的神经管、血管系统、循环系统根源的组织基本完成，心脏血管开始输送血液。虽然微弱，但已经有心跳了。

胎儿逐渐成长，变成像在4个鳃上长了长尾巴的鱼。并且在周围围绕着毛栗子般柔软的纤毛组织，这个组织吸收子宫内壁储存的养分再运送给胎儿，它是胎盘的基础。

♥ 被分化的细胞以后发育为人体器官

妊娠初期，在得知怀孕时，胎儿细胞已经开始分化。此时，细胞形成3层，以后每层都会发育成人体的不同器官。

最里边的细胞层发育成肺、肝、甲状腺、胰、泌尿器官等，中间的一层发育为骨骼、肌肉、睾丸或卵巢、血管等，最外的一层发育为皮肤、汗腺、乳头、头发和指甲。

♥ 逐渐具有人的样子，内脏发育

胎儿逐渐成长，第9周可清晰分辨出四肢。体态变长，出现手腕和手指，胳膊肘弯曲，手指形成指纹。怀孕12周，鱼一般的胎儿已经具备完整的人的样子了。

头还是比其他部分大，眼皮低垂，但眼睛具有完全的形态。外耳像成人的下巴赘肉，从

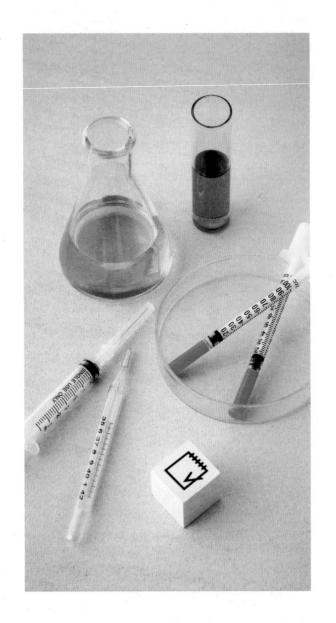

妊娠初期的检查

♥ 尿检

通过尿检可知肾脏、膀胱、尿道是否感染，可诊断是否有糖尿或尿蛋白。尤其可检查出是否有无症状的细菌尿，15% 的孕妇都有无症状的细菌尿。如果不在初期进行治疗，可能患膀胱炎，膀胱炎可导致肾盂肾炎，最终有可能造成早产。

♥ 风疹抗体检查

在妊娠初期感染风疹的话，80% 以上的孕妇会生出患先天性心脏病、白内障、耳聋等先天性风疹症候群的宝宝。

不得风疹的最好方法是怀孕前检查风疹抗体，没有免疫性就要注射预防疫苗。万一在无免疫的情况下怀孕，应直到怀孕 5 个月为止都要预防感冒，多休息，多睡觉。避免与患风疹的人或小孩接触。

♥ B型肝炎检查

以前得过 B 型肝炎或不知道现在患病却怀孕了，这种情况下分娩会传染给新生儿。因此，应进行 B 型肝炎检查，避免传染给新生儿。

♥ 贫血检查

怀孕时，大部分孕妇都会在初期、中期、后期进行一次贫血检查，检查数值是血液中血红蛋白的浓度。怀孕时，每 100ml 血液的血红蛋白量是 10g 以下即为贫血，贫血需进行适当的治疗。

这部分提升到自己颈上部，在头部两侧。

13 周，内部脏器的功能发育，肝分泌胆汁，内脏从脐带移动到腹部。14 周，手功能发育，通过肺吸收羊水，也可以吐出来，胎儿迅速成长。

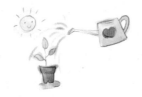

减轻妊娠反应的按摩

妊娠反应是大多数孕妇常见的症状之一，按摩也是减轻妊娠反应的方法之一。以下介绍的按摩不仅能减轻妊娠反应，也可安抚心灵，有助于愉快地度过妊娠过程。

妊娠反应因人而异，严重时也有入院的孕妇。到目前为止，虽然没有发现造成妊娠反应的真正原因，但孕酮增加、低血糖、胃酸及消化酶素的变化、缺乏复合维生素B、压力、疲劳都会导致妊娠反应，除此之外，也有可能是出于母体自身的生理保护本能。

为减轻妊娠反应或呕吐，应多摄入水分，并避开刺激性的味道和气味，少食多餐。此外，还可以通过按摩减轻妊娠反应。这种按摩不仅对孕妇有好处，还对胎儿的成长和健康有益。

按摩能促进减轻妊娠疼痛的物质的分泌，这样不仅缓解疼痛，还有益于排出人体的废物。因此，怀孕期间或分娩后，坚持进行按摩，会有好的效果。

按摩开始前要做的事情

1. 按摩前保持手的温暖。
2. 按摩方向都应从身体部分的末梢朝向心脏。
3. 考虑肌肉纹理，按照一般规律调节强弱。
4. 所有动作应连贯。
5. 根据按摩目的使用乳液或专用油等，效果更佳。

脸部按摩

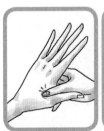

坐正，把两手食指放在嘴角，像微笑一样使嘴角上扬，持续4秒，放下手指，反复3次。

脚部按摩

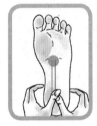 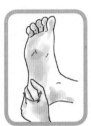
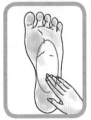 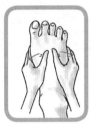

1. 用拇指轻轻按压涌泉穴直至脚后跟前部。脚内侧变窄，反复揉搓3次。
2. 用手攥住后脚跟，再展开，反复3次。
3. 用手以画圈的方式在整个脚掌上揉搓。
4. 两手抓住脚，像掰苹果一样按摩，5秒反复9次。

手部按摩

1. 拇指和食指间有一块凹进去的部分，这就是合谷穴。用另一只手的拇指按压此穴，4秒3次。
2. 用拇指在手指上画大圆、中圆、小圆进行按摩。
3. 画小圆时，用拇指按压手掌4秒钟，反复3次。

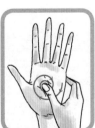 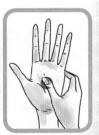

1~13 周

每周的 孕妇变化和 胎儿成长

※ 每周"胎儿的大小"指从胎儿的囟门到臀部的长度。

▶怀孕 **1** 周

怀孕一周是指生理周期结束，等待排卵日的时期。如果这次是首次尝试怀孕的月份，那么需要买排卵日测试仪，或者买来关于怀孕的书籍阅读。

孕妇的身体变化

因为怀孕是从最后生理周期的第一天为基准计算日期的，所以实际开始最后生理周期的那一天就是怀孕开始的日子。这个月和生理周期一起开始。假设在这个月怀孕，子宫从现在开始就会有非常大的变化，在怀孕期间容量能增长到 1 000 倍以上。子宫的重量也会大幅度增加。怀孕开始时，子宫重量为70g，分娩时，子宫重量足足增加 1 100g。

孕妇的情感变化

如果已经计划怀孕，就应尽早把自己当成孕妇，需要思考自己的行动会给胎儿的健康和安宁带来怎样的影响。"这样做对胎儿无害吗？"每天都要担心若干次。

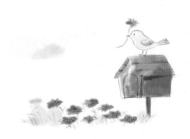

▶怀孕 **2** 周

目前还不算是正式怀孕，怀孕正在靠近。排卵日进入倒计时阶段，夫妻为了精子和卵子的结合各自准备着。

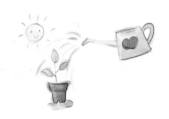

孕妇的身体变化

现在生理期结束了，为这次受精成功提供良好的着床环境，子宫内壁开始增厚。如果有可以洞察身体内部所有变化的尖端监视器，那么就能看到卵巢非常活跃地进行活动。每月女性体内都有 15~20 个卵子被选为"这个月的卵子"，普遍情况是很多卵子中只有 1 个卵子成熟后排出，但卵子的排出也是有周期的。

● 超出想象的精子和卵子数

或许有人认为每个月丢掉 95% 的卵子是极大的浪费，这只是知其然不知其所以然。女性出生就带有 600 万 ~700 万个卵子，除了其中的 4 万个以外，剩余的在青春期之前就被破坏了，而那 4 万个中，也只有 400 个会在育龄期排出。

要计算男性精子中会有多大的浪费，上边提到的对于卵子的规律可就是小巫见大巫了。一般男性的精子每秒就有 1000 个，一生产生 10 兆个。但与卵子相遇的精子只有一个。

● 精子艰难的子宫旅行

生殖系统为什么会生产如此大量的精子呢？首先，只有 1% 的精子会成功通过女性的阴道入口到达子宫。精子到达子宫后进入输卵管，这时 50% 的精子会进入相反方向的输卵管。

正确找到输卵管的精子到达卵子面前，但它们必须通过如头发一样的纤维和称为肌肉收缩的障碍物。结果，通过的精子不过 200 个。此时，精子间的竞争更加激烈。因为 200 余个精子中只有 1 个能成功。

● 黏液量与质的变化

本周孕妇也能感受到身体的其他变化。最明显的变化是排卵前宫颈分泌的黏液的量和质的变化。黏液量增大，并具有"鸡蛋清"状的黏性。

孕妇的情感变化

如果这次是尝试怀孕的初月，那么妻子会倾心于气氛好的卧室，丈夫也要努力制造气氛。

但如果多次尝试怀孕，会觉得自己是实验室的小白鼠。所以，不要把要宝宝当成是任务，多多营造卧室气氛，为保持夫妻间爱的火花而努力。

▶怀孕 **3** 周 ■胎儿大小约 0.136mm

> 如果还未排卵，那么现在马上会排卵。生理周期是28天的话，会在生理周期14天排卵。也就是说，在怀孕3周前已经排卵了。

孕妇的身体变化

如果怀孕了，会在这个时期感受到身体的变化，也可能感受不到。有的女性在从孕酮开始分泌时就感到了变化，也有的女性隔了一次生理周期后也没感觉到任何变化。尤其是未准备怀孕的女性会感到呕吐和疲劳，但她们并不认为这样的变化是怀孕了。怀孕初期的症状很轻微，也可能没有症状，所以确定怀孕时已经怀孕3个月了。

孕妇的情感变化

本周要特别小心。因为要等 10~12 天才能知道是否怀孕了，心情很复杂。当然，如果不想怀孕吃了避孕药的话，会担心避孕是否失败，除了这些担心与平时没什么不同。

胎儿的生长发育

- 完成受精，卵子和精子结合，形成几乎看不到的单细胞。
- 单细胞花费一周时间在子宫着床。
- 因为怀孕是根据女性最后生理周期计算日期，所以到实际受精时已经怀孕2周了。

▶妊娠 **4** 周 ■胎儿大小约 0.15mm

> 如果生理周期为28天，并正常排卵，通过妊娠测试能在本周得到比较确切的结果。生理周期比28天长，就需要再等等看。

孕妇的身体变化

本周出现最明显的变化是月经跳过一次。有些女性在生理期少量出血，是因为受精卵在子宫壁着床约 10 天后少量出血。之后又有出血，有可能是宫外孕或早产征兆，应及时就医。

孕妇的情感变化

不相信怀孕测试呈阳性反应，想用各种方法再次确认是否怀孕。即使用以往书中得到的知识判断是怀孕了，也不相信是事实。

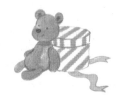

胎儿的生长发育

- 怀孕 4 周（受精约 1 周后）球形小细胞在子宫壁着床，分裂成两个，形成胎盘和胎儿。
- 在怀孕 4 周的末尾开始形成羊水。

▶怀孕 **5** 周 ■ 胎儿大小约 1.65mm

怀孕5周，胎儿迅速发育。孕妇身体适应小宝宝的存在，也适应这个时期产生的各种妊娠反应。

孕妇的身体变化

开始有恶心、乳房压痛、尿频等症状。不是所有的孕妇都会在这个时期有妊娠反应，即使不出现以上症状也不必担心。即使身体未感受到任何变化，也不会有什么异常。

孕妇的情感变化

得知怀孕时，并不是所有人都会欢呼雀跃。大部分人得知自己怀孕会很开心，但有些人会提出疑问或者不高兴。

职业女性不知道上司得知她怀孕的事情后会有怎样的反应。是否会给予祝福，也会担心怀孕对工作有影响。

重要的是，没有必要对别人的反应太敏感。如果别人不知道你想要宝宝，他们知道你怀孕了，会感到很意外，并且需要花时间接受这个事实。

胎儿的生长发育

- 胚芽大小为 1.65mm，像个苹果籽。
- 胚芽身体结构迅速发育。
- 在怀孕 5 周的末尾，开始形成主要器官系统。

▶怀孕 **6** 周 ■ 胎儿大小约 2~4mm

怀孕的欣喜开始逐渐消失，从现在开始就要考虑选择什么样的医生，接受怎样的检查。

孕妇的身体变化

从现在开始体重逐渐增加。因妊娠反应有可能体重减轻，但食欲增强时会增重0.5~1kg。即使体重没增加，也会感到以前的衣服变小了。因为体型发生了变化。

孕妇的情感变化

现在要考虑怀孕后的生活会发生怎样的变化。

例如，孕妇会想"暑期旅游时，怀孕有 5 个月了""中秋节家人聚会时，怀孕有 8 个月了"，也会想象自己穿孕妇用泳衣的模样，或者挺着肚子吃节日美食的样子。这些只是对与孩子一起生活的想象中的一部分。

胎儿的生长发育

- 胚芽大小为 0.4cm。
- 罂粟籽大小的心脏开始跳动，肾脏等器官开始发育。
- 连接大脑和脊柱的神经管关闭。
- 肺形成，大脑开始发育。
- 在以后的 5 个月中，形成作为一生学习基础的 1 000 亿个脑细胞。

▶怀孕 **7** 周 ■ 胎儿大小约 4~13mm

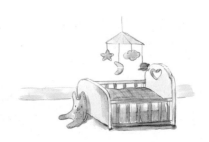

胎儿逐渐成长，孕妇的肚子也在变大，并伴随妊娠反应、尿频、乳房压痛、贪食等妊娠初期症状。

孕妇的身体变化

子宫开始膨胀，稍感腹痛。有些女性称，这时的腹痛和阵痛时的腹痛相似。虽然身体有很多变化，但不会表现在外，所以别人不会察觉怀孕的事情。

孕妇的营养计划

怀孕时适当地摄取营养很重要。需要了解为什么有些营养对胎儿重要等基本知识，但没必要分析食物的所有成分。

也没有必要在怀孕这 9 个月内一点都不吃快餐食品。为了胎儿的健康，不吃自己喜欢的食物，而是想快速改变饮食习惯，尝试一种食疗方法，那样有可能在怀孕时偷吃汉堡。

想改变饮食习惯，不要急于求成，应该慢慢改变，以至于终身受益。无论发生什么事情，都不要在怀孕期间减肥。减肥不能与怀孕同时进行。

胎儿的生长发育

● 胚芽如豆粒大小。

● 在此阶段，大脑急速发育，所以头比其他身体部分大。

● 能看到胚芽鼻孔、嘴唇和舌头，出现乳牙根。

● 心脏分为 4 个房。

● 四肢的小芽发育成手和腿，但胎儿的手和脚还只是隆起。

放射线与胎儿

虽然最新研究结果表明，胎儿在妊娠初期暴露于一般的放射线中没什么问题，但不知道自己怀孕并暴露于放射线内的孕妇，会担心胎儿畸形。

怀孕时，放射线照相不可能完全对胎儿没有影响，但导致胎儿畸形的概率很低，所以需要时会进行放射线检查，建议其量不要超过0.5rad。

单纯的腹部X光检查给胎儿带来290mrad (1rad=1000 mrad)的射线。1rad引起畸形的概率是0.1%,这个数值低于自然流产、自然性畸形、遗传性畸形的可能值。所以医疗界认为，单纯的腹部X光检查不会导致流产或胎儿畸形。

当然，放射线照相和所有的医疗手术一样，需要遵循医嘱进行。

▶怀孕 **8** 周 ■胎儿大小约 14~20mm

目前有可能还没完全接受怀孕的事实，但已经过去怀孕总时间的20%了。孕妇经历了怀孕初期的各种症状和疼痛，担心那是否正常。

孕妇的身体变化

感到以前穿的衣服的腰部稍紧，不必吃惊，子宫已经变得苹果般大小。子宫变大，乳房也变大，会感到以前穿的胸罩不合适。现在已经到了买孕妇服的时候了。

孕妇的情感变化

现在对怀孕已经有了一定的经验，有的女性经历了书中描述的怀孕初期的所有症状，也有的女性并没有出现怀孕的症状，会担心是不是哪里出现问题了。因为此时的情感没有对错之分，所以无须担心自身的情感是对还是错，自然地接受就可以了。

胎儿的生长发育

- 胎儿现在长到 2cm。
- 虽然出现手指和脚趾，但不明显，通过透明的皮肤可看到鲜明的静脉。
- 开始形成牙床、上腭、喉头，外耳形成。

▶怀孕 **9** 周 ■胎儿大小约 22~30mm

此时更多的担心是流产，一旦进入妊娠中期，流产的危险性就会降低，无须紧张，但还是需要确认是否有出血现象。

孕妇的身体变化

随着怀孕知识的丰富，子宫也随之变大，目前子宫比苹果稍大一些。乳房明显增大，乳腺发达，感觉胀满。乳房皮下血管明显，这是因为乳房血液供给增加。

随着怀孕进程的推进，乳房重量增加。未怀孕时，一个乳房的重量大约为 20g，怀孕后增加40~80g。

孕妇的情感变化

孕妇想知道关于怀孕、分娩和胎儿的所有知识，当然也想知道自己以后的生活会是什么样的。对怀孕知识了解得越多越能减少对异常感觉或莫名疼痛的恐惧。

胎儿的生长发育

- 胎儿继续成长，脏器、肌肉、神经功能开始发育。
- 怀孕 9 周可以出现胎动。
- 由于胎儿太小，几乎不能与子宫壁接触，所以孕妇感觉不到胎动。
- 比上周颈部更加发达，可以抬头。
- 如果是男孩开始形成阴茎，如果是女孩乳腺开始形成。

▶怀孕 **10** 周

■ 胎儿大小约 31~42mm
■ 胎儿体重约 5g

怀孕时间度过了1/4，从现在开始进入真正的怀孕时间，再过10周怀孕就过半了，能感觉到胎动，开始显怀。

孕妇的身体变化

每周都会感到身体的微妙变化，几天前还能穿的裤子、胸罩，这周就穿不了了，但只有本人能感觉到这样的身体变化，别人察觉不到。大部分女性都能感觉到妊娠初期的症状，但是也有少数女性感觉不到。并不是怀孕症状越明显孩子越健康，所以即使没有任何症状也不用担心。

孕妇的情感变化

由于害怕夫妻生活对孩子造成影响，孕妇的性欲会突然降低，就会担心是否会影响到夫妻关系。如果开始受到丈夫的冷落，孕妇就会怀疑自己是不是因为怀孕造成体型的变化而失去了魅力。

胎儿的生长发育

● 胎儿重量为 5g。
● 在怀孕 10 周末尾，脐带完全形成，血液循环形成。
● 在着床部位，绒毛膜绒毛生长成熟以后成为胎盘。
● 如果是男孩形成阴囊。

▶怀孕 **11** 周

■ 胎儿大小约 44~60mm
■ 胎儿体重约 8g

肚子凸显，表面上就能看出怀孕。对怀孕感到无比自豪，有时因怀孕带来的问题而苦恼，情感变化起伏不定。

孕妇的身体变化

子宫变得像柚子那么大，充满骨盆。用手按小腹，能感觉到子宫在耻骨中间部位上边。

孕妇的情感变化

孕妇变得情绪化，自己也很惊讶这样的变化。对于怀孕的事实感到恍惚，马上又变得抑郁了，还会生气和担忧，也会对于小事突然哭泣。怀孕是女性一生当中最重要的生化学性变化，而这样的情感起伏正是孕妇自我调节的一种自然现象。这会随着时间流逝而消失，孕妇逐渐适应怀孕，心情也会随之变好，所以不用太担心。如果2周后仍然抑郁，有可能是产前抑郁症，应及时咨询医生。

胎儿的生长发育

● 胎儿长 6cm，重 8g。
● 头部占整个身体的一半。
● 卵巢和睾丸完全形成，外生殖器发育。
● 区分胎儿性别为时尚早。

▶怀孕**12**周

■ 胎儿大小约 61mm
■ 胎儿体重约 8~14g

此时，妊娠初期基本结束。孕妇在过去的几周内，因妊娠反应遭罪，现在马上就要变好了。但也有直到分娩日仍有妊娠反应的女性。

孕妇的身体变化

子宫已经大到不能藏在骨盆里的程度。初产妇有些着急，但依然穿着以前的衣服。经产妇早已换上孕妇服了。

孕妇的情感变化

认识到比平时更加危险。例如，担心走冰面摔倒会伤到孩子而避免走结冰的停车场。同样的理由，毫无保留地扔掉冰箱内的方便食品或放了很久的食物。

态度严谨是好事，但应该避免钻牛角尖。不然怀孕就没意思了。可以适当地小心，不要因过度担心而没有气力，这样对自己和胎儿都没好处。

胎儿的生长发育

- 胎儿大小为 6.1cm，具有完整的样子。
- 怀孕中期和后期，胎儿继续成长成熟。
- 胎儿能把肾脏中的尿液排到羊水中，并且尿液是无菌的，因为和羊水一起交替，所以不用担心怎样处理。
- 胎儿的脸部轮廓形成，有眼皮。
- 通过脐带开始进行胎儿与胎盘间的血液循环。

▶怀孕**13**周

■ 胎儿大小约 65~78mm
■ 胎儿体重约 13~20g

大部分孕妇会把怀孕的事情告诉给身边的人。当然，在害喜严重或者为了胎儿健康而需要更换职务时，要早些公开怀孕的事实。

孕妇的身体变化

躺正，轻轻抚摩子宫，子宫上部会有硬的突起。在这个时期，突起在肚脐下 10cm 的位置。临近分娩，子宫上部提升到乳房下方，使孕妇不能正常呼吸。

孕妇的情感变化

如果现在还未告诉工作单位自己已经怀孕，那么应考虑怎样把这件事情告诉上司，压力相当巨大。无论想还是不想，都要告诉工作单位自己怀孕的事实。渐渐隆起的小腹藏不了多久。

胎儿的生长发育

- 胎儿长 7.8cm，重 20g。
- 内部脏器发挥其功能。
- 肝内分泌胆汁，肾脏向膀胱排输小便。内脏从脐带向腹部移动。
- 胎儿已经形成反射，眼睛和耳朵基本形成。

妊娠初期的担忧MOST12

妊娠测试呈阳性反应的瞬间，大部分女性会因为听到怀孕的消息而欢呼雀跃，但随着各种问题的产生又开始担心。

因为怀胎10月能改变整个人生，所以不可能没有任何担心地度过孕期。下面为孕妇们在妊娠初期最担心的12个问题。

1. 关于流产的忧虑

妊娠初期，孕妇们最担心的问题就是流产。大部分孕妇会分娩健康的宝宝，但怀孕女性中的15%~20%会经历流产。

这是惊人的统计数据，但反过来分析此数据，就意味着不会流产的概率是80%~85%，这听起来还能让人安心些。当然，100%分娩更令人满意，如果是这个比率的话，还真挺高。

Q1 流血不会造成流产吧？

妊娠初期，一部分女性会少量出血，她们担心会流产。怀孕时流血当然会害怕，但比起伴随腹部痉挛或组织排出的严重出血，不必担心少量出血。进行夫妻生活或者内诊时，宫颈受到刺激会少量流血，也会因子宫排出少量组织而引起出血。受精卵初次在子宫壁着床时也会少量出血。

只要是阴道出血，无论量多，还是量少，都可能成为流产的信号，所以应咨询医生。如果医生怀疑是流产，会让孕妇到医院进行血检或超声波检查。不要太兴奋，要安静地等待，直到确认是否对宝宝有影响为止。怀孕初期经历过出血的孕妇中，很多人在8~9个月后都会分娩出健康的宝宝。

Q2 腹痛，不是流产的征兆吧？

在妊娠初期还要弄清楚一件令人担心的事情，如果没怀孕，在月经开始的日子会产生类似生理痛一样的腹痛。而怀孕初期腹痛只是荷尔蒙变化的反应。

如果没有出血（流产信号）或腹部一侧疼痛（宫外孕的信号），就无须担心。

Q3 怀孕症状突然消失，没关系吗？

持续几周被妊娠反应、乳房压痛和疲劳折磨着，突然有一天起床后发现所有的症状都消失了，那就要考虑这是好事，还是坏事。

怀孕症状突然消失，可能是稽留流产（胎儿已经死亡，但仍然在母体中没有排出），但直到怀孕初期末，妊娠症状才自然消失。如果还担心，就去医院做能听到胎儿心脏跳动的多普勒检查，或者做能看到胎儿样子的超声波检查，以确定胎儿还活着。

Q4 在冰面上摔倒，胎儿还安全吧？

怀孕时摔倒，当然会害怕，但不要忘记母体遭受轻微事故时会保护胎儿。子宫壁由厚并且结实的肌肉构成，胎儿漂浮在羊水的海洋中。妊娠初期，子宫安全地待在骨盆后边，最大限度降低给胎儿带来危险的腹部伤害。妊娠中期，子宫变大，从骨盆骨头外出来，再不能受到保护了。

所以怀孕24周后，孕妇摔倒伴随出血或疼痛，或者直接袭击腹部时，应该及时到医院就诊。

当然，即使发生这样的事情，胎儿也是安全的，但还是要进行心跳检查或血液检查，通过胎盘确定是否从胎儿的循环系统到母体的循环系统有出血现象发生。

减轻担心的最好方法是防止此类事故的发生。下列是防止胎儿受伤害的预防方法及要领。

● 子宫变大，平衡感降低，容易摔倒。因此，上楼梯时应多加小心，避免去易滑倒的场所。
● 驾驶时应特别小心。如果怀孕，会受到荷尔蒙的影响，容易疲劳，注意力下降。所以，长距离驾驶时应与其他人交替驾驶以减少危险的发生，或者驾驶期间经常休息，换换空气，保持清醒。
● 汽车移动时，一定要系上安全带。有人担心碰撞时，安全带会对胎儿有害，但只有系安全带，才会使胎儿更安全。从肩膀拉过安全带，不要勒到肚子上，而是躲开宝宝系到胯骨上。如果感到不适可以垫一个枕头或垫子。

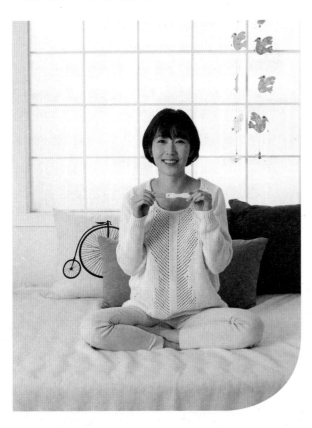

2. 关于畸形儿的忧虑

妊娠初期常见的另一种担忧是，在得知自己怀孕前，吃药、喝酒等是否会对胎儿造成永久性伤害。

Q5 不知道怀孕，在约1周前喝酒了。不会分娩出畸形儿吧？

腹中胎儿最脆弱的时期是主要脏器形成的4~10周。如果此时胎儿接触烟酒，会造成先天性畸形或流产，但也可能不受任何影响。

如果更早暴露在有害物质下（例如，受精后2周），胎儿要么不会受到任何影响，要么流产。如果晚些暴露在有害物质下，会对发育中的胎儿有害，但根据物质成分的不同，可能不会造成严重影响。

临时接触有害物质时，最好的方法是不让胎儿暴露在有害物质下，但不一定暴露在有害物质中就会造成流产或先天畸形，因为不是所有的胎儿都会受到酒或有害物质的影响。

Q6 高龄孕妇如果分娩出康氏症候群这种染色体异常的宝宝该怎么办呢？

孕妇年龄越大越有可能生出染色体异常的宝宝。但很多人不知道，不是随着孕妇年龄的增高，分娩出染色体异常宝宝的概率激增，而是一点点地增加。40岁的女性分娩出唐氏综合征宝宝的概率大约为1%。相反，40岁以下的女性分娩出健康宝宝的概率是99%。

不要认为玻璃杯中的水还差2%，而是要想已经满了98%，对于这样的问题如果换位思考会安心些。

Q7 妊娠反应严重，不能吃饭，胎儿不会营养失调吧？

这是最没必要的担心。一般来说，妊娠反应对母体的影响比对胎儿的影响要大。如果腹中胎儿依赖母体每顿饭摄入的营养，那么妊娠反应真会成为很大的忧虑。

但生命的神奇就在于母体为了应对这种情况已经在体内储存营养了。所以，即使母体2周内只吃饼干，胎儿也会充分吸收母体在害喜前储存的营养。

妊娠反应过于严重时，对胎儿有影响。100名孕妇中就有1名孕妇会经历称之为恶阻的严重妊娠反应。妊娠恶阻的症状有，24小时以上什么都吃喝不下，严重呕吐、排尿频率降低、脱水，嘴、皮肤及眼球干燥、极度疲劳、没力气、眩晕等。一般用静脉注射或抗呕吐剂治疗妊娠恶阻，但在问题发生之前最好消灭苗头。一旦因妊娠反应而遭罪，一定要告诉医生或助产士，并采取措施。

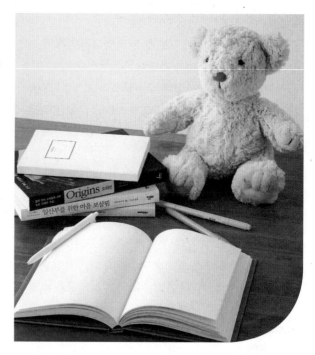

3. 关于分娩的忧虑

肚子比其他孕妇大的孕妇，身体严重水肿的孕妇，经历过流产的孕妇，以及得过并发症的孕妇，会担心分娩。

Q8 预产期相近，但肚子比其他孕妇的肚子大几倍，是怀了多胞胎吗？

怀孕时期相近的女性会认为肚子大小也应该相似，但事实并非如此。怀孕的情况因人而异，即使是同一个人，每次怀孕都会出现不同的情况。但肚子突然增大，每个人都说可能是多胞胎，这样一来孕妇也会认为是多胞胎。所有女性都有可能怀多胞胎，但出现下列情况的女性怀多胞胎的概率大。

● 分娩过多胞胎的女性，这样的女性比其他女性怀多胞胎的概率高5倍。
● 有多胞胎家族史的女性
● 服用过治疗不孕药物的女性
● 妊娠反应非常严重的女性
● 在妊娠各个阶段，子宫快速扩大的女性

怀疑自己怀了多胞胎时，应做超声波检查进行确认。通过超声波检查可100%了解自己是否怀了多胞胎。因为怀多胞胎比较危险，所以通过检查确定自己怀多胞胎后，应多加注意。

Q9 怀头胎时得了妊娠综合征，非常痛苦。如果这次依然如此，那该怎么办呢？

以前经历过流产、难产，或者高危险妊娠的孕妇，会担心这次是不是和上次一样。如果头胎以流产告终，那么确实会有再次流产的危险。但根据头胎流产的原因不同，结果也会不同。

荷尔蒙不均衡或因其他问题造成流产的女性，有可能会再次经历流产。但经历过流产的大部分女性在下次怀孕时会生出健康的宝宝。

在妊娠初期发生的流产，大部分是因为随机发生的染色体异常。换句话说，这种问题在所有孕妇身上都可能发生，所以因染色体异常造成流产的女性，再次经历同样情况的概率与其他女性没什么不同。

Q10 头胎对下次怀孕有影响吗?

怀孕时患慢性疾病或生殖器结构有问题的话，会对下次怀孕有影响，但其他问题再次出现的可能性很小。例如，第一次怀孕的最后几周得了子痫前症（高血压和水肿），下次怀孕时一定不会出现此症状。研究表明，初产妇容易出现子痫前症。分娩头胎时，使用钳子或真空呼吸器，下次分娩时不一定用到这些器械。因为头胎为了自己的弟弟妹妹们，会把母体的骨盆变宽，并擦拭产道。

如果分娩头胎时进行剖宫产了，那么分娩第二胎时进行剖宫产的概率大。剖宫产后，成功自然分娩第二胎的女性为50%~80%，但分娩第二胎时可能还会进行剖宫产。

4. 关于妊娠期间感染的忧虑

怀孕时会出现平时没出现过的各种症状，孕妇对于这些很敏感，担心是不是得了某种疾病。

Q11 阴道分泌物变得不同，不是感染了吧?

怀孕时，白带（白色无味黏液分泌物）的量增大，也不要担心。白带因怀孕时荷尔蒙的变化而更加潮湿，增多。如果出现黄色或绿色，并且发臭的分泌物时，应引起注意。这种分泌物是引起感染或羊水早期破裂的信号。阴道感染会增大患妊娠综合征的风险，所以出现此症状时，应及时就医。例如，病毒性阴道炎会引起早期阵痛或早期破水。幸运的是，阴道炎可以用口服抗生剂治疗。

5. 关于育儿的忧虑

第二次怀孕会更担心育儿问题。一起照顾老大和老二的要领，以及怎样处理老大对老二的嫉妒和丧失感，对于这些问题应该事先了解，做好准备。

Q12 老大在适应老二出生的方面遇到问题时，该怎么办?

老大对于老二的出生并不高兴，而是讨厌，这时应该怎样做。这并不是什么大问题。利用下列方法让老大接受老二。

● 引起孩子对宝宝的好奇。无论多小的孩子，对宝宝都有好奇心。和孩子一起看有宝宝的书籍，并告诉他在妈妈的肚子里正在发生什么事情，小宝宝出生后会是什么样子。

● 让老大参与定期检查或分娩过程。带着老大一起去做定期检查，并让他听胎儿的心跳，或者给他制造询问医生或助产士关于胎儿问题的机会。

● 带孩子去有新生儿的家庭，让他看到宝宝的真实样子。如果认识的人家中没有新生儿，那么就带孩子去游乐场、公共图书馆的儿童区，或者以家庭为主的饭店或公园，让他看到新生儿的样子。

● 准备老大送给宝宝的礼物。最好准备给宝宝喂奶时或宝宝睡觉前能和老大一起看的书。

● 带着老大一起去买新生儿用品。让老大参与并决定给宝宝买什么颜色的衣服、哪种尿不湿。

● 不要过于夸张地描述宝宝。要记住老大和老二一起玩球或一起骑车玩要至少还需要2年时间。有些孩子认为宝宝能马上和他一起玩，但当他看到宝宝成天睡觉的话，就会非常失望。

● 在宝宝出生后不久，拜托朋友或亲属对老大倾注特别的关心。和爷爷奶奶到动物园或公园玩耍，这样单纯的事情能让老大感受到自己是特别的存在。

妊娠中期

妊娠中期经常被称为妊娠的黄金期。大部分孕妇会度过一个安全舒适的阶段。
因为妊娠初期的恶心和极度疲劳已经成为过去，妊娠后期的痛苦和疼痛还未到来。
开心地度过妊娠中期吧。

进入妊娠中期，流产的风险大幅度降低。在妊娠初期，不到 10 分钟就去洗手间确认是否出血的孕妇，此时会非常开心。很多孕妇在妊娠中期决定什么时候开始分娩休假，什么时候制订分娩计划书等。本章将为大家介绍妊娠中期出现的代表性症状及应对方法。

妊娠中期出现的身体变化

孕妇在妊娠中期也不会完全舒适。因为疼痛和不适会持续伴随整个妊娠过程。虽然像恶心和极度疲劳这些症状会消失，但便秘或呼吸困难会一直持续下去，并且还会出现新的症状。

♥ 发胖的感觉

很多孕妇在妊娠中期会担心看起来发胖了。以前穿的衣服小了，孕妇服又太大。当然，经产妇已经穿上孕妇服表示自己怀孕了。如果担心自己看起来像是发胖了，那么就要记住到了怀孕中期末是藏不住怀孕事实的，这样想心里会好受些。在 12~27 周，子宫增大 4 倍，向骨盆外突出，形成典型的孕妇腹部曲线。

♥ 腰痛

漫画中描绘的孕妇形象是，手托着腰，身体向后倾。到了这个阶段，我们就能知道为什么孕妇都呈现出同一个姿势。孕妇们腰痛，所以用两手托住腰部。很多原因引起怀孕时腰痛。

第一，为了分娩时能产生更多的孕酮，撑着骨盆部位骨头的韧带和连接组织松弛，因此诱发骨盆部位疼痛。第二，加重的子宫改变重心，姿势也发生改变。第三，从肋骨到骨盆骨，通过整个腹部的腹直肌分离，使腰痛恶化。

● 预防怀孕时腰痛的方法

虽然了解腰痛的原因很重要，但怎样预防更重要。下列要领可预防腰痛。
① 穿舒适的鞋。
② 不提重物。不得不提时，应屈膝提起。
③ 向前推或伸展手臂时，动作不要太快，慢慢进行，减少受伤的危险。
④ 使用能更好支撑腰部的椅子，在椅子和后背之间放一个小枕头或者垫子。

⑤ 注意姿势。坐或站时，拽着骨盆，肩部向后倾。

⑥ 需要长时间坐着或站着时，一只脚向上抬起。

⑦ 需要长时间坐着工作时，应每隔30分钟站起来走动走动。

⑧ 睡觉时采取侧卧，腹部下垫上枕头，两膝间也放上枕头，这样做能减少腰部承受的重量。

♥ 腿痉挛

很多孕妇会在妊娠中期及后期发生小腿肌肉痉挛。这种现象主要在睡觉时发生，由子宫压迫腿神经或缺钙引起。以下事项对预防和处理小腿肌肉痉挛有帮助。

● 预防小腿肌肉痉挛的方法

① 睡觉前放松小腿肌肉。脚趾向上，向膝盖方向拉动，脚后跟向前推。想完全伸展肌肉，应每条腿反复此运动10次以上。

② 让丈夫给自己做小腿肌肉按摩。

③ 发生痉挛，脚趾应向下。此时，脚趾不要使劲。使劲的话，会加重疼痛。

④ 如果还没服用钙质营养剂，应咨询医生，服用营养剂。

♥ 圆韧带疼痛

圆韧带疼痛是指突然改变姿势时下腹部疼痛。突然拉动支撑子宫的韧带和肌肉会发生此现象。子宫大到压迫韧带的程度，但在怀孕14~20周，子宫还没大到需骨盆支撑一部分重量的程度，所以在这一阶段会加重疼痛。

改变姿势时，慢慢地动能最大限度减轻圆韧带疼痛。有的孕妇称，坐下再起来时最好托着肚子，也有的孕妇称，洗热水澡能缓解圆韧带疼痛。

♥ 胃痛

胸部或上部消化管中央部分疼痛是妊娠中期常见的症状。因为孕酮使管理胃上部通路的肌肉松弛，为了从食物当中摄取更多的营养，让胃慢慢地放空。

● 消除胃痛的方法

① 避免食用油腻食物、碳酸饮料、加工食品、快餐。

② 细嚼慢咽，这样做能增加食物到达胃之前唾液分解食物的时间。

③ 少食。吃多，尤其是碳水化合物和水过多摄入时，会引发胃痛。

④ 睡前不要进食。

⑤ 休息或睡觉时平躺会加重胃痛。此时应用枕头垫起上半身躺着。

⑥ 胃痛严重时，要咨询医生是否可以吃制酸剂。应遵医嘱服用。

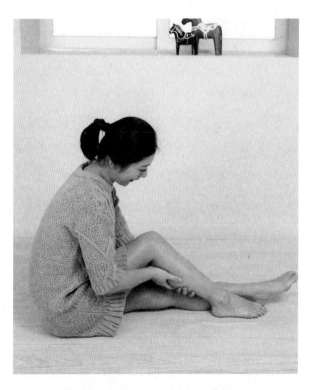

♥ 低血压

很多女性在妊娠中期会有低血压现象，尤其是长时间在同一位置站着的时候，例如在超市等待结算或在银行排队时，会感到眩晕和无力。如果发生此现象感到气短，应把重心从这只脚转移到另一只脚，并且坐下，把头放在两膝中间，休息一会儿会好些。

♥ 腕管综合征

腕管综合征多发于孕妇，尤其是整天使用电脑工作或从事过多使用手或手腕工作的女性。这是手腕神经在腕部受到卡压发生的现象。腕管综合征的症状有中指、拇指和食指无感觉或感觉刺痛，拇指无力，握不住东西等。严重时手掌和胳膊都感到麻木。

如果孕妇把这些症状向医生说明，医生会建议晚上戴护腕睡觉来减轻疼痛。虽然这些症状会在分娩后自然消失，但如果不能自然恢复就要做一个简单的手术。

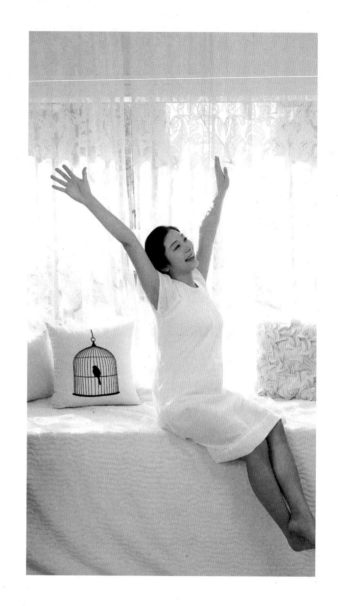

♥ 臀部疼痛

臀部疼痛和痉挛会在怀孕时逐渐加重，这是因为肚子渐渐隆起，睡觉时不得不向一侧侧卧而发生的不可避免的现象。睡觉时在两膝之间和肚子下面放上枕头有助于消除疼痛。臀部疼痛一般在分娩后会马上消失。

项可预防水肿。

♥ 水肿

大概有两种原因引起怀孕时水肿。第一，随着子宫的不断增大，压迫下体静脉，水分停滞在脚或脚腕周边组织。第二，由于各种原因引起身体各组织的渗透压降低。脚水肿或感觉不便，感到手指长胖，就可能是水肿。下列事

● 预防水肿的方法
① 侧卧，利用重力使水分从组织排出到身体外，或者坐着两脚向上抬起。
② 温水泡澡。
③ 避免使用利尿剂。利尿剂不仅不能减轻水肿，还会使体内水分失衡造成危险。
④ 要减少食盐摄取量，但是也不能完全不摄入。为保持正常的水分平衡要少量摄取盐分。

⑤ 摘掉戒指以免手指水肿时过紧。

♥ 皮肤问题

有人认为妊娠后皮肤会变得更好，也有人因怀孕后带来的各种皮肤问题而烦恼。孕酮增加不易脱发，至少直到产后几个月毛发都看起来很茂盛。

下列为怀孕时经常发生的皮肤问题。

● 染色增加

90% 的孕妇都会经历染色增加，主要是乳头和乳晕（奶头周边）、会阴部。从肚脐到骨盆骨的周围形成线（黑色）。

● 痣子的变化

有些女性在怀孕时痣子变大颜色加深。这种现象主要是癌症信号，应咨询医生。

● 小瘤

一些女性在怀孕时，胳膊或乳房下会长小瘤。这种瘤子不疼，分娩后会消失。如果分娩后不消失建议做简单的手术。

● 手掌、脚掌的红晕和瘙痒症

有的孕妇会疏忽怀孕时手掌、脚掌的瘙痒。出现这样的症状抹药膏即可。

● 痱子

某些女性在怀孕时会起痱子。解决此问题最好的方法是沐浴后涂抹玉米淀粉（不是带香味的宝宝痱子粉），保持皮肤干燥。

● 痘痘

某些女性怀孕时会长痘痘。

● 雀斑

如果怀孕，雌激素和孕酮增加，促进黑色素生成，脸部皮肤变黑，出现雀斑。

称为"妊娠面具"的这种症状以蝴蝶的样子扩散到眼睛、鼻子和脸颊周围。如果暴露在阳光或其他紫外线下，雀斑加重，所以外出时涂抹 SPF 指数为 15 以上的防晒霜。

♥ 牙龈出血（妊娠性齿龈炎）

怀孕时的牙龈更柔软敏感，所以刷牙时更容易出血，下列事项会最大限度地减少牙龈出血。

● 减少牙龈出血的方法

① 多刷牙漱口。
② 使用更柔软的牙刷，刷牙时更柔和些。
③ 吃富含维生素 C 和钙质的食物。
④ 经常用杀菌消毒漱口液漱口。

♥ 眼干燥症

怀孕时眼睛对光敏感、干燥、有沙子迷眼的感觉。如果上眼药，疼痛会消失，分娩后疼痛会自然消失。

♥ 视力异常

因为水肿眼球的样子发生变化造成视力异常，怀孕时会形成近视或远视，戴隐形眼镜会不舒服。由水肿引起的视力异常分娩后会自然矫正。

妊娠中期的情感变化

很多女性称怀孕中期是舒适的时期，因为不再担心流产，身体适应因怀孕造成的荷尔蒙变化，安全感增加。很多女性在这个时期才真正感觉到怀孕。

当然不是所有女性都是这样，反而有的女性称这个时期不能正确处理感情，也有的女性称妊娠中期比妊娠初期更辛苦。

虽然很少见，但也有女性在妊娠中期产生抑郁。如果出现食欲下降，对平时喜欢的事情没兴趣，极度疲劳，罪责感和不适感增加等症状，有可能是妊娠性抑郁症，应咨询医生进行治疗。

妊娠中期胎儿的成长

不光是孕妇的身体产生了极巨的变化，在这个时期腹中胎儿也急速成长。妊娠中期胎儿发育特征如下。

♥ 胎动开始

到了妊娠中期胎儿活动活跃，妈妈也能感受到胎动，肚子开始凸显到周围人能看出怀孕的程度。

此时期胎儿神经纤维相互连接，肌肉更加发达，力气变大，活动更加活跃，身体各部分伸展开来，手好像抓着什么东西，身体能够在腹中回转，运动能力提高骨头变强。

因为胎儿越来越多的活动，会使母亲偶尔感觉腹痛。

♥ 逐渐清晰的外貌

面容渐渐发育成人的样子，并初次开始做皱眉、转眼珠、哭等表情。眉毛和眼毛开始生长，头发变粗变多，开始长出手指甲和脚指甲。

骨骼完整，可以通过X光看到头盖骨、脊柱、肋骨、手和脚的骨头等。此时膝关节也相当发达。

耳朵稍微突出，虽然两眼距离很远，但可以直视前方。虽然还闭着眼睛，但望膜会对光线的刺激做出反应，可以感觉到妈妈肚子外面的光。

♥ 对光和声音的反应

支配感觉、意识和智能的大脑皮质迅速发育，神经系统发育也很突出，开始形成味觉和听觉，可以听到妈妈血管中血液流动的声音、心脏跳动的声音和胃消化食物的声音。

开始对母体外面发出的声音、旋律做出反应。

♥ 皮肤的变化

到妊娠中期末尾，胎儿透明的皮肤失去透明感，呈现粉红色。因为皮肤脂肪的分泌，身体都被脂肪所覆盖，覆盖胎儿皮肤的绒毛向着毛根的方向形成斜状波纹。

妊娠中期应接受的检查

怀孕各阶段都会进行一般性的检查，除此之外根据孕妇的状态也会接受特殊检查。在怀孕中期确定孕妇的身体状态后对所需要治疗的部分要及时采取措施，做各种检查。

♥ 妊娠性糖尿病筛选检查

造成妊娠性糖尿病的原因是怀孕所带来的荷尔蒙和物质代谢的变化。2%~10%的孕妇有妊娠性糖尿病症状，因为此症状只有通过检查才能知道，所以有的医生建议所有孕妇都要接受妊娠性糖尿病筛选检查。但有的医生建议30岁以上的孕妇、有糖尿病家族史的孕妇、分娩过畸形儿或死产儿的孕妇、肥胖的孕妇做筛选检查。

● 适当的检查时期

此检查一般在怀孕24~28周进行，喝50g葡萄糖溶液一小时后，取血样确定葡萄糖数值。接受此检查的孕妇中有15%出现异常。

但这不是诊断检查而是筛选检查，可测定出，出现异常的孕妇患妊娠性糖尿病的可能性。

如果想知道是否真的得了妊娠性糖尿病，应该做100g口服葡萄糖耐性检查。

● 糖尿病筛选检查法

妊娠性糖尿病检查中有异常的孕妇们，通过100g口服葡萄糖耐性检查，并确认患妊娠性糖尿病的孕妇不过15%。做100g口服葡萄糖耐性检查的前8小时，不能吃任何食物，空腹测定血液内葡萄糖数值后，可以喝含有高浓度葡萄糖的饮料。在空腹状态下喝高浓度的甜味饮料，很多孕妇都感觉腻，一部分孕妇根本咽不下去。这时可以用巧克力饮料代替。喝完饮料

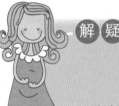

解 疑

学会数胎动

胎动数对于评价胎儿的状态很重要，但数胎动的方法并不像人们想的那样简单，下列事项与数胎动相关。

● 应了解的胎动知识

胎儿胎动不是持续性的，因为感觉到胎动母体的认识不同，所以对于胎动的感觉也因人而异。

根据怀孕时期、羊水及胎儿的比率不同，胎动的质量和强度也不同。

能够观察胎儿的超声波报告称，孕妇有意识地想感觉到胎动，但胎儿醒了，胎动很活跃，孕妇却连一半都感觉不到。

● 胎儿睡觉时的胎动

因为胎儿的觉醒周期（睡30分钟，醒30分钟），所以很容易错过胎动。在胎儿活动时，干活或照顾其他孩子而忙碌，注意力集中在别处时就感觉不到胎动了。同样，在胎儿睡觉时数胎动，也感觉不到任何胎动。

● 早晨数胎动的方法

如果担心胎动不活跃，可以早点起床数胎动。早晨起床后，马上数胎动，直到感觉10次胎动为止，记录每天开始数胎动的时刻和感到10次胎动的时刻。这样就能知道胎动的

标准是什么，也能掌握胎动的变化。一旦产生问题可以咨询医生。

数胎动是了解临时性问题的重要手段。例如，1小时内只感觉到不足2次的胎动，那么会在下一个小时内无论是侧卧、后背向后倾，还是坐在椅子上休息，都会担心。

下一个小时内，胎动依然不足2次，有可能是宝宝睡觉了，但也要咨询医生。

3 小时内，可以做一系列血糖检查。一般来说，空腹状态下的血糖数值高或喝葡萄糖后的血糖数值 3 个中有 2 个是高的，那么可诊断为妊娠性糖尿病。

● 患妊娠性糖尿病的情况

如果确认患妊娠性糖尿病，那么应进行食疗（由碳水化合物 45%、蛋白质 25%、脂肪 30% 构成的一日三餐 2200~2300kcal），并随时测量血糖。预产期前几周，医生为确认胎儿的健康会建议孕妇做非收缩检查，也会为评价胎儿成长建议做一两次超声波检查。

♥ 贫血筛选检查

医生在做葡萄糖筛选检查时，也会同时做贫血筛选检查。在妊娠中期会做铁质缺乏检查。即使在妊娠初期，血液内移动氧的血红蛋白值和红细胞浓度值高，在这个时期也能贫血。贫血是由于超过母体红细胞生长的血液需求和铁质缺乏造成的。

♥ 早产筛选检查

在怀孕 37 周前早产的孕妇占全体孕妇 10%，早产导致新生儿健康问题和死亡的概率是 60%~75%。研究报告表明，早产的 50% 是由于早期破水，20% 是由于母体和胎儿有其他并发症。经历过早产的女性的早产率是正常女性的 3 倍。预测早产的检查有 4 种，分别是宫颈长度检查、病毒性阴道炎检查、胎儿纤连蛋白检查、唾液内雌激素检查。

● 宫颈长度检查

此检查指医生使用超声波或触诊检查宫颈的长度，宫颈长度比正常值要短的女性有早产的危险。

● 病毒性阴道炎检查

病毒性阴道炎伴随乳白色有异味的分泌物，患病的女性有早期阵痛或早期破水的危险。因此，有很多医生用口服抗生剂治疗患病的女性。

● 胎儿纤连蛋白检查

这是为测定引起早期阵痛的概率而使用的诊断检查。这与细胞检查一样，适用于在怀孕 24~34 周出现早期阵痛症状的女性。此检查在羊膜保持原状，宫颈未打开 3cm 时进行。检查费用偏贵，所以不建议所有的孕妇进行检查。

● 唾液内雌激素检查

这适用于高危孕妇了解早期阵痛的可能性，并在怀孕 22~36 周时进行。确定早产危险性不高的孕妇的正确率为 98%，但确定早产危险性高的孕妇的正确率为 9%~20%。此项检查最近得到 FDA（美国食品和药物管理局）的承认。虽然检查方法很有趣，但至今仍未认定此项检查是可以预防早产的方法。

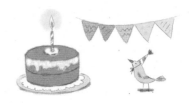

消除水肿的按摩

度过妊娠中期，进入后期，子宫变大，压迫穿过背部骨头右侧的下大静脉，容易引起水肿。全身所有部位都能水肿，尤其是腿部水肿，用手指按压后会出现一个小坑，恢复到原来的状态需要一些时间。

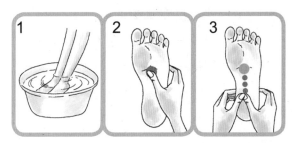
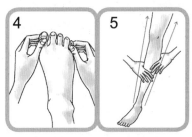
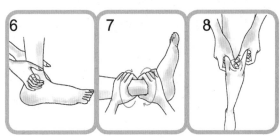
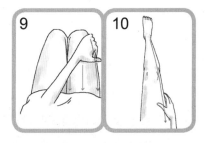

★ 脚部按摩法

1. 把双脚放入盛有热水的盆中，浸泡20分钟。
2. 用拇指轻轻按压涌泉穴，4秒钟按压3次。
3. 从涌泉穴下方直到脚跟前方，以点压的方式轻轻按压。点压4次，进行一次反复。
4. 用两手抓住每只脚趾，画圆揉搓。
5. 把乳霜和精油混合涂抹于手心，用两手手掌从脚腕到膝盖向上揉搓。
6. 用手触摸一只脚踝的内骨和踝骨，以画圆的形式按压，4秒钟进行3次。另一只脚也用同样的方法按摩。
7. 两手抓住一只脚的脚腕，像拧衣服一样进行按摩。之后用同样的方式从脚腕按摩到膝盖。另一只脚也用同样的方法按摩。
8. 如图，两手抓住膝盖，以膝盖骨为中心画圆按摩。
9. 一只手的手掌揉搓相反方向的大腿外侧，再揉搓上部，最后揉搓大腿内侧。另一只手用同样的方法揉搓大腿。
10. 把乳霜涂抹到两只手掌上，用一只手从脚到大腿进行揉搓。另一条腿也用相同的方法按摩。

14~27 周

每周的
孕妇变化和
胎儿成长

"

※ 每周<胎儿的大小>指从胎儿的囟门到臀部的长度。

▶怀孕 14 周

■ 胎儿大小
80~99mm
■ 胎儿体重约 25g

更加适应怀孕，也熟悉了怀孕时的生活方式，对在哪儿分娩宝宝这样与分娩相关的问题也更费心了。

孕妇的身体变化

胎儿极速生长，别人一眼就能看出来你怀孕了。即使平生第一次遇到的人都看出你怀孕了，也不必吃惊。现在怀孕已经再也不能成为秘密了。

孕妇的情感变化

如果在怀孕初期被妊娠反应和极度疲劳所折磨，那么一点都感觉不到性欲。一旦状态变好，体力开始增强，性欲就能恢复了。但不是所有女性都是这样。即使很累只想睡觉，并且没有性欲，也不是不正常的，所以没必要担心。重要的是诚恳地对丈夫说出自己的感觉，做好以后几个月在性方面的协商，为了双方不受到伤害或是发火。解决问题的办法是对话。

胎儿的生长发育

- 在 14 周的末尾就已开始进入妊娠中期，胎儿大小为 8~9cm，重 25g。
- 手功能发育，能通过肺部吸入羊水，再吐出来。
- 内脏完全形成，肺、肝、肾脏等脏器继续发育，成熟。

▶怀孕 **15** 周

■ 胎儿大小
93~103mm
■ 胎儿体重约 50g

正式进入怀孕阶段，怀孕特征明显，有的孕妇对身体产生的变化而担心。感觉到自己的身体很陌生。

孕妇的身体变化
怀孕初期的妊娠反应和疲劳感消失。如果平时就爱担心一些问题，这时会产生更多不必要的想象。担心怀孕还能这么舒服？这些担心都是不必要的，所以应消除紧张，愉快地度过这个时期。

孕妇的情感变化
大部分的女性在妊娠中期刚刚开始时会担心被认为变胖了。以前的衣服都小了，不能穿了，但穿孕妇服还有些大，没有合适的衣服穿。当然，经产妇的肚子快速变大，现在也要穿孕妇服了。到了妊娠中期的末期，子宫增大 4 倍，向骨盆外突出，显现出孕妇特有的曲线，所以不管穿什么样的衣服都会看出来怀孕了，而不是单纯的变胖了。

胎儿的生长发育
● 此时的胎儿全身长满绒毛，这些绒毛在分娩前会消失。
● 胎儿能做出多种表情，能皱眉、侧目。
● 这个时期过去以后，做超声波检查能看到胎儿吸吮大拇指的样子。

▶怀孕 **16** 周

■ 胎儿大小
108~116mm
■ 胎儿体重约 80g

此时很难区分胎动和小腹胀气。肚子变大，应该认真思考买什么样的孕妇服。

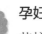
孕妇的身体变化
能感受到腹中有什么东西在动的轻微胎动。此时很难区分胎动和腹部胀气。如果胎动强烈，就能知道不是肚子胀气，而是宝宝的踢动。

孕妇的情感变化
苦恼是否要接受先天性畸形的筛选检查。是否接受检查需要自己决定，这时会很纠结到底应不应该做此检查。

胎儿的生长发育
● 胎儿长 11.6cm，重 80g 左右。
● 在 16 周末期，形成四肢，四肢关节功能发育。
● 在以后的 4 周内，会感受到胎动。
● 胎儿在羊水中游泳。此时，羊水的量不是很多，但却对胎儿的肺系统起到重要的作用。羊水中富含抑制细菌生长的抗生素。

▶怀孕 **17** 周

■ 胎儿大小
11.6~12cm

■ 胎儿体重约 100g

进入怀孕中期的中半期，会出现肚脐疼痛和深夜腿痉挛等新症状和疼痛。

孕妇的身体变化

体重增加 2.5~5kg，肚子看起来变圆。子宫变大是体型发生变化的重要原因。子宫从原来肚脐的位置向上提升了两指宽。

在将来的几周内，子宫会继续上升，压迫肚脐内部，产生疼痛。虽然此症状在子宫上升到肚脐以上时会消失，但在此过程中会很痛苦。

孕妇的情感变化

此时开始经历"怀孕健忘症"。怀孕健忘症是指怀孕后精神发蒙的状态。英国一所大学的研究表明，怀孕实际上并不会影响女性的思考力和集中力，而是怀孕的女性忘记什么事情或造成某种失误的话，会马上把错误的原因转嫁给怀孕。因为很多女性认为荷尔蒙变化造成了这些错误。

胎儿的生长发育

● 胎儿长 11.6~12cm，约重 100g。
● 女孩则开始形成输卵管。胎儿在怀孕初期依靠输卵管，但它现在却变成第一个肾脏。这就是大自然的神奇再利用能力。

▶怀孕 **18** 周

■ 胎儿大小
12.5~14cm

■ 胎儿体重约 150g

做超声波检查可通过电脑画面看到胎儿。画面中的胎儿不像奶粉广告中的胎儿一样那么胖乎，怎么看都像外星人。

孕妇的身体变化

此时是怀孕时增加体重的时期，所以经常感到饿。不定时吃饭或者不吃零食，就感觉像生病了一样。所以，应该隔两三个小时吃一些东西来摄取水分和营养。

孕妇的情感变化

即使不迷信的人，对关于怀孕的故事，尤其是关于胎儿性别的故事也非常感兴趣。大家都说男孩比女孩的独立意识强，没必要离母体的心脏近，所以孕妇的肚子向下突出可能怀男孩，但这是没有科学根据的。

胎儿的生长发育

● 胎儿长 14cm，约重 150g。
● 骨骼尚软。
● 绒毛变粗，眼皮开始出现睫毛。
● 形成嘴唇，舌头上的味蕾开始发育。
● 无关性别，乳腺上的乳头开始发育。
● 胎盘大小为，厚 1.2cm，宽 7.5cm。

▶怀孕 19 周

■ 胎儿大小 14~15cm

■ 胎儿体重约 200g

身体继续生长。孕妇经常忘记自己肚子的大小，经常撞门框或桌子。因此，身体上总会出现轻微瘀痕。

孕妇的身体变化

怀孕的话，身体主要器官需要更多的血液，所以怀孕时，心脏需要做 2 倍的工作。子宫和皮肤需要的血液是孕前的 2 倍，肾脏需要 1.25 倍。

孕妇的情感变化

生人会对大肚子的孕妇说这说那，如果以前孕妇没经历过这样的情况，那么现在就会经历了。大部分女性干脆当做没听见，或者假装听他们说话。有的人会说肚子向上鼓，有的人会说肚子向下鼓，等等这些相反的话。这些话会使孕妇感到厌烦。

胎儿的生长发育

● 胎儿的神经细胞数与成人相似。神经和肌肉连接。

▶怀孕 20 周

■ 胎儿大小 15~16cm

■ 胎儿体重约 260g

现在所有人都知道你怀孕了，并且得到很多人的关心。虽然会有些惊慌，但会觉得其他孕妇和自己是同一条战线上的。

孕妇的身体变化

肚脐和耻骨间腹部中央出现妊娠线。妊娠线会随着子宫的增大跟随子宫向上移动。这是由于荷尔蒙变化引起的，分娩后会自然消失。

孕妇的情感变化

怀孕期已经度过一半了，所以要决定是否去分娩教室上课。如果决定去分娩教室，就要考虑哪个分娩教室好。最好与其他孕妇进行交流，再决定选择哪个分娩教室。

分娩教室会教授大家关于分娩的知识，还能与其他准爸妈见面交流。

胎儿的生长发育

● 胎儿长 16cm，体重约 260g。味觉和嗅觉充分发育。

▶怀孕 **21** 周

■ 胎儿大小 18cm
■ 胎儿体重约 300g

此时，有的孕妇会产生在分娩前去旅行的冲动。也有的孕妇会慎重旅行，在分娩前尽可能待在家中。

孕妇的身体变化

纤细的腰肢已经是以前的事情了，能明显地看出变胖了。经常感觉发热，这是由新陈代谢引起的。

孕妇的情感变化

怀孕会很容易对各种事情产生罪责感。知道自己喝的是无咖啡因的咖啡，但还是会担心对胎儿有影响，闻到玻璃上的清洗剂味道或者间接吸烟后，都会担心是否会对胎儿产生坏影响。

孕妇当然想在这 10 个月期间给胎儿最理想的子宫环境，但孕妇也是人，不可能完全摆脱日常生活中的危险要素。选择最有利健康的方式，并且不要对于实在没办法的行为而过分责备自己。

胎儿的生长发育

- 胎儿为了保温而形成脂肪层，所以体重快速增长。
- 胎儿浮在羊水上，被保护皮肤的胎脂包裹住。
- 胎儿长约 18cm，体重约 300g。
- 从现在开始直到分娩，胎儿的长会增加 2 倍，体重会增加 12 倍。

▶怀孕 **22** 周

■ 胎儿大小 19cm
■ 胎儿体重约 350g

随着胎儿的成长，肚子的不断增大，孕妇会担心摔倒，并且想吃的东西变多，担心是否可以继续吃下去。

孕妇的身体变化

平躺会感到严重眩晕。这是因为子宫重量向大动脉和下肢大动脉倾斜造成低血压。

如果想避免这样的问题，那么睡觉时应侧卧。肚子突起是不能趴着睡觉的。做运动时，最好采取半躺或向旁边躺的姿势。

孕妇的情感变化

最初面对周围人的关心很开心，但现在会感觉烦。

最令人忍受不了的事情是别人随意摸自己的肚子。应对这些问题的最好方法是盯着未经允许摸自己肚子的人，并移开他的手。这样会使对方不好意思，做起来会有难度，但也没必要真的表现出不愉快。

如果对于任意抚摩孕妇肚子的人以这种方式表明态度，那么就会减少这样的事情发生在其他孕妇身上。

胎儿的生长发育

- 胎儿长 19cm，体重约 350g。
- 眼眉和眼皮充分发育，长出指甲。
- 对皮肤接触变得敏感，按孕妇的肚子会有反应。

▶怀孕 23 周

■ 胎儿大小 20cm
■ 胎儿体重约 455g

最初的胎动似蝴蝶扇动翅膀，现在变得更活跃。因胎儿突然踢动而吓一跳。孕妇更加关心胎动和胎儿。

孕妇的身体变化

子宫肌肉拉长，肋下感到疼痛。这种疼痛就像在上体育课时围绕操场跑了几圈之后的感觉，但这都是正常的反应，不用担心。

孕妇的情感变化

孕妇们见面后就像见到姐妹一样，互相微笑，互相点头。实际上不一定要和其他孕妇一起消磨时间，这只是孕妇们在将成为母亲的特殊时期感受到的友谊罢了。

分娩后会更增进这样的友谊，在医院或百货商店看到其他母亲时会进行眼神之间的问候。谈论母乳喂养或产后腹痛等经验的交流会增加彼此的亲密感。

胎儿的生长发育

- 胎儿长 20cm，体重约 455g。
- 虽然头和身体比例近似新生儿，但身体还是很细。
- 虽然虹膜上还没有染色体，但眼睛发育了。

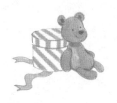

▶怀孕 24 周

■ 胎儿大小 21cm
■ 胎儿体重约 540g

此时，孕妇身体状态继续变好，感叹不断变大的肚子，思考子宫内发生的小小奇迹。

孕妇的身体变化

心脏更加努力工作，可提供 2 人份的血液。

怀孕时，即使不动，心脏跳动的次数也比平时每分钟多 10 次。即使医生在产前健康记录上记录的心跳数比正常值要高，也不要担心。

孕妇的情感变化

孕妇在担心胎儿健康的那一刻起就会做不好的梦。没必要把这样的梦解释为不吉利的事情。怀孕，会无意识地担心关于怀孕和分娩的事情，也会害怕，这些都以噩梦的形式出现。但做这些梦的大多数女性都生出了健康的宝宝。

胎儿的生长发育

- 在早产时，胎儿的主要脏器已经充分成熟到可以短时间存活的程度。
- 在这个时期，即使早产，如果新生儿接受专门治疗也能存活。
- 别针头儿大小的一个脑组织中，足有 1.24 亿个神经连接细胞。

▶怀孕 **25** 周

■ 胎儿大小 22cm
■ 胎儿体重约 700g

某时期的特定症状消失，但随之而来的是新症状。怀孕是需要付出的。

孕妇的身体变化

走路时，好像走在针上边一样刺痛。主要是手脚末梢感觉疼痛，这是因为体内停滞的水分压迫神经末梢。突然手脚刺痛，一定会惊慌，但这不是血液循环引起的严重障碍，所以不必太担心。这只是怀孕时经常出现的症状中的一种。分娩之后，体内水分恢复到正常值，这种现象就会消失。

孕妇的情感变化

担心早期阵痛或早产。尤其是身边的朋友或家人有过早产经历，或者从医生那里听到有早产的危险，这样就更容易担心了。最好的应对方法是收集各种信息。询问医生具体的危险因素是什么，了解应采取哪些措施减少早产危险。

胎儿的生长发育

- 胎儿长约 22cm，体重约 700g。
- 如果无意识地发生有节奏的痉挛，有可能是胎儿打嗝。
- 胎儿在妊娠中期经常打嗝。

▶怀孕 **26** 周

■ 胎儿大小 23cm
■ 胎儿体重约 910g

此时，孕妇在意突出的肚脐，担心分娩后肚脐能否恢复正常。但离分娩还有3个月，只能等待。

孕妇的身体变化

此时，肚脐突出，孕妇担心以后能否穿露脐 T 恤衫。肚脐突出是因为子宫膨胀压迫肚脐内部而引起的。生完宝宝后，子宫恢复到原来大小，肚脐也恢复到原来的样子。但在怀孕的 9 个月中，肚脐会变长，即使分娩后，肚脐也比怀孕前长一些，紧绷绷的。怀孕时体重增加，肚脐的样子取决于分娩后努力运动的程度。虽然这与其他身体部位相同，但肚脐的变化是非常明显的。

孕妇的情感变化

进入妊娠中期，大部分孕妇的情感起伏比妊娠初期有所缓和，但不是所有孕妇都会这样。孕妇在日常生活中经历的事情有所不同，某一瞬间兴高采烈，而下一秒又抑郁得想哭。虽然情感起伏是怀孕的一部分，但起伏过于严重，以至于影响生活时，应及时就医。

- **产前抑郁症**

很多女性在怀孕时会得抑郁症。很多人更关心产后抑郁症，忽视产前抑郁症。英国布里斯托大学研究员称，孕妇患产前抑郁症比产

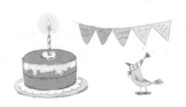

后抑郁症的事例更多。研究表明，参加实验的9 000 名孕妇中，9.1% 的孕妇分娩 8 周后出现抑郁症症状，13.5% 的孕妇在怀孕 32 周出现抑郁症症状。密歇根大学进行的另一项研究表明，5 名孕妇中有 1 名患抑郁症，但其中只有 13.8% 接受心理咨询、药物治疗或者其他治疗。

出现产前抑郁症症状时，孕妇不仅要为自己，也要为宝宝而接受治疗。还有研究结果表明，产前抑郁症和过分的担心会造成低体重儿、早产、子宫血液供给不足、因压力造成胎儿心脏搏动率变化，患产前抑郁症比患产后抑郁症的概率大。

● 丈夫的抑郁症

有的丈夫在妻子怀孕期间也会患抑郁症。最近在澳大利亚进行的研究发现，即将成为父亲的焦虑和夫妻生活减少等复杂的因素交织在一起，所以有 5.2% 的准爸爸在妻子怀孕过程中患抑郁症。参与此项研究的男性压力增加，体重平均增加 1.6kg，饮酒量也随之增加。

 胎儿的生长发育

● 胎儿的脑电波与新生儿的脑电波相似。胎儿的睡眠有规律。

▶怀孕 **27** 周

■ 胎儿大小 24cm
■ 胎儿体重约 1kg

进入妊娠中期的最后一周，应考虑关于分娩和分娩休假的计划。

孕妇的身体变化

为了容纳膨胀的子宫和变大的胎儿，肋骨上升，下肋骨向外伸展，胸廓周围疼痛。

孕妇的情感变化

怀孕进入安定状态，距预产期还有几个月时间，可以利用怀孕中期制订分娩休假计划。分娩日比预产期提前，如果不想休假，就要在分娩前的最后几周间清楚同事是否接替你的工作。例如，最好调整工作时间，在犯困的下午能在家休息。

为了身体能以最佳状态迎接首次阵痛，应制订分娩休假计划。阵痛会使孕妇非常辛苦，所以不能以糟糕的身体状态迎接阵痛。

胎儿的生长发育

● 每天在羊水中小便 0.5ml，被母体代谢掉。
● 能区分明暗。向母体的腹部照射，胎儿会避开光线，头转向另一边。

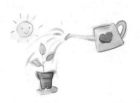

妊娠中期的担忧MOST15

怀孕中期的担忧比怀孕初期的担忧少了一些，但还没到安心的时候。在怀孕中期随着胎儿成长小腹突起，会出现意料之外的状况，因此孕妇陷入担忧之中。下列15件事情是孕妇在妊娠中期最容易担心的事情。

1. 对胎儿健康的担忧

胎儿的各个器官在怀孕中期渐渐长大，变得完美。可以通过外生殖器辨认胎儿的性别，即使胎儿早产，通过专门的治疗也能存活。并且在怀孕中期大部分的孕妇能感受到胎动，但此时期也会有更多的担心。

Q1 没感受到胎动，担心腹中胎儿是否出现问题？

虽然胎儿的初次胎动在怀孕18~22周，但产生胎动的时期也因人而异，即使是同一个人，每次怀孕时都会有不同。第二次怀孕的孕妇会相对早一些感觉到胎动。

大体在三种情况下能更早地感觉到胎动。第一，经产妇已经了解早期胎动是什么样的感觉。初产妇直到胎动特别明显时才能区分是胎动还是肚子胀气。第二，比较苗条的孕妇更容易感觉到胎动。第三，时刻注意胎儿动向，会更早感受到胎动。

胎盘的位置也会影响孕妇感受胎动。胎盘在子宫前，会对胎儿的活动起缓冲作用，所以母体很难感觉到胎动。因此，即使没感觉到胎动也无须过分担心。医生能听到胎儿的心跳，这就表示怀孕正常，胎儿在健康地成长。

每个胎儿的胎动数都不同。在怀孕20周时，胎儿在腹中的运动达到每天50~1,000次，大部分胎儿达到250次。

Q2 经常梦到死产或分娩畸形儿，这是否是胎儿出现问题的第六感？

孕妇在怀孕期间会经常做强烈而危险的梦，并且能记住这些梦。睡眠专家指出，造成噩梦的一部分原因是引起妊娠综合征的孕酮。怀孕时期，尤其是怀孕后期，大部分孕妇的睡眠处于多梦、易醒的睡眠阶段。怀孕阶段易醒，所以不想记住的梦境反而更加记忆深刻了。

但准爸爸也会做关于怀孕的噩梦，由此看来孕酮不是造成噩梦的原因。专家分析，孕妇在怀孕9个月期间受到很大的精神压力，所以大脑得不到休息，引起这种现象。

即使梦到关于宝宝的噩梦，也不会成为现实，所以不必太担心。晚上因做噩梦惊醒时，起床喝一杯热牛奶，平静一下心情，想着会顺利地度过孕期，消除紧张感。如果还是很担心，就立即把丈夫叫醒，谈论做梦的内容以得到安慰。

Q3 想出国旅行，听说回国前要进行预防接种？

怀孕期间不能随意吃药，最好也不要进行预防接种。即使在旅行目的地有疾病病毒，需要进行特殊的预防接种，也不建议孕妇或4个月以下的幼儿进行接种。

有的预防接种可以在怀孕期间进行，有的则被禁止。对胎儿无影响的疫苗是有限的，建议进行预防接种时，应考虑其利弊，最好咨询医生。

Q4 孕妇有过敏症，出生的宝宝是否会患过敏症？

先天遗传体质、衣食住等外部环境、怀孕压力等造成过敏，它由免疫系统发生异常引起。婴幼儿过敏多由遗传造成。如果不想把过敏传给宝宝，应

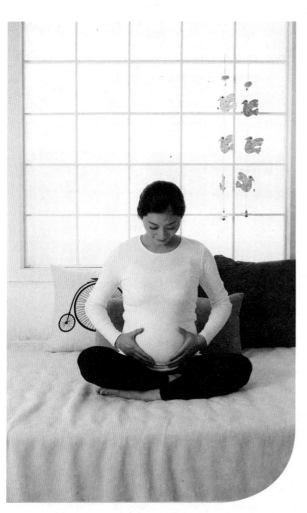

在怀孕前治好疾病再怀孕。改变衣食住等生活习惯，不要有压力，过敏症是可以治愈的。即使怀孕也保持良好习惯，这样才能防止过敏发生。

2. 对孕妇健康的担忧

怀孕中期，小腹突显，身体发生变化，稍微活动活动都有可能突然感觉疼痛或不舒服。

Q5 躺在床上时经常感到腹痛，是不是哪里出了什么问题？

晚上睡觉换姿势时，能感到下腹刀扎般的疼痛，这是孕妇们常见的症状，叫圆韧带疼痛。出现圆韧带疼痛时会惊慌，但不必太担心。连接子宫和骨盆的2个大圆韧带突然拉长，出现疼痛，这样的症状会在14~20周更严重。

Q6 晚上散步回家后仍感到腹部有拉拽感，是不是早期阵痛开始了呢？

运动能诱发子宫收缩。单纯感觉到不舒服会有些担心，但这不是早期阵痛。如果了解早期阵痛的症状，那么在必要时会采取医学性措施。如果出现下列症状，有可能是早期阵痛的信号，应及时联系医生。

● **伴随疼痛或无疼痛的子宫收缩**

运动时的子宫收缩是正常的，但停止运动后子宫继续收缩，或者喝几杯水清空膀胱，侧卧时症状消失，或者1小时收缩8次以上时，这可能是早期阵痛的信号。

● **阴道出血或出现分泌物**

阴道分泌物的质和量发生变化、分泌物为褐色或粉色、比平时黏稠或清稀时，这可能是早期阵痛的信号。

● **骨盆或阴道部位有压迫**

感到从骨盆或阴道部位到大腿有压迫感，或感

觉宝宝要出来了，这可能也是早期阵痛的信号。

● **类似生理痛的下腹疼痛**

持续或间歇性地感到类似生理痛的疼痛，这可能是早期阵痛的信号。

● **腰痛**

在肋下或体前方有出现腰痛的状况，这可能是早期阵痛的信号。

● **胃痉挛、肠痉挛、胀气痛**

出现痉挛、胀气痛、腹泻、恶心、消化不良等症状，可能是早期阵痛的信号，应多加注意。

● **感觉不适**

心情不好，好像身体出什么毛病了，出现这样的感觉可能是早期阵痛的信号。

 7 在医院接受了葡萄糖筛选检查，这不是患妊娠性糖尿病的意思吧？

很多医生建议孕妇在怀孕中期末或怀孕末期初进行妊娠性糖尿病检查。这不是确认孕妇是否患有糖尿病，而是为了确认患糖尿病的可能性。

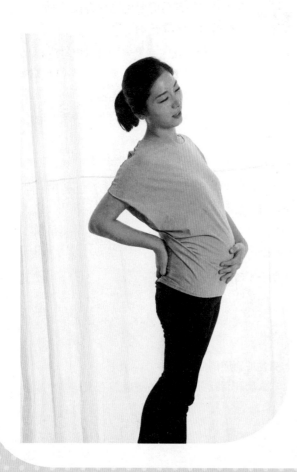

即使出现阳性反应，实际上也会有85%的孕妇不会患糖尿病。有些医生不建议做葡萄糖筛选检查，而是让孕妇先空腹再进食，之后进行血糖检查。如果血糖数值高，医生会让孕妇平时多观察血糖数值，并且告诉调节饮食的方法。如果血糖继续上升，就应该服用胰岛素。

Q8 以前很乐观，自从怀孕后就开始担心，不是改变性格了吧？

孕妇会担心自己的健康、丈夫的健康和胎儿的健康。为了保护胎儿，孕妇愿意做任何事情，这是可以理解的，但有时因为过度担心，就好像疯了一样。这时，最好的方法就是向丈夫或者知心朋友倾诉自己的感受。用语言这种简单的表达方式说出心中的不安或担心能减少忧虑。

Q9 肚子突显，开始腰痛，这不是患椎间盘疾病了吧？

肚子突显，身体的重心会转移到下方。所以，孕妇为防止摔倒，会不知不觉地挺着肚子，两手托住后腰行走。这样的姿势会给背骨或骨盆带来负担，诱发腰痛。

为了防止腰痛的发生，首先应该控制体重。因为身体越重，腰部的负担越大。摄取热量低、营养高的食物，这样有助于控制体重。

走路时，不要挺着肚子，应该养成下巴向前伸、伸展腰部和背部的走路习惯。为了预防摔跤，最好穿没跟儿的平底鞋或运动鞋。因为高跟鞋会使臀部向后翘，肚子突出。

并且坐姿也很重要。臀部放在椅子后方，腰部伸展开来，这样坐着脊柱端正，能防止腰痛。良好坐姿能减少腰痛的发生。

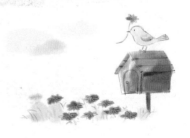

3. 对分娩前后的担忧

临近分娩，孕妇的心中充满对分娩的忧虑，以及担心分娩后会发生什么。

Q10 什么时间休产假好呢？

大部分职业女性想产后多陪陪孩子，会制订产后休假日程。但产前休假也会对分娩有诸多帮助。不管怎样，孕妇都不希望工作12小时后马上进入阵痛和分娩阶段。

如果想工作到预产期，就应该和上司协商调节工作时间，无须全日制工作。那么，分娩休假时的工作可以由同事来做，便于有时间做好分娩准备。

制订分娩休假计划时，一定要记住一点。即使非常慎重地做休息计划，也不一定会按照计划执行。在分娩的最后几周，突然患并发症，需要进行剖宫产或者早期诱导分娩时，应该灵活地修订计划。了解法律保障对职业女性享受分娩休假的权利也十分重要。

Q11 怀孕14周，体重增加了4.5kg，如此下去到分娩宝宝时不会变成大块头吧？

虽然怀孕过程中会增重1.5~2.5kg，但和这个数值上下有出入时也无须担心。有的女性在怀孕初期体重大幅度增加，但从怀孕中期开始体重就不增加了。

也有的女性因严重的妊娠反应在怀孕初期体重几乎没有增加，但进入妊娠中期后，食欲大增，体重急增。在妊娠中期，体重增加了多少并不重要，而均衡饮食、开心生活才是最重要的。因为怀孕中期是胎儿生长的重要时期，所以不要减少卡路里的摄取量。

Q12 能承受得起昂贵的婴儿用品吗？

养育孩子需要花费很多钱，但不要因此而使家庭财政陷入危机。最好不要给新生儿穿名牌衣服。如果不想每天洗衣服，新生儿的衣服就准备10余件，毯子也可以多准备几个。因为新生儿在出生后不久会快速成长，所以宝宝出生6周后，以前的衣服就小了，穿不了了。尽可能买可以调节大小的衣服，最好选择可调节袖口和长度的婴儿服。

Q13 孩子出生后不会和丈夫的关系疏远吧？

孕妇担心如果现在和丈夫之间出现问题，那么孩子出生后两人的关系会更加疏远。相反，如果现在和丈夫的关系非常好，孩子出生后反而会破坏两人的关系。减少担心的最佳方法是告诉丈夫自己的心思。也许丈夫也有同样的忧虑，那么两个人应该一起寻找宝宝出生后保持良好关系的方法。

Q14 进入怀孕中期的孕妇在进行夫妻生活时应该用安全套吗？

怀孕中期是比较安定的时期，进行正常的夫妻生活也无妨。虽然有人主张夫妻生活过程中的子宫收缩对胎儿不利，但此时期的夫妻生活比怀孕初期和末期都要安全。过于频繁或强烈的性生活会使孕妇感到疲乏，因此应避免过激的性生活。精液内含有使子宫收缩的前列腺素，所以在妊娠中期也要使用安全套。使用安全套还可以防止细菌侵入阴道，非常卫生。

Q15 生第二胎比生第一胎容易，这是真的吗？

有相当一部分生过二胎的产妇称，生第二胎比生第一胎容易。这并没有医学根据，只是因为身体已经经历过一次分娩过程而已。

有二胎的孕妇们已经预想了分娩过程，在短暂的阵痛过程中完成了分娩。因此，她们说第二次分娩更容易，但也有产妇称生第二胎更困难。

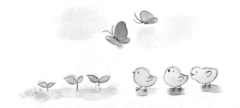

妊娠中期需进行的分娩准备

进入妊娠中期，最好一点点开始进行分娩准备。妊娠中期被称为怀孕的黄金期，相对安定，活动起来也没什么负担，有闲暇时间，所以最好在这个时期开始准备。

制作分娩计划书

虽然在韩国制作分娩计划书不普遍，但实际上在分娩前制作计划书会对分娩有很大帮助。首先整理自己想要的分娩环境或条件。并且在整理的过程中可以与负责医生或助产士进行商议，再进行更改或调整以达到理想状态。

如果通过这样的过程制作好分娩计划书，那么医生、护士、助产士就会知道孕妇想要的分娩方法和条件等，这样一来孕妇就能按自己的需求进行分娩了。制作分娩计划书并不难，不会花费太多时间，也没有固定的形式。简单写下与分娩相关的事项，就像给医生写信一样。

- 希望的分娩场所（医院、助产所、家庭）。
- 本人在阵痛过程中使用药物的意见。
- 分娩时的陪同人员及各自的作用。
- 阵痛过程中所穿的衣服（普通衣服还是患者服）。
- 阵痛环境（微弱的照明、安静的音乐等）。
- 希望的阵痛地点（浴池）和采取的姿势（坐、站、蹲、靠着丈夫等）。
- 硬膜外注射、诱导分娩、内诊等统一的医疗性处理。

- 是否同意在分娩过程中有实习医生的参与。
- 分娩过程中希望使用的工具（分娩用椅、分娩用床、气椅、分娩用浴缸等）。
- 防止与宝宝分离，是否希望新生儿在母亲的陪同下做检查。

分娩计划书的必要性

分娩计划书没有明确的计划范围，计划的内容也都不同，要牢记这一点。谁也不能预测在分娩过程中会100%按照分娩计划书进行。万一出现紧急情况，应灵活应对，具体情况具体分析。

进行剖宫产的分娩计划书

决定进行剖宫产，不要认为这样就可以不制订分娩计划书。如果有希望的分娩条件或方法，要仔细记录下来。

保管方法

分娩计划书完成后要与医生一起讨论，并制作副本。一份放在工作单位，一份放在家中保管，给医生两份。医生把其中的一份与定期检查记录一起保管，另一份给分娩医院或助产所。

分娩休假

制订分娩休假计划的最理想时期是怀孕中期。现在怀孕进入安定阶段，离预产期还有几个月时间。所有的事情都能顺利进行时应该怎样做，不顺利时应该怎样做，对于各种状况都要计划好。

休假前要做的事

平时所有的事情都自己处理，怀孕了，就应该把自己的工作进行状况告诉给周围同事。即使在预产期前分娩，也不会在工作上出现差错。

休假时期

另外一件需要思考的事情是什么时候开始休假。通常情况下，即使工作到子宫开始收缩为止都没问题，但最好在预产期前有一定的休息时间。

休假时间是多久

目前，韩国的法律规定分娩休假日为90天（中国法律规定为98天晚婚、晚育、难产、多胞胎的可以延长产假）。这90天并不是指工作日，而是从休假当天开始，包括周日及公休日。分娩休假是有报酬的，大企业会支付正常工资直到休假60天为止，剩下30天的补助由就业稳定中心支付135万额度的韩币（中国的生育护理津贴可根据单位的性质和相关规定到指定地办理）。

针对优先支援对象企业（中小企业）的情况，就业稳定中心支付90天的正常月薪135万韩币，月薪超过135万韩币时，其中60天的补助差额由企业发放。分娩休假结束后，6个月之内可申请就业稳定中心发放的30天的补助。

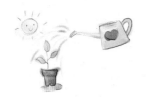

准备分娩用品

最适合在妊娠中期准备分娩用品。生第一胎时，想买的东西和必须买的东西很多，但买回来不一定都能用得上。所以购买用品时，事先列好清单，仔细核对后再买。

★ 宝宝用品

宝宝的汗水和皮肤分泌物很多，所以最重要的是物品的吸水性、透气性和保温性好。并且，不能刺激皮肤，需要经常换洗，所以最好选择纯棉制品。挑选宝宝的衣服时，应事先考虑舒适性，而不是设计。宝宝的衣服设计简单，系上衣带就能穿上，也容易脱下来。

虽然衣服宽大比较好，但太大了也不合适。内衣合身能更好地吸收分泌物，外衣多少要大些。

● 胎儿内衣、胎儿罩衣

新生儿的内衣最好选择吸汗透气的纯棉制品。选用没有折边和扣子的衣服。胎儿罩衣是穿在胎儿内衣外的，所以在夏天分娩也可以不准备胎儿罩衣。

● 包手布、包脚布

包手布不仅能保暖，还能防止宝宝的指甲划伤脸部。如果有胎热，指甲再划伤了皮肤，会使情况恶化，所以最好在家也把手包好。包脚布能保持脚部温度，也可以给宝宝穿袜子。

● 内衣

宝宝出生一个月后，就要给宝宝换上上下分开的内衣。还是要选择纯棉内衣，宝宝在不断成长，所以最好选择大一点的衣服。

● 太空衣

这种衣服是上下连体的，容易换尿布，衣服下边一般有扣子。因为是连体服，所以不用担心移动宝宝时衣服上下蹿。太空衣可以穿到宝宝百天。

● 围嘴

新生儿易呕吐，百日后会流很多口水。这时如果使用围嘴，不必换掉衣服，只更换围嘴儿就行，最好事先准备好围嘴。

● 毛巾

毛巾的用途很多，可擦拭宝宝的口水和汗水，也可以擦拭留在嘴边的奶水，最好选用棉质的柔软毛巾。

● 尿布罩

使用尿不湿，不需要尿布罩，但使用尿布时，一定要用尿布罩。选择防水性好的尿布罩。

● 帽子

宝宝的大泉门开着，容易受到刺激。因此，外出时一定要戴帽子。

★ 床上用品

● 小孩被褥

应该选择吸水性好，易清洗的褥子。选择有单独被罩的被子，这样可以当单被盖，大小适宜，也能给宝宝盖上。

● 枕头

如果想让宝宝的后脑勺是圆的，就选用南北头枕头。宝宝汗多或发热，最好选择小米枕头。当然纯棉的软制品最好。

● 外包布、里包布

宝宝出生后2个月内都要使用外包布，外出时可以挡风。里包布主要是包裹住宝宝，给他安全感，也可以用浴巾包裹。

● 防水褥

接触宝宝皮肤的那面是棉质的，另一面有橡胶涂层，它可以防止大小便弄脏床铺。

● 宝宝带、褙褓

使用褙褓背婴儿时，妈妈和孩子都很舒适，但其缺点是让母亲看起来不像母亲，所以最近外出时几乎不用褙褓。虽然宝宝带看起来不错，但妈妈的肩膀会很疼。

★ 哺乳用品

● 奶瓶

喂牛奶、大麦茶及挤出的母乳时使用。选用易清洗并能用热水消毒的奶瓶。

● 奶嘴

奶嘴根据宝宝的月龄和饮食不同，其大小和种类也不同。分为新生儿安抚用、喝牛奶用及断奶用奶嘴。

● 奶粉盒

为了出门或夜间哺乳，把每次所需奶粉分装好。

● 吸奶器

为了吸出母乳或保管母乳时使用的器具。

● 奶瓶消毒器

消毒奶瓶或奶嘴时使用，用热水定期消毒。

★ 洗浴卫生用品

● 尿布

使用未经漂白或荧光处理的纯棉制品。选择吸水性和透气性好的纸质尿布。

● 浴盆

给宝宝洗澡时，用有沐浴秋千的浴盆很方便。但使用大的干净的塑料桶也可以。

● 香皂

选择香气不浓，对皮肤无刺激的宝宝专用皂。

● 湿巾

宝宝每次大便时，用水冲洗很麻烦，最好使用湿巾。浸湿纱布手巾擦拭并不卫生。

● 宝宝香粉

涂抹在臂弯或腋窝等易出汗的地方。

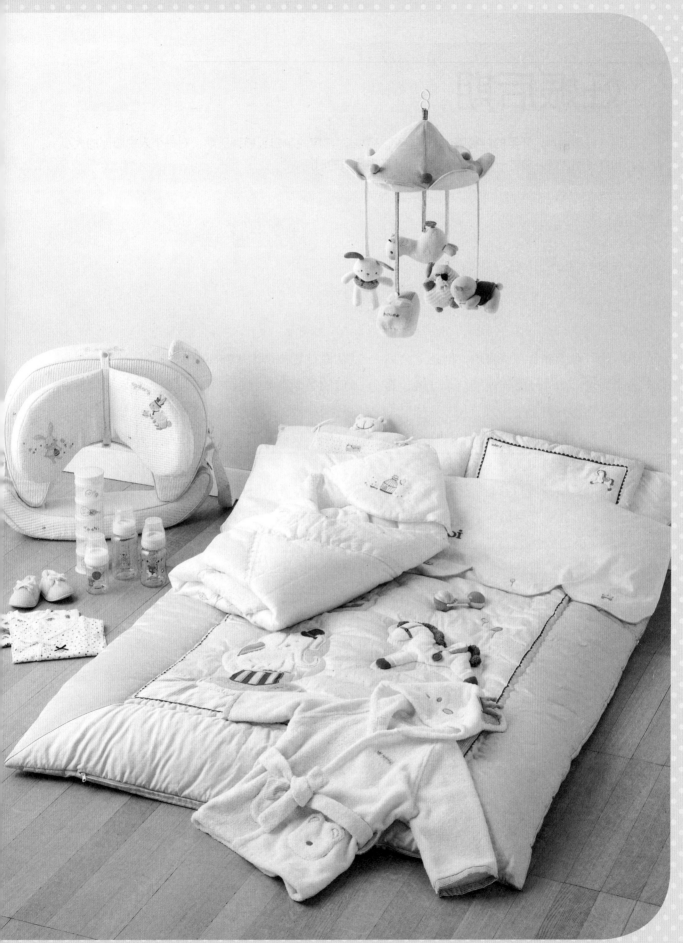

妊娠后期

进入妊娠后期，怀孕的神秘感也随之降低。孕妇对常穿的孕妇服感到厌烦，对每个人说腹部的大小和样子而疲惫，总之一句话，这是对怀孕产生厌烦的时期。

孕妇此时对阵痛会有些害怕，但还是会期待阵痛的到来。如果经历阵痛能结束分娩，那么还是希望经历阵痛的。

如果妊娠后期不出现不适感和疼痛，那么就像愉快地度过妊娠中期一样等待分娩吧。本章将对于孕妇妊娠后期的身心变化、威胁性的B群链球菌和母乳喂养与奶粉喂养的优缺点进行说明，以及决定是否进行新生儿包茎手术。

妊娠后期出现的身体变化

进入妊娠后期，子宫变大变硬，胎动明显增加，孕妇会经历布莱克斯通·黑格斯收缩（子宫收缩）。

虽然怀孕初期和中期经历的不适感和疼痛会继续，但一部分症状会消失。下列事项为妊娠后期常出现的不适感和疼痛。

♥ 呼吸困难

呼吸困难与妊娠后期的其他不适感相同，都是由于变大的子宫造成的。妊娠后期，隔膜从原位置被挤出 3.75cm，使肺活量减少。高数值的孕酮刺激大脑的呼吸中枢，如果母体不进行深呼吸，那么会加重呼吸困难。母体进行深呼吸不仅能减少肺活量，还能供给胎儿充分的氧气。

治疗呼吸困难症，除了分娩没有其他方法，但有几个方法可以缓解症状。坐或站时，习惯性地把后背伸展开来，肩部向后倾，这样做呼吸会顺畅些。躺着的时候，如果想呼吸顺畅，就要撑起上身，或者以减轻隔膜负担而侧卧。

♥ 坐骨神经痛

坐骨神经痛是指骨盆部分、臀部及大腿出现疼痛，或者没有感觉。一般是由变大的子宫压迫坐骨神经造成的。严重时连动都动不了，非常疼痛。即使疼痛难忍，行动困难，也要坚持每天步行 30 分钟，否则症状会加重。

也有孕妇称，去游泳池能减轻压迫坐骨神经的子宫重量，对减轻疼痛有益。在疼痛处贴上贴膏或涂抹药膏能减轻疼痛，但使用前一定要咨询医生。

♥ 睡眠障碍

睡眠充足了，好像可以做任何事情，但在此时期很难睡踏实。抱着像西瓜大小的肚子睡觉是件难事，睡在身边的丈夫可以盖厚被子，但孕妇因物质代谢身体发热，很难睡踏实。

晚上经常去洗手间，这也会影响睡眠质量。并且，面对未来的阵痛、分娩，以及对未来生活的担心都会影响睡眠。下列要领可以解决睡眠障碍。

● 入睡方法

① 周围放上枕头。枕头越多越好。不知道丈夫是否喜欢这样，但应考虑到孕妇的舒适感。可以把平时的枕头摞起来，也可以用孕妇专用枕。

② 屈腿屈膝，侧躺。把一个枕头放在肚子下方，两腿之间再放一个枕头。臀部疼痛时，在侧卧的腿下方放一个枕头，这样能减少对臀部的压迫。

③ 睡觉前不要运动。虽然运动有助于睡眠，但太晚运动反而影响睡眠。

④ 睡觉前，胃肠舒适。睡觉前 2~3 小时不要吃太多食物。

⑤ 克制夜宵。如果因胃痛或消化不良引起失眠，最好不要吃夜宵。

⑥ 放松小腿。有很多孕妇因腿部痉挛在睡梦中惊醒，应在睡觉前放松小腿。

⑦ 饮用香草茶。饮用加入少量薰衣草、蜂花、椴树叶、甘菊叶的茶水。如果香草味道太重，减少薰衣草的量即可。

⑧ 饮用一杯热牛奶。觉得牛奶味道淡，可以加入桂皮、蜂蜜或白糖。

⑨ 洗热水澡。

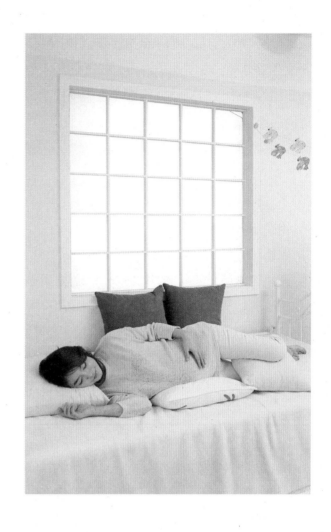

⑩ 在床上练习缓解紧张的呼吸法。练习从分娩教室学到的呼吸法有助于睡眠。

⑪ 不困时不要勉强睡觉，可以起床做些其他事情。过一会儿，困了再上床睡觉。

♥ 腹部瘙痒

为了支持变大的子宫，皮肤拉长，变得干燥瘙痒。

此症状在分娩前不能消失，但涂抹质量好的润肤霜会缓解瘙痒。

♥ 静脉瘤

静脉瘤指在皮肤下、大腿、脚脖、外阴部出现的微绿或微红色的血管。这是由把血液运送到心脏的小静脉变弱引起的。怀孕过程中体重大幅度增加、有静脉瘤家族史、经产妇的情况，易发生静脉瘤。变重的子宫压迫经过骨盆部位和腿部的静脉，并且增加的孕酮使血管壁松弛，进而引起静脉瘤。下列要领能缓解静脉瘤。

● 缓解静脉瘤的方法
① 不要长时间站着。
② 不要扭着腿坐着。
③ 空闲时，可以把腿抬起来。
④ 避免穿紧箍腿部或腹部的内衣，因为妨碍血液流动。
⑤ 有规律地运动，这样能使全身血液循环变好。
⑥ 为了使腿部血液循环变好，最好穿高弹力丝袜。高弹力丝袜能紧箍住脚脖，防止血液流向脚脖和小腿下方，可以托住此部位的静脉。

　　一般来说，分娩后子宫会恢复到正常大小，孕酮数值也能正常，体重减轻，这样一来，静脉瘤也会消失。如果静脉瘤没有完全消失，可以通过简单手术进行治疗。

♥ 尿频
　　怀孕初期经常去洗手间，孕酮增加是主要原因。但现在造成尿频的原因是胎儿头部压迫膀胱。频繁去洗手间，并且很着急。
　　会出现紧张性尿失禁，此症状分娩后也会继续。随时排尿，坚持做凯格尔运动会缓解症状。

♥ 蜘蛛状毛细血管扩张症
　　蜘蛛状毛细血管扩张症是指在皮肤特定部位出现毛细血管扩张，可看到如同红色蜘蛛腿的现象。这种症状出现在上身、脸部及颈部，由荷尔蒙影响循环引起。此症状无痛、无不适感，一般在分娩后会自然消失。

♥ 妊娠纹
　　妊娠纹指因皮肤拉长而出现的红色细线。一般出现在乳房、腹部和大腿处。因为妊娠纹出现在连接组织内，所以使用乳液或乳霜擦拭是无效果的。如果不想出现妊娠纹，就不要在怀孕期间过分增重。
　　妊娠纹在分娩后会由原来的微红色变成银色，但却不会完全消失。如果想除去剩余的痕迹，可以做不出血但会稍感疼痛的激光手术。

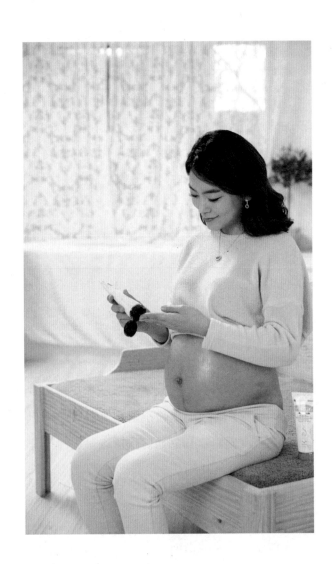

♥ 不宁腿综合征（RLS）

在小腿、大腿、脚、腿上部好像有什么东西爬一样，并伴随火辣辣的疼痛。此症状经常在坐着时出现，起来走路会缓解症状。尤其是在夜晚症状更严重，会导致失眠，这也与睡觉时突然起来造成的腿痉挛有关。

● 缓解不宁腿综合征的方法

① 洗热水澡。

② 按摩腿部。

③ 有规则地运动，但不要在深夜运动。

④ 不要摄入酒精和咖啡因。

♥ 皮肤瘙痒

皮肤瘙痒指怀孕瘙痒性风疹性丘疹和斑点（PUPP）引起皮肤瘙痒和红肿的现象，150 名孕妇中就有 1 名出现此症状。主要由家族遗传引起，多发于初产妇。吃口服药，涂抹预防瘙痒霜，洗澡水中加入麦片、宝宝香粉可以治疗。

♥ 间擦疹

间擦疹是指褶皱部位的皮肤由于潮湿引起的皮肤炎症。多发于体重过重的女性，也会出现在乳房或腹股沟下。

间擦疹可通过抗菌霜治疗，多清洗受影响部位，涂抹痱子粉或玉米淀粉进行预防。瘙痒严重时，除了用医生开的抗菌霜之外，也可以涂抹炉甘油或氢化可的松乳膏进行治疗。

♥ 痔疮

一半的孕妇为痔疮而苦恼。有的孕妇在怀孕过程中都被痔疮折磨着，有的孕妇在阵痛过程中使劲时引起痔疮。痔疮在分娩后能自然痊愈，但如果有凝血就需要手术治疗。

引起痔疮的原因有很多。排便时使劲会引起痔疮，便秘或腹泻也能引起痔疮。高数值的孕酮影响肛门周围静脉，怀孕末期胎儿头部压迫骨盆，妨碍骨盆组织的血液流动，这些都可以引起痔疮。

预防痔疮非常重要。首先应充分摄取水分，预防便秘。多吃富含纤维质的食物，使排便通畅，有规律地运动，尽可能养成排便时不使劲的习惯。

● 缓解痔疮的方法

① 使用无味的柔软厕纸，排便后把肛门周围擦拭干净。

② 采用坐浴。

③ 洗澡水中放入燕麦或宝宝香粉。

④ 不在硬椅子上久坐。

♥ 胎儿下降

在妊娠末期的某一时刻，胎儿向骨盆下降。初产妇会在阵痛开始前 1~2 周出现下降，经产妇直到阵痛开始时，胎儿也不会下降。

很多孕妇都会经历胎儿下降。胎儿头部向下下降，对骨盆底造成压迫，这时孕妇会感到压迫感和疼痛。

此症状有一个优点，那就是胎儿下降能使呼吸顺畅。

♥ 耻骨疼痛

此症状并不常见，但一部分女性也会因此而受苦。此症状由在骨盆中央连接两个耻骨的软骨松弛造成。分娩后此症状会自然消失，但有时也不能过快地消失。所以要做好分娩几周以后都会被疼痛折磨的心理准备。

♥ 消化不良

怀孕期间更容易出现胃痛，但消化不良并不常见。胸骨下出现灼热感，胃酸逆流导致胃痛。

此现象在平躺、咳嗽、排便用力、拎重物时经常出现。子宫变大压迫胃肠，防止胃液上升的肌肉松弛，导致胸口疼痛。胸口疼痛并不是严重的疾病，但却因此感到不适。

胎儿困难症

在怀孕或分娩时会出现胎儿心动过缓或脐带血流减少等胎儿困难症。胎儿困难症会导致胎儿血流障碍，在窒息状态下会引起低氧症，对大脑产生致命性的影响，也会导致严重的健康问题。如果分娩时被确诊为胎儿困难症，就会向母体输入氧气，注入人工羊水、子宫收缩抑制剂，进行吸引分娩等，最终有可能实行剖宫产。

胎儿困难症由脐带、胎盘、母体疾病、子宫和胎儿异常引起，最重要的是要尽早发现。因为患胎儿困难症的时间越长，对胎儿的健康越不利。

不仅是分娩时，怀孕期间母体承受过大的压力也会使血液变成酸性，并通过胎盘传给胎儿。因此，在怀孕和分娩的过程中，孕妇应最大限度减少压力，这才是生出健康宝宝的捷径。

消化不良时，肚子上方出现疼痛，这是由胃中的食物引起的，十二指肠中胃液过多时也会引起此症状。

想缓解胃痛，就不要给胃负担。避免穿紧身衣服或做弯曲动作。尤其在夜晚出现胃痛时，应把枕头垫高睡觉。

同时减少食量，不要把胃填太满，睡前喝牛奶能综合胃酸。

♥ 布莱克斯通·黑格斯收缩

布莱克斯通·黑格斯收缩是指在 20~30 秒内进行不规律的轻微子宫收缩，但在 1~2 小时后突然停止的现象。也可以称之为阵痛预行练习收缩，此现象主要发生在妊娠后期，但也会从妊娠中期就开始出现。

初次出现此现象时，偶然把手放在肚子上，能感到肚子有规律地收缩，除此以外就意识不到了。运动时也能感受到收缩。

临近分娩，布莱克斯通·黑格斯收缩会很痛苦，可能被误认为是阵痛收缩。有的医生认为布莱克斯通·黑格斯收缩是宫颈练习打开过程的现象。有时很难区分布莱克斯通·黑格斯收缩和真阵痛。

如果担心是否是早期阵痛开始了，那么最好咨询医生。

♥ 应及时咨询医生的症状

① 严重的阴道出血或凝血。

② 持续一天以上的轻微出血。

③ 疼痛、高热、发冷、严重腹痛。

④ 伴随阵痛的出血。

⑤ 伴随眩晕、虚弱、视觉障碍的持续严重头痛。

⑥ 脱水。

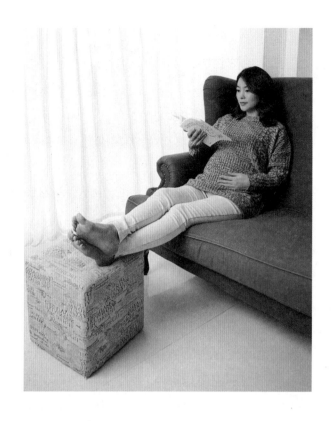

大变化等问题，消耗时间和体力。

如果已经有一个孩子了，孕妇会因不能和孩子玩而愧疚，也会担心大孩子看到出生后的宝宝有怎样的反应。最需要丈夫安慰的时候，却与丈夫产生了距离感。

但很多的准爸爸对于未来也有各种各样的担心。但他们不会像大部分的妻子那样担心孩子的健康，而是考虑自己是否有经济实力养育孩子的实际性问题。

妊娠后期的胎儿成长

在妊娠后期，胎儿依然迅速生长发育，为见到未来的父母做准备。

♥ 变化的皮肤

胎儿的大脑变大，脑细胞和神经循环系统完美地连接在一起，开始活动。复杂的学习和运动能力也在发育。万一在此阶段早产，胎儿成活的概率也很高。

皮肤脂肪逐渐增加，在表面形成的褶皱柔软地伸展开来，胎儿的皮肤变得粉红通透。皮肤的颜色因白色脂肪堆积而没有红色的气韵，几乎呈现出粉红色。

皮肤下堆积的脂肪给胎儿能力，并在胎儿出生后起到调节体温的作用。保护皮肤的胎脂也很厚。

⑦ 超过38℃的高热。

⑧ 排尿时腰痛。

⑨ 像水一样清稀的阴道分泌物。

⑩ 脸、手、脚突然水肿。

⑪ 早产的信号。规则的子宫收缩（用手指尖能感觉到，但严重腹痛未伴随腹部的拉拽感），腰痛，下部骨盆或腹部沉重，腹泻、少量出血或出血，水一样清稀或黏液状分泌物等。

⑫ 怀孕24周后，胎动突然中断。

妊娠后期出现的情感变化

到了妊娠后期末，孕妇已经对怀孕感到厌烦，想快点把孩子生下来。在怀孕的最后几星期，孕妇会思考什么时候开始阵痛，分娩该怎么办，是否能生出健康的宝宝，分娩后的生活会有多

♥ 眨眼

胎儿眼球的虹膜开始收缩和松弛。照射红光则虹膜收缩，为了看到事物，可以调节视线的焦点。现在眼睛可以眨眼了。

♥ 排出胎便

胎儿的肠中几乎充满了近似黑色的暗绿色物质，这就是胎便。胎便和肠腺分泌物、胎内毛、色素作为胎儿肠内的物质混合物，在分娩途中一起排出。胎儿的肠道最初运动的瞬间就是胎便排出的时候。

♥ 头向下的姿势

孕妇的肚子空间太小，长大的胎儿慢慢放弃了运动。如果母亲做出使胎儿不舒服的动作，那么胎儿不得不动一动。如果胎儿使劲动弹，在孕妇腹部表面会看到那个动作。并且，胎儿具备在空间中定位的能力。

在妊娠后期的初期，虽然胎儿的头是向上的，但渐渐会把头移动到下方，做好与父母见面的准备。

妊娠后期应接受的检查

怀孕各阶段应接受的检查与根据孕妇状态而做的检查不同。孕妇在怀孕后期进行 B 型链球菌筛选检查，此项检查对分娩或出生后的胎儿有影响。

♥ B型链球菌筛选检查

B 型链球菌是指引起孕妇和新生儿特殊问题的细菌类型。一般 10%~30% 的孕妇会受到感染，主要发生在阴道和直肠。

● 感染B型链球菌时

即使感染 B 型链球菌也可能无任何并发症，但也可能引起膀胱炎、羊水炎（羊水和羊膜感染）、子宫内膜炎等并发症。

如果感染此病，那么在妊娠中期、分娩时，或者出生后，宝宝也会被传染。患 B 型链球菌的女性，生出的 100 名新生儿中就有 1、2 名被传染。

● B型链球菌的治疗方法

孩子与患 B 型链球菌的其他人接触也能被传染。被感染的孩子有可能使血液、肺、大脑和脊柱也被感染，5% 的孩子死亡。

美国疾病控制预防中心称，所有孕妇在怀孕 35~37 周进行 B 型链球菌筛选检查，通过此检查呈阳性反应的女性，如果在阵痛过程中使用抗生剂进行治疗，能预防宝宝在产后 1 周内被 B 型链球菌感染，这个比率是 75%。

● 检查时期

B 型链球菌筛选检查主要在怀孕 35~37 周进行。但事实上，在 37 周做的检查中呈阴性反应的女性，马上进入阵痛阶段会呈阳性反应。

所以一部分医生建议不要事先做筛选检查，针对早期阵痛、早期破水、延迟破水（破水了，但 18 小时过后仍未分娩），以及以前分娩过感染 B 型链球菌宝宝的女性，在阵痛过程中采取抗生剂治疗。

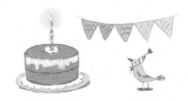

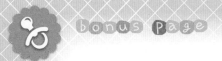

胎儿保险

随着35岁以上高龄产妇的增加，先天性异常新生儿的出生率也有增高的趋势。胎儿保险不仅对唐氏综合征、胎儿畸形有保障，也可以支付低体重分娩、身体麻痹等分娩后出现的疾病的治疗费。

为什么需要胎儿保险？

胎儿保险会给从分娩开始可能出现的异常疾病提供保障。如果孕妇在怀孕过程中投保，分娩后患病，可得到补偿。一般胎儿畸形或分娩时出现的疾病需要用治疗设备进行治疗，但使用这些设备产生的费用公共医疗保险不能报销，所以需要患者自己承担。只有胎儿保险才能完美地给新生儿提供保障。并且也能给出生后的孩子提供保障，因小事故、交通事故骨折、烧伤、感冒等各种疾病和伤害所产生的费用和住院费都予以赔偿。

什么时间投保最好？

越快投保越好。就像大部分的保险一样，一岁时投保，保险费低，赔偿金高。胎儿保险根据怀孕周数不同，投保产品或保险内容也不同。也就是说，怀孕周数越长，产品的选择范围越小。

胎儿保险和儿童保险不同，如果错过产品的投保期就不能投保了。生命保险应在怀孕16~22周内投保，损害保险应在得知怀孕时起直到怀孕22周前投保，这样胎儿就能得到所有保障。其中，先天性疾病与其他疾病不同，胎儿进行特约投保可得到保障。

接受治疗的孕妇不能投保吗？

虽然投保就能得到赔偿，但患妊娠性糖尿病或高血压需要在医院治疗或服药的孕妇，投保时有限制，所以应仔细了解后再投保。流产3次以上，可看作习惯性流产，这种情况下投保会受到限制。

保障期到什么时候？

如果加入更新型产品，每到满期更新时胎儿的保险费就会增加，可以根据更新时的健康状态拒绝更新。所以最好选择非更新型满期为80岁的保险产品。最近人们偏爱缴费20年，满期为100岁的保险产品。

选择满期为100岁的保险是因为子女在15岁以前患重病，期满后加入成人成本保险受到限制或者不能加入，所以选择满期为100岁的保险。虽然和先天性异常保险、低体重儿保险、助产期疾病等胎儿保险的必要项目相同，但在无法特约的时期加入保险时，也有无法保障先天性异常的保险产品，所以应仔细查看。

保障期到什么时候？

即使不见保险设计人也能通过网络比较各种保险的保险产品。也可以通过比较，进行概算后，发送电子邮件。这样做的优点是，可对各个保险公司胎儿保险的优缺点及保险费用等进行比较，但胎儿保险的种类很多，很难一一地进行比较和选择。因为是自己比较并选择保险产品，所以能仔细阅读介绍胎儿保险的资料，进而准确无误地选择。

28~40 周

每周的 孕妇变化和 胎儿成长

"

※ 每周<胎儿的大小>指从胎儿的囟门到臀部的长度。

▶怀孕 **28** 周　■ 胎儿大小 25cm
■ 胎儿体重约 1.1kg

此时，胎儿茁壮成长，体重增加。从现在开始即将经历妊娠后期出现的不适感和症状。

孕妇的身体变化

进入妊娠后期，子宫膨胀变硬，胎动明显。孕妇会出现为了阵痛做准备的布莱克斯通·黑格斯收缩。伴随在妊娠初期和中期出现的不适感，还会出现胃痛和消化不良等症状。

孕妇的情感变化

每天会问好多次"这正常吗"？孕妇担心自身经历的所有不适感和症状是否是所有孕妇都会经历的，还是只有自己经历这些症状。

确定自己经历的症状是否正常，最好的方法是阅读相关书籍，或者访问值得信赖的网站，这样能得到很多有关怀孕的信息。必须要确认某一疑问时，咨询医生是减少担心的最好方法。

胎儿的生长发育

- 胎儿体重 1.1kg，大小 25cm。
- 肺开始形成表面活性剂。表面活性剂防止肺相互粘连，并且它作为肺部膨胀吸入空气的物质，能增加早产时宝宝的成活率。

▶怀孕 **29** 周　　■ 胎儿大小 26cm
　　　　　　　　　　　　■ 胎儿体重约 1.25kg

目前，孕期已经过去3/4，离分娩日不远了。但假设在预产期分娩，距离见到宝宝仍有11周。

孕妇的身体变化

为了容纳变大的子宫，皮肤拉长，变得干燥瘙痒。直到分娩都很难消除瘙痒，但涂抹质量好的氢化可的松乳膏可以缓解瘙痒，多涂一些水分大的乳霜。

孕妇的情感变化

众多怀孕信息中存在相互矛盾的信息，很难分清哪些是正确的。孕妇们对信息过剩不满，某种情况的信息不一致时，只能造成困扰。不知道应该相信哪些信息时，最好咨询医生或助产士这些值得相信的人进行确认。

胎儿的生长发育

- 最近几周，身体比头部发育迅速，胎儿的头比身体稍大些。
- 听觉变得灵敏，如果听到吵闹声，会吓一跳。科学家把胎儿在腹中听到的声音比喻为洗碗机转动的声音。
- 胎儿能听见母亲的声音，开始辨认家人的声音。

▶怀孕 **30** 周　　■ 胎儿大小 27cm
　　　　　　　　　　　　■ 胎儿体重约 1.35kg

此时应具体考虑购买分娩用品。这可能会造成金钱上的担心。宝宝瞬间长大，所以要避免买太贵的幼儿用品。

孕妇的身体变化

孕妇有初乳了。初乳富含营养和抗体，味道甜美呈淡黄色，这是宝宝第一口品尝到的食物。分娩后，母乳分泌需要一定的时间，这阶段初乳起到为宝宝提供营养的重要作用。分娩 3~5 天后，初乳中断，母乳开始分泌。

孕妇的情感变化

现在，丈夫真切体会到经济上的重任。大部分的丈夫不会轻易表达自己的情感、担心和害怕，只是内心中有这样那样的担心。

孕妇只是在意自己的想法和感受，这样一来会忽视丈夫的感受。偶尔夫妻间也会产生矛盾。千万不要忘记，丈夫也是妊娠和分娩的另一位主人公。也要给丈夫制造一些表达情感的机会。

胎儿的生长发育

- 胎儿体重 1.35kg，大小 27cm。
- 胎儿的眼眉和睫毛变得清晰，现在可以睁开眼睛了。

▶怀孕 **31** 周

■ 胎儿大小 28cm
■ 胎儿体重约 1.6kg

目前，腹部像西瓜一样，用什么样的姿势睡觉都不舒服。数着手指等待快些分娩，盼望能舒舒服服睡觉的日子的到来。

孕妇的身体变化

渐渐地不能舒服地睡觉了。刚刚睡着，就想去洗手间，或者臀部疼痛，得改变睡觉姿势，睡着了又醒，反反复复。

孕妇的情感变化

周围的人非常关心孕妇，孕妇都怀疑自己的背后是不是贴上了"我怀孕了，给我点建议吧"的牌子。甚至在马路上或公园里初次遇见的人都会给孕妇一些建议，如战胜妊娠反应和阵痛的方法，教孩子怎样走路等。但孕妇并不想听这些建议。

应对这些过度关心的最好方法是一笑了之，不必太过在意。

胎儿的生长发育

- 胎儿的肺和消化管几乎发育完成。
- 从现在开始胎儿会大幅度增重。
- 极速成长的胎儿需要更多的空间，羊水的量减少。

▶怀孕 **32** 周

■ 胎儿大小 29cm
■ 胎儿体重约 1.8kg

孕妇在本周想知道胎儿的睡眠、踢腿规律、布莱克斯通·黑格斯收缩，以及怀孕是否顺利等问题。通过听优美的音乐、读书来进行胎教。

孕妇的身体变化

子宫会进行布莱克斯通·黑格斯收缩，此症状一般一次持续 30 秒，很轻微，最初几乎感觉不到。但进入妊娠末期，此症状会使孕妇感到不适和疼痛。走路时感觉子宫膨胀，就好像谁用测血压地带着捆着腹部挤压空气一样。

孕妇的情感变化

孕妇会觉得成为完美的母亲很困难。不吃有机农产品，而吃普通的蔬菜，甚至没听胎教音乐，没看对胎教有益的书籍，孕妇都会觉得对不起宝宝。

吃有益健康的食物，希望孕妇在怀孕期间保持对自己和胎儿都有益的健康生活方式。但如果为了保持良好的生活习惯而受到压力，可以放松些。

胎儿的生长发育

- 胎儿体重为 1.8kg。
- 子宫内空间变窄，胎儿的活动迟缓，但仍能感受到有规律的胎动。

▶怀孕 **33** 周

■ 胎儿大小 30cm
■ 胎儿体重约 2kg

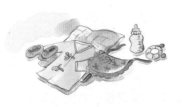

> 孕妇的肚子变得非常大，走到哪里都会得到关注，关于分娩的各种事情（按摩会阴部和是否需要保管脐带血等）要考虑得更具体些。

孕妇的身体变化

进行夫妻生活后，胎动增多或减少。有些胎儿能感受到母亲的性高潮，子宫收缩会有困意，有些胎儿则更活跃。这两种反应都是正常的，夫妻生活后，胎儿或者睡觉，或者体能大爆发，无须惊讶。

● 按摩会阴部

在分娩前几周按摩会阴部，是不是就不用侧切了呢？只是初产妇会这么想。加拿大魁北克的实验表明，对于初产妇来说，按摩分娩时拉长的阴道入口周边的组织可避免进行侧切。

但对于经历过窒息分娩的经产妇来说，按摩会阴部是无效的。当然，也不是初产妇按摩会阴部就能避免侧切。例如，胎儿倒置，出现胎儿困难症，胎儿的肩太宽，钳子分娩时，都不得不进行侧切。

>> 按摩的方法

在怀孕 34 周左右开始按摩，每次按摩 10 分钟，一日 1~2 次。首先把手洗干净，再在会阴部周围（阴道入口周边组织）涂上可可油、橄榄油、维生素 E 油、纯植物油等润滑油。

再把拇指插入阴道内 2.5~3.5cm，向下施压。

感到热乎乎时，继续施压拉长会阴部组织。持续 2 分钟，用同样的方法对阴道下半部按摩。把拇指插入阴道中，轻轻把阴道向外推，这样能事先体会到宝宝分娩时头部出来，会阴部组织拉伸的感觉。持续按摩一周，孕妇能感到会阴部能变得柔软，这是按摩有效果的最好证据。

孕妇的情感变化

孕妇的肚子变得非常大，走到哪里都会得到关注。大家会问："什么时候分娩？这是第一次分娩吗？是男孩还是女孩？"孕妇真想把写着回答的牌子挂在脖子上。

有的女性不愿意回答这些问题，也有的女性喜欢回答这样的问题。无论怎样，这样的现象都是暂时的，分娩后想经历都没有机会了。

胎儿的生长发育

● 胎儿体重 2kg，长 30cm。
● 为顺利分娩，胎儿的头盖骨尚未合拢。
● 脸上出现酒窝，脖子上出现皱纹。

▶怀孕 **34** 周
■ 胎儿大小 32cm
■ 胎儿体重约 2.28kg

> 此时应该决定是否进行母乳喂养，如果是男孩是否要做包茎手术。并且会经常出现尿失禁。

孕妇的身体变化

笑、打喷嚏、咳嗽，或者做其他事情的时候不知不觉就会流出少量尿液。尿失禁现象是由于变大的子宫压迫膀胱造成。要想阻止尿失禁，就要在有尿意之前排空膀胱。不能吃蜜橘或西红柿，也不要喝橘子果汁、含咖啡因的饮料、碳酸饮料及含香料的饮料。因为这些食品会刺激膀胱。

凯格尔运动能强化骨盆部肌肉，抑制体重增加，使膀胱受到最小的压迫。

孕妇的情感变化

有人认为宝宝在出生前就得到儿童用品作为礼物是不吉利的，这是迷信。因此，如果孕妇忌讳亲戚朋友送儿童用品的话，就应该坦白自己的想法，让他们在孩子出生后再送礼物。

胎儿的生长发育

- 胎儿体重为 2.28kg，长 32cm。
- 因皮下的白色脂肪层，皮肤看起来不是红色而是粉色。脂肪层能起到调节宝宝体温的作用。
- 手指甲长长了，但脚指甲还没怎么生长。

▶怀孕 **35** 周
■ 胎儿大小 33cm
■ 胎儿体重约 2.5kg

> 此时脚部水肿，很辛苦。拜托丈夫给自己做脚部按摩。最好在本周给孩子起名。

孕妇的身体变化

晚上，脚和脚脖会水肿。过分的水肿是子痫前症的征兆，但稍微有些水肿只是怀孕过程中水分增加造成的，无须担忧。

孕妇的情感变化

有的夫妇在很久之前就取好了宝宝的名字，也有的夫妇在孩子出生后再取名字。

起名字，应该想得长远些。在孩子的乳牙长出来之前，不要给孩子起老式的名字或过于流行的名字。并且也不要起太孩子气的名字。应该避免宝宝成长为大人时，名字过于可笑引起尴尬。

胎儿的生长发育

- 在此阶段，胎儿的头一般是向下的，但不清楚在实际阵痛开始前，位置是否会改变。
- 胎儿长 33cm，体重 2.5kg。
- 躺在浴盆中时，能看到胎儿从这边肋骨移动到那边肋骨。比较腹部两侧能知道胎儿躺在哪边。

▶怀孕**36**周

■胎儿大小 34cm
■胎儿体重约 2.75kg

临近分娩，胎儿为了分娩会做出怎样的准备，孕妇自身又应该准备些什么。

孕妇的身体变化

子宫压迫胃的压力增大，吃普通量的食物都很费劲。最好少食多餐。

多吃如：燕麦和水果混合的酸奶，鲜水果和酸奶制成的饮料，煮鸡蛋、低脂肪奶酪、肉类、松饼、面包、卷饼、饼干、水果干、干果、新鲜蔬菜等易制作并富含营养的食物。

这些食物在分娩后作为正餐或间食也不错，可以多准备些。进入妊娠末期，去市场买菜不是件容易的事情。

孕妇的情感变化

大部分的女性会担心阵痛。进入这一阶段，不仅是孕妇，就连准爸爸也对阵痛和分娩感到不安。

胎儿的生长发育

- 胎儿体重 2.75kg，长 34cm。
- 这一阶段子宫增长到原来大小的 1 000 倍。
- 为了宝宝出生后能正常呼吸，肺正忙于生成表面活性剂。
- 子宫内空间变窄，胎儿成长速度减缓。

▶怀孕**37**周

■胎儿大小 35cm
■胎儿体重约 2.95kg

想知道分娩时宝宝通过母体传染的疾病及其免疫方法，担心是否能成为好的父母。

孕妇的身体变化

错误的判断身体的大小，或者重心改变、失去平衡而容易撞到其他物体。几周后孩子出生，平衡感和调节能力就会恢复，无须担心。

孕妇的情感变化

分娩今日倒计时，担心自己能否成为合格的父母。即使在最后时刻仍然对成为父母感到恐惧，但是这绝不代表想成为父母是错误的决定。

胎儿的生长发育

- 胎儿体重为 2.95kg，长 35cm。
- 新生儿从母体得到各种致命疾病的抗体。这样的自然免疫力一直持续到出生后六个月为止。因此医生建议在胎儿出生后两个月接种疫苗。

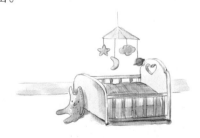

▶怀孕 **38** 周

■ 胎儿大小 35cm
■ 胎儿体重约 3.1kg

此时，孕妇会担心胎儿现在的姿势是否为准备分娩的姿势，怎样与丈夫和谐度过产后调理期。

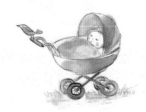

孕妇的身体变化

减少横隔膜的压迫感，如果感到骨盆压迫感增加，有可能是胎儿下降。下降一般在阵痛开始前 2 周或马上要阵痛时出现，所以把下降视为要分娩的征兆。

孕妇的情感变化

孕妇担心宝宝会对自己和丈夫的关系带来影响。如果与丈夫的纽带关系深厚，会毫无困难地战胜两人间的特别暴风。华盛顿大学的研究表明，妻子怀孕前关系良好的夫妇比关系不好的夫妇更能承受成为父母所带来的压力。

当然，孕妇在分娩后也要为保持与丈夫的纽带关系而努力。与丈夫在一起的时间很重要，宝宝睡着了，自己有几小时的空闲时间。如果想过二人世界，可以让亲戚朋友照顾自己的宝宝。

如果一个小时都不能离开宝宝，也可以在家约会。夫妻间可以谈论丈夫怎样能当个好爸爸，以及怎样解决缺乏睡眠和夫妻生活冷淡等宝宝出生后带来的问题。人们对宝宝和产妇特别关心，丈夫会感觉到自己受到了冷落。

用牙膏在洗手间的镜子上画一颗心，写上自己爱丈夫的话语，或者写纸条、发信息表达爱意。让丈夫知道自己很重要。

这样的小举动会增进夫妻关系，特别是在人生的困难时期，也能使夫妻二人顺利度过为人父母的过程。

胎儿的生长发育

● 在这一阶段，胎儿的体重每天增长 1%。
● 男孩比女孩的体重重。

产后情绪不稳

产后情绪不稳有几种形态。有很多产妇生完宝宝后并不是很开心。出现生孩子是否正确、能否养育好孩子等不安。这叫做产后情绪不稳，有超过一半的产妇在分娩后2天到2周内出现这样的症状。这是暂时的，过2周后就能自然消失，症状不会恶化。比这更严重的是产后抑郁症。如果想消除产后情绪不稳的症状，就应该向丈夫或身边的人寻求帮助，并坚持运动。

▶怀孕 **39** 周

■ 胎儿大小 36cm
■ 胎儿体重约 3.25kg

有的孕妇身体无力，什么都不想做。相反，有的孕妇每天多次打扫宝宝的房间或干家务。

孕妇的身体变化

临近分娩，孕妇突然体力大增，出现筑巢本能。目前还不清楚筑巢本能是生物学或心理学现象，或是由生化变化引起，还是发觉分娩前有很多事情要做，但大部分女性都会出现此现象。

即使孕妇很想打扫宝宝的房间，但也要为阵痛储存能量。每晚装饰婴儿房而疲惫不堪是不能迎接阵痛的。

孕妇的情感变化

经产妇已经有一个孩子了，担心是否能给新生儿更多的爱，并且也担心新生儿出生是否会使大孩子受罪。

有两个以上孩子的父母都会担心这样的问题。和其他父母聊天，并多读些养育孩子的书籍，有助于减少担心。

胎儿的生长发育

● 肾上腺分泌肾上腺皮质激素。
● 胎儿内脏充满胎便，胎便由消化腺分泌物、绒毛及色素等组成，分娩后排出。

▶怀孕 **40** 周

■ 胎儿大小 37~38cm
■ 胎儿体重约 3.4kg

现在好奇什么时候能和宝宝见面。虽然不能保证就在这周出生，但离见到胎儿已经不远了。

孕妇的身体变化

怀孕前，子宫重70g，含有15cc液体。到分娩时，子宫重1 100g，含有约1升的液体。胎儿以惊人的速度发育成长。如果胎儿出生后的重量为3.6kg，那么这个数值几乎是最初卵子重量的20亿倍。宝宝的体重在怀孕最后2个月增长2倍。

孕妇的情感变化

等待阵痛期间会担心和抑郁。过了预产期，没有一点要分娩的迹象，孕妇会坐立不安。但有时也需要放松些。每天独自一个人在家更容易变得敏感。孕妇担心会突然取消约会，其实不必这个样子。因为在任何情况下，大家都会原谅孕妇的。

分娩后，可以尽情享受那种轻松的感觉。比如，洗泡泡浴，清闲地度过午后时光，见朋友吃美食等。

胎儿的生长发育

● 覆盖在宝宝全身的绒毛都消失了，但肩部、胳膊、腿和额头还留有一些。
● 保护胎儿皮肤的乳白色胎质只在腹股沟、胳膊肘、腋下和膝盖后等部位存留。

妊娠后期的担忧MOST9

舒适的妊娠中期已过，进入妊娠后期，临近分娩，新症状随之而来，并且也有其他担心。
但距离见到宝宝的日子并不遥远，所以愉快地度过妊娠后期吧。
下列事项为妊娠后期经常出现的忧虑。

1. 对阵痛的忧虑

初产妇最担心的事情是，直到宝宝的头出来时，还未感觉到阵痛。经历过阵痛的女性，最初也无法辨别是不是真阵痛，但随着时间的流逝，阵痛就更清楚了。子宫收缩逐渐增强，并且有规律，这样才是真阵痛。

Q1 能感受到阵痛开始了吗？

真阵痛时，子宫收缩渐渐变长、变强、变频繁，并且更加疼痛，更有规律。如果动弹，收缩会更严重，即使改变姿势，多喝水，也无济于事。并且疼痛由腰部放射到下腹部和大腿，就好像是有胃肠障碍或腹泻般的感觉。伴随出现血渍或粉红色的黏液。羊水破了就意味着阵痛的开始。

Q2 能承担阵痛的疼痛吗？

听取亲戚朋友们的阵痛经验，会有一两次不想生孩子的想法。但在此时此刻已经回不到过去了。

克服阵痛恐惧感的最好方法是尽可能获得更多的分娩信息。读书、参加分娩培训，或者听取医生对于分娩中使用何种镇痛剂的说明。多了解处理阵痛的自然方法和医学方法，对自己是种安慰。

不能过低评价作为女性的自身能力。阵痛虽然可怕，但除了特殊情况，任何人都可以承受，过去的女性不也都承受过来了吗。因此不要说自己不行，要对自己有信心。

Q3 阵痛过程中，体力不支怎么办？

孕妇担心阵痛过程中动作不能过大或不能说话。担心骂丈夫或使劲生宝宝时失礼，这都可以理解。但分娩医院的医生和护士都已经很熟悉这些状况了，所以孕妇在阵痛过程中失去自制力或行为不文雅也不会得到坏评价。如果这些行动或话语对减轻阵痛疼痛有益，医生会鼓励这样做的。

虽然不清楚丈夫是否会因孕妇的话语或行动而感到奇怪，但丈夫会忙于见证生命的奇迹，无暇在意那些小事。

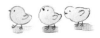

2. 对安全分娩的忧虑

初产妇的阵痛时间大约是12~13个小时，所以阵痛开始后，还有充分的时间来整理分娩用包，直至入院。经产妇的阵痛时间平均为7个小时，所以也无须过分担心。

Q4 阵痛开始了，宝宝出来前，能准时到达医院吗？

一般来说，在城市居住的初产妇不必担心这个问题。但住在乡下的孕妇则需要花费一两个小时才能到达医院。这样的孕妇在感觉到阵痛时，不要追究是真阵痛还是假阵痛，应及时赶往医院。即使经历几次假阵痛，也比后悔更安全。

Q5 羊水不会在公共场所破裂吗？

10%的孕妇，羊水会在阵痛开始前破裂。因此在公共场所羊水破裂的概率很低。羊水万一在公共场所破裂了，它也不能突然喷出，只是流出一点点。因为孩子的头堵住子宫入口，减慢羊水流出的速度。

表面上是感觉不到羊水破了的。羊水没有特殊的味道，所以身边的人不会发现破裂，无须担心。如果怕羊水破裂，外出时可以带着卫生巾。

Q6 阵痛开始时，大孩子由谁来照顾呢？

无法预测什么时候分娩，孕妇在阵痛过程中，由谁来照顾大孩子呢。写一份名单，此名单上记录着各个时间段能照顾孩子的亲戚朋友的名字。阵痛开始时可以至少联系一个人来照看孩子。妈妈必须去医院时一定要事先安排好照顾大孩子的人。

Q7 最近在医院能进行灌肠和除去阴毛吗？

在美国，孕妇分娩时一般不会剔除阴毛，但会进行灌肠。因为很多医生把分娩看做是自然的过程，并相信母体和胎儿的能力能解决所有问题。但在韩国几乎每个医院都会对要分娩的孕妇进行灌肠和除去阴毛。灌肠是为了预防分娩时大便引起感染，剔除阴毛是为了预防感染，并为侧切做准备。

剔除阴毛会使孕妇心里不舒服，但经历过的人称，阵痛过程很痛苦，根本考虑不到其他事情。

Q8 感染B群链球菌，不会对宝宝有害吧？

20%~40%的孕妇会感染B群链球菌。如果在阵痛过程中母体把疾病传染给宝宝，那么新生儿就会受到严重感染，因此大部分孕妇在妊娠末期会做B群链球菌筛选检查。受感染的孕妇生出的宝宝中有2%会被感染。幸运的是，孕妇在阵痛过程中注射抗生剂就能预防感染。

3. 对即将出生的宝宝的忧虑

生头胎时，孕妇会担心自己能否成为合格的母亲。哄小宝宝玩、哄他睡觉、给他洗澡、喂他吃饭，这些事情都不简单。但这些事情谁都会经历，要对得起"妈妈"这个称呼，拿出自己的自信。

Q9 丈夫事先布置好婴儿房，是不是太着急了，这不会对腹中胎儿带来不吉利吧？

有很多关于怀孕的民间说法，即使平时能理性思考的人，在怀孕时也会有这些担心。消除担心的最好方法是把自己的想法告诉丈夫，以求丈夫的理解。

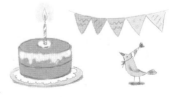

分娩前应决定的事情

临近分娩的妊娠后期要事先做决定的事情很多。此时要决定是母乳喂养还是奶粉喂养，如果是男孩是否进行包茎手术等问题，我们一起来看一下吧。

母乳喂养还是奶粉喂养

对于母亲来说，没有比是母乳喂养还是奶粉喂养更头疼的事情了。听说母乳喂养不仅对胎儿健康有益，还对产妇有益。但即使母乳喂养优点很多，也不是所有产妇都能进行母乳喂养。

奶粉在本质上并不是坏东西。奶粉也是给宝宝提供营养的另一种方法。

母乳喂养的优点

● 母乳是宝宝最完美的食物

母乳中均衡含有宝宝所需营养素，是最完美的食物。更令人吃惊的是，根据宝宝所需营养素的不同，母乳成分也稍有不同。所以新生儿和蹒跚学步的孩子吃同样的母乳，其成分也不同。

母乳中富含奶粉模仿不了的天然抗生物质。研究结果表明，吃母乳的宝宝比吃奶粉的宝宝患肠炎、尿道炎、呼吸系统感染、中耳炎、食品过敏、虫牙、肺炎、脑膜炎等疾病的概率低。母乳能提高疫苗的效率，所以提高了疫苗的效果。

● 母乳有助于宝宝健康

吃母乳长大的孩子幼儿猝死的风险低。并且这样的孩子患肠疾病、湿疹、鹅口疮、心脏病、过敏、癌症及肥胖的概率低。母乳也能促进下巴和面部肌肉发育。吃奶粉长大的孩子比吃母乳长大的孩子更容易去整容科矫正。

● 对产妇有益

母乳喂养对产妇有益。母乳能帮助子宫产后收缩，减少产后出血，促进体型的恢复。母乳喂养每天会消耗500kcal，不必特意减肥，体重就能减轻。并且也会降低以后换乳房癌或卵巢癌的风险，延迟排卵，可自然避孕。

● 在经济上有所帮助

母乳喂养无须对奶瓶和奶嘴进行消毒。何时何地都可以喂奶。对营养成分的摄取稍加注意，买授乳垫和挤奶器也不会花费太多金钱。

● 形成母亲与宝宝的亲密感

进行母乳喂养，可加深母子间的亲密感和纽带感。也不是说奶粉喂养就不能加深感情，宝宝把小脸贴到母亲的胸上更能加深亲密感。

母乳喂养的缺点

如果不想用奶粉给宝宝补充营养，母乳就是所有营养的来源。所以母亲吃什么直接影响到孩子。

如果母亲服用了不好的药物或食物时，尽量不要给孩子喂母乳，以防万一通过母乳传给孩子。除此之外，孩子患有苯丙酮尿症、乳糖不耐症、半乳糖血症这样严重的遗传病时，就不能母乳喂养了，应喂特别的食物。

母乳喂养的准备

为准备母乳喂养，怀孕过程中用干布按摩乳头，但也不是非要这么做。母乳喂养的前几天，乳头会疼痛，但如果姿势正确大部分的疼痛和不适感会消失，所以怀孕过程中不必担心。但乳头有问题的女性如果想进行母乳喂养，在分娩前应事先准备好。

例如，乳头平平或凹陷时，有规则地做能使乳头突出的按摩，或使用凹陷乳头矫正器（把凹陷的乳头向外拉，中央有小孔的圆顶般柔软装置）。即使乳头突起，但宝宝咬住乳头，乳头却凹陷的女性进行母乳喂养会有一定的困难。

自己可以诊断宝宝在吃母乳时是否存在问题。把拇指和食指放在乳头的乳晕上，轻轻挤压。这时乳头应向前突出。如果乳头向里，就需要用凹陷乳头矫正器或用手规则地向外拉乳头，准备母乳授乳。

如果想母乳喂养最初就要确定下来并且要有热情。事先告诉医生，生宝宝后30钟内推按乳房，分娩后和宝宝使用同一房间。宝宝除了吃妈妈的奶以外，最好不要吃其他食物。回归职场的母亲，应保证宝宝在妈妈工作时也能吃到母乳，这样就需要把奶挤出来，所以最好在工作前2周内决定使用哪种挤奶方法。这样，可以在下班后或休息日在家时挤奶。

奶粉喂养的优点

● 分成长阶段提供养分

奶粉可以分成长阶段给宝宝提供养分。奶粉中几乎包含了母乳中的所有成分，除了免疫成分。

● 分担喂奶工作

可以让丈夫或其他人帮助产妇喂奶，这样产妇就能少干点活儿了。

奶粉喂养的缺点

如果分娩后有母乳出来，乳头会疼痛。但如果不进行母乳喂养，使用冰贴、镇痛剂，或者穿正好的胸罩都能防止产生瘀血。

想进行奶粉喂养，需要准备的事情更多。晚上或凌晨宝宝想喝奶时，就要起床准备牛奶。奶粉和水的比例要适当，奶瓶和奶嘴需要消毒，要做的事情既麻烦又多。奶粉喂养不能像母乳喂养那么方便及时。

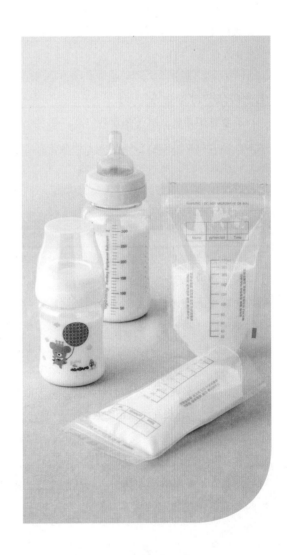

是否采用诱导分娩

超过预产期的情况

超过预产期，但还没有阵痛的迹象，会感觉不安。但有的孕妇会提前分娩，有的孕妇会迟一些分娩，所以不要太担心，重要的是保持身心平和以等待宝宝的到来。

预产期也只是预产期

超过预产期也不是什么大问题。英国分娩专家希拉·基辛格称，在预产期出生的宝宝只占整体的5%，10名中有2~3名在预产期前出生，10名中有6~7名在预产期后出生。

并且另一项统计称，10名宝宝中的9名在预产期后10天内出生。换句话说，预产期过后的10天宝宝没出生的概率不到10%。

电话咨询

不要总想为什么孩子还没有出生，不然会导致不安。这时可以去影院看电影或见朋友聊天，把注意力转移到别的事情上。

即使和别人约好，但因为突然阵痛，不能赴约，这是谁都能理解的。

开心每一天

医生和护士也不知道孩子具体的出生时间。因为没有魔镜能告诉他们具体的分娩日期。就把孩子在肚子中的时间当成是自己的自由时间吧。开心地沐浴、读小说吧。

和丈夫一起度过愉快时光。或许，孩子出生后的几周乃至几个月都不能和丈夫一同进餐。因此最大限度地利用现在的时间，愉快地享受二人世界。

超过预产期2周以上的情况

如果孩子在腹中待太久，孕妇就会听到一些可怕的传闻。单纯地超过预产期和超过2周以上是不同的。

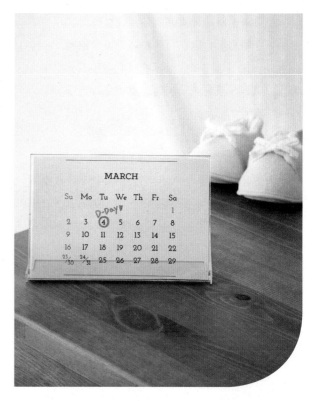

超过预产期很危险的原因

预产期超过2周以上，医生或助产士会建议孕妇进行诱导分娩。有以下几个原因。

● 胎盘衰退

预产期超过2周以上，胎盘开始衰退。胎盘从受胎开始发挥了40周的功能（从最后生理期开始的那天起约42周）。大部分胎盘能继续发挥其功能，但也有胎盘衰退到不能给胎儿供给所需营养的情况。

● 胎儿过分成长

胎儿会长得更大。如果胎盘继续发挥其最低功能，宝宝会继续长大，直到分娩为止。如果宝宝太大，分娩过程中引起并发症的概率也越高，也可能进行剖宫产。

● 羊水减少

羊水数值降低。羊水在怀孕34~36周后开始减少。怀孕时间越长，羊水数值越少，胎儿挤压脐带，引起脐带发病症的概率越高。

● 胎儿能吸入胎便

胎儿在子宫内待的时间越长，越容易在分娩过程中排出胎便。那样，胎儿会吸入黑色物质，分娩后呼吸器官可能出现问题。

判断是否进行诱导分娩的检查

直到超过预产期2周之内都没什么大问题。但医生或助产士会对超出孕产期的孕妇进行观察，并进行下列检查。并且把检查结果作为依据，如果判断胎儿还是出来比较好，就要决定进行诱导分娩。

● 非收缩检查

利用外部监控装置测定胎儿心脏搏动，耗时40分钟。

● 收缩刺激检查

出现强烈收缩时，监控心脏搏动率。

● 生物体物理学系数检查

通过超声波对胎儿的呼吸、身体或四肢的活动、胎儿肌肉紧张度及羊水量进行测定。

诱导分娩的方法

如果决定进行诱导分娩，那么应选择各种方法中最合适的方法。把产科器具插入羊膜，弄出一个小孔，人为破水，这是一种方法。

宫颈部开始膨胀时一般不会很痛，但宫颈部不膨胀时会非常疼。此外，还会注入特定药品或进行静脉注射。

是否进行包茎手术

如果生的是男孩，就要考虑是否给宝宝做包茎手术。有赞同给新生儿做包茎手术的，也有不赞同的，意见参半。如果做包茎手术可以解决健康上的一些不快症状，也容易进行卫生管理。但包茎手术会给新生儿带来疼痛和压力，虽然引起并发症的概率极低，但也有可能发生。

包茎手术的优点

如果宝宝刚出生不久就做包茎手术，费用低，并且危险性小。做了包茎手术的男性患尿道炎的概率不过10%。并且患梅毒、淋病、尖性湿疣、AIDS的概率也低。如果宝宝做了包茎手术，那么到5岁时就不会出现包皮覆盖龟头的现象，长大成人后也不会患阴茎癌。

包茎手术是把多余的包皮切掉，这样可以预防轻度包茎。并且也能降低患龟头包皮炎（因外伤或卫生不良引起的皮肤炎症）的概率，更容易管理阴茎的卫生。

包茎手术的缺点

研究表明，包茎手术很痛，会对新生儿造成压力，并且在手术进行过程中和之后的24小时都会给宝宝的行动带来不便。1 000名中会有1名发生并发症（主要为出血）。虽然不常见，但也会引起阴茎损伤。所以包茎手术不适合患病、早产或阴茎异常的宝宝。

事实上，宝宝不是一定要做包茎手术。注意保持阴茎卫生，并且性生活健康，就能预防包茎、轻度包茎、龟头包皮炎、阴茎炎、性病及其他健康问题的发生。

用于包茎手术的镇痛剂

如果决定做包茎手术，就要咨询医生用哪种镇痛剂。医生会建议做阴茎支配神经麻醉（麻醉阴茎主干部分，以此麻痹传达到大脑的疼痛）和局部麻醉（为了在手术前使包皮部位麻醉，在包皮上涂抹麻醉膏），或者同时采用两种麻醉方法（先做局部麻醉，再做阴茎支配神经麻醉）。

book in book

胎教不要在怀孕后再开始，
应该从怀孕的瞬间就开始，这就是
怀孕胎教。如果想拥有健康聪明，
并且想象力和感情都很丰富的宝
宝，就马上开始胎教吧！

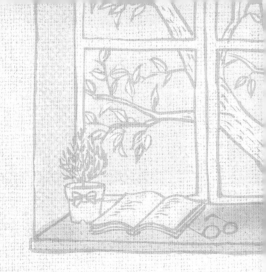

影响胎儿大脑和一生健康的

胎教

故事胎教

父母一起给宝宝读童话故事。通过优美的故事培养孩子的潜能，唤醒感性。这样不仅增加了宝宝与父母的亲密度，还加深了父母的感情。每天大约读30分钟故事书。我们一起感受幸福的胎教时间吧。

请这样进行故事胎教

讲故事时要字正腔圆

无论是给谁读故事，都要字正腔圆，这样才能把意思表达得清楚。如果发音不正确，只能降低胎教的效果。先进行舌头、嘴唇和口部练习，再读故事。

阅读时更换对话体

把童话故事中主人公的名字替换成宝宝的爱称，宝宝就变成了故事中的主人公，这样能增强母子间的亲密感，宝宝也能用心聆听故事。随意读故事无益于胎教。以对话的形式读故事，无论是母亲还是胎儿都会觉得有趣。

饱含情感地读书

母亲在进行胎谈胎教时，最重要的是声音。只有用轻柔的嗓音阅读，才能使宝宝情绪稳定。无论何时，宝宝都期待母亲温柔的声音，就满足他这个愿望把。妈妈用温暖柔和的语气阅读，就好像阅读自己编写的故事一样。

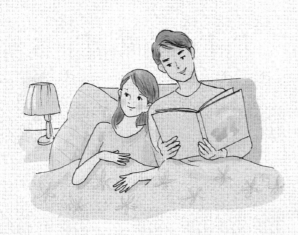

边抚摩肚子边阅读

同进行胎谈胎教时一样，读童话时也要轻抚小腹。这样做能提高阅读的效果，同时也把母亲的体温传达给宝宝。

有规律地阅读

坚持阅读才会有效果。即使阅读时间短，也要有规律地阅读。

可以下班后和丈夫一起给宝宝读童话，晚上 8 点为最佳时间。胎儿大多数时间都在睡觉，但听觉最敏感的时间为晚上 8 点钟左右，所以在这个时间读故事效果最好。

解释书中登场的事物

目前，胎儿对世界一无所知。他肯定好奇书中登场的事物。所以，请亲切地告诉宝宝吧。

偶尔边走路边阅读

孕妇读书的姿势不舒服，胎儿也不会好受。以最舒服的姿势慢慢阅读，偶尔也可以边走路边阅读。如此一来，不仅孕妇可以得到锻炼，对胎儿也有振动效果，产生刺激。

让故事更加丰富多彩

每次读相同的故事，孕妇也会感到厌烦。偶尔不阅读文字，而是看着图片按照自己的想法编故事会更有趣。

此时，平时没看到的小图片也会尽收眼底。编故事的同时，母亲的注意力和想象力都会得到最大限度的发挥，宝宝的想象力也会一起成长。

阅读后聊一聊感想

母亲饱含情感地讲故事，就会对这个故事有所感悟。那么就把这种感悟告诉给宝宝吧。

妊娠各阶段进行故事胎教的方法

 怀孕初期

如果想选择胎教用阅读材料的话，很容易想到童话故事书。

一旦怀孕，孕妇会产生害怕和迷茫，所以首先应该做的事情就是学习。

孕妇应事先了解怀孕后自身的变化、胎儿怎样成长及为了胎儿应该做哪些事情，这就需要阅读关于母体变化和胎儿成长方面的书籍。最好多去书店转转，选择一本好书。书店的氛围对胎教有益。

怀孕中期

此时是进行胎教的最重要时期。胎儿的五官感受有一定的发育，应该给一些适当的刺激。孕妇的害怕或迷茫也都消失了，妊娠反应也结束了，身体也变得舒适了。在妊娠中期需要好奇心和知性的刺激，所以应给胎儿讲述优美的童话和能自由想象的创作故事。读童话的时间最好为 5 分钟。

 怀孕后期

此时，临近分娩，是胎教的结束时期。这个阶段阅读关于分娩的童话，不仅可以消除对分娩的惧怕，也能安抚心绪。

艺术胎教

音乐胎教和故事胎教尽人皆知，但随着大家对胎教的关心，艺术胎教也得到了很大的关注。艺术胎教的方法有很多，如欣赏名画、做刺绣、彩绘等，通过颜色提高胎儿的欣赏能力。母亲看到和感受到的事物能培养胎儿的美感，所以最好多看、多感受。

🐶 手织品和折纸也是艺术胎教

一提到艺术胎教，马上会想到鉴赏名画，人们很容易把欣赏画作当成是艺术胎教的全部，但编织、折纸、陶艺等也属于艺术胎教的范畴。编织和折纸不仅能培养注意力，还能安稳心绪，作为孕妇们的兴趣爱好最好不过。

但制作一个作品需要花费很久，所以需要忍耐和坚持。正是看中这一点，人们才把其列入胎教范围之内。因为它会使胎儿自然而然地形成坚韧和勤勉的品质。并且能使胎儿色感敏锐，提高审美能力。以

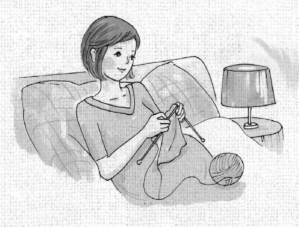

怀孕为契机，到附近的文化中心或社会福利馆寻找属于自己的艺术胎教方法吧。

🐶 欣赏使人感动的风景

如果平时对美术没什么兴趣，那么为了胎教而去美术馆或展览会就会不开心。即使在陌生的美术馆中欣赏名作也不会有太大的感动。

倒不如和丈夫一起看电影，看有美丽花朵的植物图鉴，或者看充满回忆的老照片。用这些作为艺术胎教的材料。看风景或照片能使孕妇情绪安稳，也能使精神兴奋。

🐶 鉴赏名画提高感受性

鉴赏名画也同听优美旋律或读令人感动的文字一样，能使心情平静安宁，有时也会净化心灵。去展览照片、美术作品、雕刻、陶艺和版画的展览会，并且加以鉴赏，这样有助于胎教。以《解读图画的女人》闻名的画家 Jemma Han 的母亲，怀孕时非常喜欢观看绘画，并且

经常去美术馆和展示会等场所，还阅读关于绘画方面的书籍，这些都为 Jemma Han 感受性奠定了基础。

她每周和丈夫去一次美术馆或展览会，欣赏不同的画作，这样腹中的胎儿也感到高兴。去美术馆或展览会也有运动的效果。这样也可以把出门走走的经历告诉给宝宝，增加聊天内容。

看画册也能进行艺术胎教

居住在文化设施匮乏的地方，或者附近没有美术馆时，最好利用画册进行胎教。画册中有很多名画，选择的范围很大。

要根据个人的喜好来选择画册。选择别人称赞的画家的作品，不如选择自己喜欢的绘画或作品集。

最好选择上学时美术课程中接触到的绘画作品，或者通过媒体了解到的作品，这些熟悉的作品能给人带来亲切感。

使用网络美术馆

欣赏绘画不一定非要去美术馆或展览会，也可以利用网络美术馆在家中欣赏美术作品。

如果您经常使用网络，可以查找网络美术馆欣赏绘画。有的网站上传了很多美术作品，也有介绍作家和详细介绍每一幅名画的网站。

电脑是有辐射的，所以每天上网最好不要超过 6 小时，每小时要休息一会儿。

以欣赏美丽的绘画为主

想要进行艺术胎教，但并不知道应该欣赏哪些作品。建议大家欣赏美丽的、色彩鲜明柔和的画作。

其中，色彩鲜明，运笔迅速，色感变化强烈的印象派绘画最为适合。

亲自作画

用图画表现出自己的真情实感并不是一件容易的事情。有些人会觉得自己没有美术天赋，害怕画画。

就像美术能进行心理治疗一样，人们通过画画也能消除心理压力，这不仅可以作为兴趣爱好，在胎教方面比起欣赏名作也会更胜一筹。

极不情愿地画画毫无效果。因此，以愉快的心情画画吧。

图画作品并非一定要展示给谁看，所以没必要画得太好。无关绘画水平的高低，能和宝宝一起心绪平稳地作画才更重要。

在平时的生活中培养艺术气息对胎教也有好处。看到周边的事物时，稍微注意一下其特征，想象一下怎样用绘画表现出来。

利用各种颜色和素材作画。使用水彩笔、染料、彩色铅笔等各种绘画工具来表现美感。选择蓝天、白云、长相漂亮的宝宝作为绘画素材。也可以看超声波照片画出宝宝的样子。

不一定非要画画，也可以通过黏土、彩塑等形式展现出来。

英语胎教

一提到进行英语胎教，很多人都不知道怎么办好。人们会问怎么进行英语胎教。英语胎教的重点不在于英语，而在于胎教，就是用英语进行胎教的意思。在国际化时代，不懂英语就不能生存。从胎儿时期开始，母亲就用英语对话，意义在于给胎儿提供一个语言环境。

效果满分，英语胎教的方法

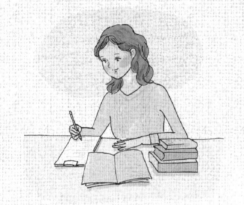

🐰 英语胎教的根本是乐在其中

胎教是指，孕妇为了给胎儿提供良好的影响所付出的努力，也就是通过怀孕前、受孕时、怀孕后等时期教育胎儿而付出的努力和为了营造良好的胎内环境而做的所有事情。

既然要进行胎教，就不能随便进行胎谈，而用英语进行对话，这就是英语胎教。最近很多孕妇都很热衷于英语胎教，把英语胎教当成是在胎内进行的教育即可。

胎儿的大脑犹如具有无限潜力的白纸一般。也就是说，那个时期受到的刺激非常重要。

母亲所看到、听到和体会到的所有事物都会对腹中胎儿产生影响。胎儿会记住母亲的嗓音和听到的音乐，这些在腹中受到的刺激都会对出生后的宝宝产生影响。

🐰 有压力就停止

很多人说英语时都会害羞。虽然英语在头脑中盘旋，但不能马上说出来。因为他们对自己的发音或重音等没有信心。说英语之前就开始担心句子是否正确，发音是否准确。

英语胎教的意义在于让宝宝提前熟悉英语特有的韵律、重音和发音等，并不是系统地教宝宝英语。也不是让母亲参加英语考试，所以因英语胎教而造成压力反而不好。

进行英语胎教最重要的一点是，不要惧怕英语，要愉快地进行。即使英语水平不高，但开心舒适地学习英语的话，胎儿就会接收到这种良好的刺激。

在怀孕 6 个月左右开始

徐贤珠是"妈妈标英语"的先驱者，也以"英语最棒的妈妈"著名，她希望宝宝在腹中时就能熟悉英语，所以她通过听童谣，阅读童话书的形式实施英语胎教。她对儿子和女儿都实施了英语胎教，效果非常显著。

她认为越早接触英语，越能减少对英语的反感，并能像接受母语一样接受英语。所以最好用英语进行胎教。

虽然想用英语进行胎教，但一旦实施又不知道应该怎样做。什么时候开始进行英语胎教最好呢？孕妇怀孕 6 个月左右，胎儿就能听到外部的声音了。他除了能听到母亲的心跳、消化食物的声音、说话声、爸爸的声音以外，还对大的、小的噪声有反应，同时还能把听到的信息储存在大脑里。因此，这个时期实施英语胎教是最好的。

以胎教为契机学习英语

以胎教为契机学习英语真是一举两得。首先，可以让宝宝提前接触到英语。其次，还能提高妈妈的英语水平。

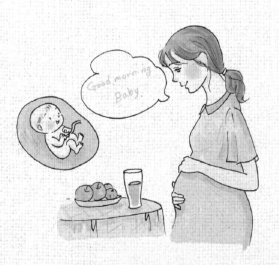

如今是不懂英语寸步难行的时代，学英语的人都有同感，孕妇也不例外。平时想学英语，但一旦开始学习又坚持不下去。怀孕期间进行英语胎教，这样就有学习英语的动力了。

用英语和胎儿聊天

胎儿的大脑中有很多神经细胞。这些神经细胞受到越多的刺激，越能生长发育。专家称，能够刺激胎儿脑细胞的最好方法就是胎谈。父母不断地和胎儿说话是最好的刺激，尝试用英语和孩子对话吧。但有人反问道"用母语进行胎谈都会尴尬，怎么用英语进行胎教呢？"如果爱孩子，并且相信他有无限的潜能，那么英语胎教绝非难事。"Good morning, baby"先从这样简单的早间问候开始吧。边轻抚小腹，边和宝宝说一两句英语，渐渐地就熟练了。边叫宝宝的爱称，边进行胎教会更容易。

只是母亲不知道应该和宝宝聊些什么而感到不安，勉强用英语对话反而对宝宝不利。要记住，千万不要有负担，进行胎教时一定要保持良好的心情。

在听觉敏感的晚上进行

一天当中，最好有固定的时间学习英语，阅读英语童话故事也不例外。胎儿的听觉神经在下午 8 点到晚上 11 点最活跃，所以最好在这个时间段读书。

轻轻抚摩小腹，就像和宝宝聊天一样地阅读。阅读时要声情并茂，因为比起单调的声音，这样的阅读更有益于胎儿的大脑发育。

丈夫也要积极参与胎教，因为父亲的低沉声会更容易地传达给胎儿。讲完故事之后要称赞宝宝或者轻轻敲打腹部。

用英语唱摇篮曲

父母亲自给宝宝唱歌是最好的音乐胎教。因为母亲唱歌时自己的心情会变好，面部表情也变得丰富，这些自然会传达给胎儿。

妈妈们可以选择"The ABC song"，"The little Indian boys"以及美国人哄孩子睡觉时唱的"Rock-a-by(e)""Hush little baby"等歌曲。也可以买书，买磁带，或者上网搜寻关于英语摇篮曲的歌词和曲子的信息。

适合英语胎教的好教材

选择有趣易懂的教材

每个人的兴趣爱好都不同，英语水平也不一样，所以英语胎教的教材也多种多样。一般把通俗易懂的英语童话故事书作为胎教教材。英语水平一般的孕妇读这种教材也没什么困难，好处多多。

应首选图片丰富的童话故事书。胎儿用右脑和母亲交流，而右脑也是用来处理图像的。妈妈边看美丽的图片，边讲故事，更能刺激胎儿大脑。

故事的内容最好以梦想、希望、幸福、自热、动物等为主。为增加趣味性，最好选择拟声拟态词多的故事。

英语童话故事书

晚安，月亮（Goodnight Moon）

这本书可以称之为睡前阅读的经典，睡前阅读此书最好不过了。在绿色房间里准备睡觉的兔宝宝向世间万物说晚安。书中的图画精美地描绘了星光闪烁的夜晚，富有韵律的文字给宝宝带来温暖和安宁。

我是如此爱你（I Love You As Much…）

"孩子啊，妈妈对你的爱像大海一样深。"母亲的声音如同春风般温暖，使宝宝感受到幸福。本书把母亲的爱比喻成大自然，文章句式为反复句，轻声哼唱出来更有效果。

猜猜我有多爱你（Guess How Much I Love You）

"爸爸，你知道我有多爱你吗？"兔宝宝想让兔爸爸知道自己很爱他，想把这种爱描绘出来，但最后发现爱是一种难以衡量的东西。在轻柔的月光下，兔爸爸抱着睡着的兔宝宝，他的脸上充满爱意。

林中的睡眠（Down in the Woods at Sleepytime）

这本书的文字形式很像是一首摇篮曲，用温和的图画描绘出夕阳西下，小动物们要睡觉时的情景，反复的部分很多，可以哼唱出来。

可以把文章的内容如唱歌一般读出韵律来，也可以用拟声拟态词形象地描绘出树林中动物们的特征，这样读起来更有趣。

10个月的胎教日程

所有的父母都希望生出IQ和EQ都高的孩子。为此需要定制胎教计划。听觉发育时期进行音乐胎教和胎谈胎教，视觉发育时期进行自然胎教和图画胎教。利用根据胎儿成长阶段制订的10个月的胎教生出聪明的宝宝吧。

1个月 制订胎教日程

怀孕的各种症状不明显，没感受到怀孕，所以容易忽略第一个月的胎教。母亲的心情能原封不动地传达给胎儿。现在最重要的是计划怎样和腹中胎儿进行10个月的交流。

2个月 用冥想胎教找到心灵的宁静

此时是妊娠反应开始的时期，身心都很疲惫。应通过冥想安抚心绪。至今还不相信怀孕的事实，或者觉得传达母亲的情感是尴尬的事情，这时可以通过写胎教日记拉近和胎儿的距离。

3个月 用温和的运动管理自身状态

妊娠初期会出现妊娠反应或贫血等症状，是敏感时期。但身体不适，还特别想保持宁静的话，会使身体更加沉重或变得迟钝。最好通过温和的体操和腹中胎儿一起做运动，这是不错的胎教方法。

4个月 根据胎儿成长定制胎教

母体和胎儿一起开始平稳，孕妇的腹部也渐渐凸显。此时是最临近正式怀孕的时期，所以应积极地根据胎儿的成长状况开始艺术胎教和音乐胎教等。

5个月 开始胎动，进行胎谈胎教

进入妊娠第5个月，开始有胎动，此时和胎儿聊天最合适。白天妈妈和胎儿聊天，晚上爸爸和胎儿聊天。此时也是胎儿感觉发育的重要时期，胎谈是有益于胎儿大脑发育的良好刺激。

6个月 活动的胎教有助于胎儿的健康

此时，胎儿的活动充满活力，感觉器官发达，母亲的多彩活动有益于胎儿成长。进行森林浴，合着音乐节拍跳舞，去公园散步等活动都能使胎儿心情舒畅，还能平稳孕妇的情绪。

7个月 集中进行有助胎儿大脑发育的胎教

此时是胎儿大脑细胞发育的重要时期。听音乐或直接唱歌给胎儿听，这些都能刺激胎儿的大脑。并且，以愉快的心情进行腹式呼吸，这不仅能给胎儿提供氧气，还能有助于胎儿的大脑发育。

8个月 给胎儿听美妙的大自然的声音

这个时期，胎儿能通过耳朵听到外界的声音，还能感受到母亲说话声音的强弱和她的心情。因此，多给胎儿听水流声、鸟叫声、风声等自然声音。但千万不要让孩子听到吵闹的声音、突然的巨响和心烦声等。

9个月 有振动的音乐对胎教有益

音乐振动能引起听音乐的人的大脑产生阿尔法脑波，最好听振动强的音乐。对于胎儿也不例外。但最好选择不太激烈并轻快的音乐。

10个月 反复进行柔和幸福的胎教

这个时期的胎教，对于在母体中度过10个月的胎儿来说是最后的礼物。这一阶段的胎教最好不要选择新的胎教方式，而是要重复母亲喜爱的并一直进行的胎教。

chapter

4

孕期的
营养管理和生活管理

　　怀孕时期最应该思考的事情就是均衡地摄取营养。想拥有健康聪明的孩子，就应该充分摄取让胎儿的身体和大脑都丰满的有营养的食物，并且有必要通过坚持不懈的运动管理健康。这是为了保证胎儿和孕妇的健康。仔细确认怀孕过程中应注意的夫妻生活和服用药物相关的应该做的事情和不应做的事情。

孕期的营养和体重管理

腹中胎儿成长所需8万kcal。这就意味着孕妇要比平时每天多摄取300kcal。人们经常说怀孕时要吃2人份的食物，并且有食量过大的现象。这种状况会引起体重增加，反而对孕妇或胎儿的健康有害。如果不想在孕期体重过分增加的话，就不要吃得太多。

我们一起看一下，定期到医院进行检查的，在候诊室排队等候的孕妇们。孕妇们的体型都不相同。有的孕妇体重增加，看起来行动不便，而有的则没增重太多，外表上看不出是怀孕了，还是没怀孕。

在过去，一旦怀孕，体重必然增加，但最近有不太增重的趋势。孕妇应根据各自的情况制订计划以确定怀孕过程中能增重多少。

因人而异的体重增加

♥ 怀孕时基础体重增加

怀孕时体重增加是正常现象，增重 11~16kg 是最理想的。怀孕过程中如果体重过低，则增加 13~18kg，如果体重过高，则增加 7~11kg 最为适宜。

♥ 根据个子不同的体重增加

个子矮的女性比个子高的女性少增加一些，8~14kg 最适宜。

● 体重基准表（单位）1kg

个子	低体重	标准	过体重	肥胖
150cm	46以下	46~60	60.5~67	67以上
155cm	49以下	49~64	64.5~72	72以上
160cm	53以下	53~69	69.5~77	77以上
165cm	56以下	56~73	73.5~82	82以上
170cm	59以下	59~78	78.5~87	87以上
175cm	63以下	63~82	82.5~92	92以上

♥ 根据胎儿数的体重增加

怀双胞胎时增加 16~20kg 最适宜。怀三胞胎时会更重一些。

♥ 不同妊娠阶段的体重增加

怀孕过程中应慢慢地、分阶段地增加体重。怀孕初期，体重不会增加太多，怀孕中期和后期一周会增重 500g，应制定一定的计划。

事实上，妊娠反应严重时，孕妇在妊娠初期还会减重。怀孕的最后 4 周内，体重也不会增加，反而会减少 1kg。

孕期应摄取的食物

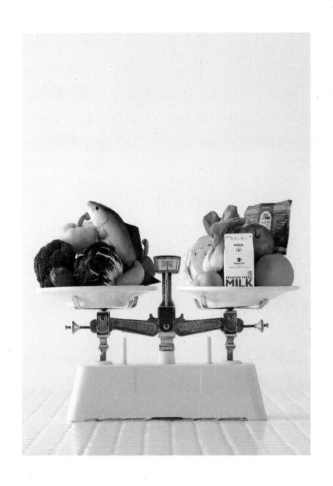

怀孕后，应该吃平时两倍的食物，这里说的"两倍"不是指食物的量，而是说食物的质。比起无条件地吃，不如均衡摄取身体所需的营养素。我们看一看孕妇所需营养素和富含营养的食物都有哪些。我们通过美国农务省发表的食品金字塔可知，多吃谷类及淀粉类食物，少吃乳脂及糖类食物。美国妇产科协会建议孕妇每天摄取以下营养。

♥ 每日饮食与分量

换言之，怀孕 12~20 周之间体重增加怀孕期间增加总量的 25%，20~30 周之间增加 50%，30~36 周之间，增加剩下的 25%。

想拥有健康的宝宝，但也有很多女性不理解体重增加的事情。例如，如果孕期体重增加了 14kg，生出的孩子的体重为 3.4kg，胎盘 0.5kg，羊水 0.8kg，除了这些体重，剩下的体重都去哪儿了呢？担心是不是都长到大腿或臀部了。

但一般来说，孕期中的孕妇会比胎儿增加更多的体重。并且，如果在建议范围内增重的话，那么分娩几个月之后增加的大部分体重会自然减掉。

因此，应注意过分的增重，但也没必要对增重过分敏感。

乳脂类及糖类
少量摄取

肉类、鱼类、蛋类、豆类
维生素B群、蛋白质、铁质、锌的主要供给源，每天摄取2~3次

牛奶及乳制品
蛋白质、钙质、磷、维生素类的供给源每天摄入3~4次

蔬菜类
维生素A和C、叶酸、铁质、钠等无机质的主要供给源，每天摄取4次

水果类
维生素A和C、钾、纤维素的主要供给源每天摄取3次

谷类及淀粉类
是碳水化合物，作为重要的能量源，提供维生素、无机质、纤维素。每天摄取9次

各食品的 1 次量如下：

· 谷类及淀粉类——1 块面包，1 杯麦片，1/2 杯米饭或面条，5~6 块饼干。
· 蔬菜类——生的菜 1 杯，1/2 杯焯或绞碎的蔬菜，3/4 杯蔬菜汁。

- 水果类——大小适宜的苹果，香蕉，一个橙子，1/2 杯焯或绞碎的罐头水果，水果汁 1/2~3/4 杯。
- 牛奶及乳制品——1 杯牛奶或酸奶，天然奶酪 45g，加工奶酪 60g。
- 肉类，鱼类，蛋类，豆类——无油脂的熟肉或鱼肉 60~90g，煮过的豆子 1/2 杯，1 个鸡蛋，花生黄油 2 大勺，坚果 1/3 杯。

如果按照上述的食品金字塔进行，那 50%~60% 为碳水化合物，20%~30% 为脂肪，15%~20% 为蛋白质。

♥ 适当的水分摄取

孕妇还有另外一种需摄入的物质，就是水分。怀孕需要摄取很多的水分，至少一天要喝 6~8 杯水。

观察小便颜色就能知道体内是否缺水。如果小便呈清亮的淡黄色，则表示体内不缺水分。小便的浓度高，颜色深，则说明缺水，应增加水分的摄取量。

孕妇所需营养素

一旦怀孕，就应摄取必需的营养素。这些营养能影响胎儿成长和母体的健康，最好摄取一定的量。

♥ 维生素和无机质

为了降低胎儿患脊柱裂这种神经管缺陷危险，医生建议孕妇在怀孕前后每天补充 0.4mg 的叶酸。并且，大部分的医生和助产士都会建议孕妇服用综合维生素。原因很简单，孕妇只靠三餐并不能充分补充身体所需的铁质和叶酸。

如果平时饮食均衡，那么孕妇不必要再单独补充维生素，因为通过三餐就能摄取足够的所需营养。但很多时候，通过三餐是不能获得足够的营养的。

● 选择孕妇用维生素剂的方法

FDA 或权威专家并没有指定孕妇用维生素的标准，所以孕妇们花大价钱购买综合性维生素的情况很多，因为没有比综合性维生素更好的孕妇用维生素制剂了。

没有证据证明，孕妇用维生素比含有 0.4mg 以上叶酸的标准综合维生素更好。如果不想服用普通的综合维生素，而想服用为孕妇特殊制作的维生素，则有必要确定其中是否含有以下营养素。

营养素	含量	营养素	含量
维生素A	4000~5000I.U.	吡哆醇	2.6mg
叶酸	800~1000mcg	羟甲基	17mg
维生素B	400 I.U.	维生素B$_{12}$	2.2mg
钙质	200~300mg	维生素E	10mg
维生素C	70mg	锌	15mg
硫胺素	1.5mg	铁质	30mg
核黄素	1.6mg		

♥ 孕期所需营养与含有食品

孕妇用维生素可以补充不足的营养素，但不能代替食物。最好是通过食物摄取必需营养素。

为此，应该知道哪种食物中含有哪种营养成分，对母体和胎儿又起到哪些作用。

营养素	功能	含有食物
维生素A （维生素及 胡萝卜素）	保持皮肤、身体组织及视力的正常，应对感染，是胎儿组织形成、骨骼形成及生长的所需物质。 ★注意 最近人们提出关于孕妇在孕期摄取维生素A、钙质及锌的理论，令人混乱。美国儿童保健及人体发育研究所最新发表的报告中称，孕妇在孕期摄取过多的维生素A与形成先天性畸形儿无关。但美国妇产科大学仍然提醒孕妇注意服用维生素A。美国妇产科大学建议孕妇每天摄入5000IU的维生素A。大部分的孕妇用维生素包含这个量，但一部分综合维生素中包含足有2万5000IU的维生素A	肝、强化牛奶、胡萝卜、西红柿、全脂牛奶、黄油、芝士、蛋黄、鳕鱼及肉多的海鲜
维生素B$_1$ （硫胺素）	有助于碳水化合物的消化，保持神经系统的正常功能	谷类、强化谷类、坚果、动物内脏、猪肉、酵母、麦芽
维生素B$_2$ （核黄素）	促进组织成长和再生，有助于碳水化合物、脂肪、蛋白质的使用	酵母、麦芽、谷类、绿色蔬菜、牛奶、芝士、其他乳制品、鸡蛋
维生素B$_3$ （烟酸）	帮助食物放出能量，对DNA合成起重要作用，保持健康的皮肤、神经及消化系统的稳定	谷类、麦芽、动物内脏、蔬菜、海鲜、鸡蛋、牛奶、家禽、豆类、麦片
维生素B$_5$ （泛酸盐）	有助于蛋白质的物质代谢	动物内脏、鸡蛋、花生、芝士、麦片、牛奶、蔬菜
维生素B$_6$ （吡哆醇）	有助于蛋白质的使用，对于激素、酶、红细胞、神经传达物质、大脑、神经系统、肌肉等所有组织的形成起重要作用	酵母、谷类、豆粉、动物内脏、麦芽、蘑菇、土豆
维生素B$_{23}$ （氰钴铵）	有助于血红蛋白和中央神经系统的形成，帮助蛋白质、叶酸、脂肪酸的使用，使各细胞内的遗传密码准确地复制，并对于身体组织的形成起重要作用	腰子、鱼类、牛奶、鸡蛋、肉类
维生素C （L-抗酸）	有助于连接组织的形成、铁成分吸收及骨头的治疗和形成	柑橘、草莓、深绿色蔬菜、西红柿
维生素D （钙化醇）	有助于骨骼的形成和保持，是胎儿组织成长所需的物质	强化牛奶、鸡蛋、黄油、肝
维生素E	以强烈的抗酸化作用来防止细胞损伤及老化，是胎儿组织形成所需的物质	麦芽、蛋黄、花生、种子、食用油
维生素K	帮助血液凝固，是胎儿组织形成所需的物质	绿色蔬菜
镁	与钙质结合，形成骨骼，有助于肌肉收缩和松弛。不仅对能量物质代谢、糖分调节及神经传达起重要作用，还能有效地清除体内堆积的有毒废物	低脂牛奶、坚果、香蕉、麦芽、深绿色蔬菜

营养素	功能	含有食品
钙质	坚固骨骼及牙齿，促进血液凝固，调节神经和肌肉功能。 ★注意 钙质对于孕妇或胎儿都起到重要作用。过去钙质可以降低子62%子痫前症的发病率，但美国儿童保健及人体发育研究所的最新报告显示，钙质没有预防子痫前症的作用。此报告指出，即使服用钙质营养剂也不能预防子痫前症，摄取过多的钙质会使肾脏出现问题，或者对患有肾结石的女性带来问题	牛奶、芝士、沙丁鱼、三文鱼、牡蛎、大虾、豆腐、羽衣甘蓝、西兰花
蛋白质	蛋白质是胎儿肌肉及各神经器官的基础。蛋白质在身体中转换为氨基酸，氨基酸分为必需氨基酸和非需氨基酸。其中，必需氨基酸不能在体内合成，需通过食物摄取。富含必需氨基酸的食物同时也含有帮助大脑发育的卵磷脂或DHA等物质，应充分摄取	海鲜、豆腐、鸡蛋、豆类
铬	铬能强化孕妇及胎儿的骨骼，还能调节血糖	杂粮面包、麦片、麦芽、橘汁
铜	铜有助于铁质的使用和能量物质代谢。还能帮助胎儿的心脏、动脉、血管、骨骼、神经系统的发育和保持	鸡肉、海鲜、肉类、鳄梨、土豆、大豆
叶酸	帮助细胞分裂和胎儿中央神经系统发育	绿色蔬菜、豆腐、橙子、香蕉、核桃、酵母、豆类
碘	强化孕妇和胎儿的骨骼	碘盐、蛤蜊类、海藻类
铁	帮助形成运送母体和胎儿组织内的氧气的红细胞	腰子、鱼类、蛋黄、水果干、红肉类、麦片、糖蜜、杏、蛤蜊类
磷	是胎儿骨骼及牙齿形成的必需物质	牛奶及乳制品、肉类、家禽、鱼类、谷类、麦片、豆类
钾	保持肌肉和水分的均衡，调节血压。帮助神经传达物质活跃和肌肉收缩	水果、蔬菜、鱼类、花生、土豆
硒	强化免疫系统	谷类、海产品、无油的肉类
锌	强化促进物质代谢体系的酶，对胎儿免疫系统强化起重要作用。 ★注意 根据美国亚拉巴马大学的研究结果显示，除孕妇用维生素以外，多服用25mg锌的女性比不这样做的女性，分娩时体重更重，并且会生出感染率低的健康孩子。低体重孕妇容易出现这样的现象。	鸡蛋、坚果、洋葱、蛤蜊类、瓜子、麦芽、全麦、无油的肉类、干豆类

特殊情况下的营养摄取

　　孕妇不应挑食，以均衡摄取营养。但素食主义者或对某些特定的食物过敏者，不能摄取必需营养时，应通过其他方式摄取营养。

♥ 素食主义者

　　如果孕妇是素食主义者，那么应采取特别的方式来均衡摄取营养。尤其是摄取富含铁质食品的同时，一起摄取有助于铁质吸收的维生素 C，这样能使铁质最大限度地吸收，并且还要摄取豆类、谷物类、乳制品来获取完全蛋白质。

　　素食主义者容易缺乏维生素 B_{12}、维生素 B_2、维生素 D 和钙质、铁质及锌。孕妇应告诉医生自己是素食主义者。这样医生会定期做血红蛋白检查，并推荐服用维生素 B_{12} 辅助食品。

♥ 妊娠反应

　　虽然只有 50% 的孕妇会呕吐，但约 80% 的孕妇会在妊娠初期有妊娠反应。一旦发生妊娠反应，孕妇则无法进食，还担心不能给胎儿提供营养。幸运的是，很少有因妊娠反应而危害到胎儿健康的情况。并且，一旦度过了妊娠初期，妊娠反应就会自然消失。

　　如果不是因妊娠恶阻这种严重的妊娠反应而发生脱水、体重减轻、酸碱不均衡、电解质缺乏等症状需要住院治疗的话，那么只吃饼干而不吃其他食物也不会对胎儿的健康造成任何影响。

　　如果想克服妊娠反应，就不要只想着每天定时吃三餐，而是要在有胃口时进食。但一次吃得太多会使妊娠反应更加剧烈，引起呕吐，所以应少食多餐。

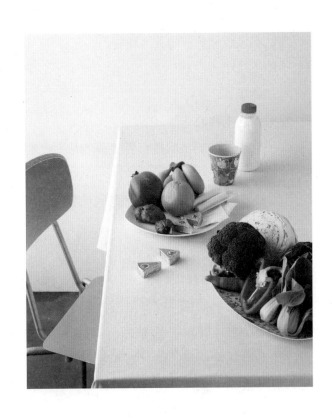

　　妊娠反应期间，孕妇应多吃水分含量大的水果，除此之外，还可以吃没有气味的三明治、紫菜包饭、饼干等食物。胃空的时候，妊娠反应会更严重，所以应把水果和饼干等放在枕边，以便睡醒后能马上吃到。酸味或凉的食物也是不错的选择，酸味食物能消除疲劳，凉的食物能减少气味。

♥ 乳糖不耐症

　　乳糖不耐症是人体对摄入的乳糖不吸收所产生的不良反应以及所引发的并发症。如果孕妇有乳糖不耐症，则容易造成缺钙。下列几种要领能使钙质最大限度地吸收。

- 除了牛奶以外，可以通过豆腐、钙强化面包或饮料、深绿色蔬菜、沙丁鱼、三文鱼等其他食物获取钙质。
- 不要光喝牛奶，应和面包或其他食品一起食用。

- 吃乳糖已经被分解的芝士和酸奶。
- 不要一次喝掉一杯牛奶，一点一点喝，渐渐增加奶量。
- 吃低脂芝士和硬芝士。
- 饮用乳酸菌酸奶或饮料。乳酸菌能帮助乳糖分解。
- 饮用低乳糖的牛奶，或饮用添加乳糖分解酶的牛奶。

♥ 严重便秘

孕妇最常见的症状就是便秘，有时会持续整整一个孕期。妊娠初期的便秘与妊娠反应有很大关系，妊娠反应导致孕妇不能进食或使食量和就餐时间不规律。此时，与不吃饭相比，应少食多餐或采取新的烹饪方法，这才是预防便秘的捷径。

另外，为防止流产，肠的活动减缓，这也能造成便秘。

孕妇不应吃的食品

虽然孕妇在怀孕期间应均衡摄取各种营养成分，但有些食物孕妇不能吃，如肝、生鸡蛋、生拌牛肉、生海鲜等。牛肝富含维生素A，但孕妇在妊娠初期摄取过多的维生素A，会造成胎儿畸形。

肝是消除生物体毒素和造血的器官，有害物质和毒素都聚集在肝上，所以孕妇尽量不吃。

生鸡蛋有可能沾染上造成食物中毒的沙门氏菌，所以应做熟后再吃。生拌牛肉或几分熟的牛排可能有弓形体病菌，如果不想感染此病菌，则要特别小心。

如果想消除孕期中的便秘现象，应多吃润肠通便的食物，如：酸奶、香蕉、柑橘类、大头菜、地瓜、海带、蘑菇等。

此外，清晨起床后可以喝冷牛奶或冷水，这样会刺激肠道。或者，不要忍住便意，养成每天定时排便的习惯，这样也能预防便秘。

♥ 腹泻频繁

腹泻与便秘相同，都是孕妇经常出现的症状。如果平时肠胃就弱，应避免多吃或者喝冷饮，要保持腹部温暖。腹泻时，应避免食用刺激性食物、植物纤维多的食物和难消化的食物，应喝粥这样的软性食品。食用强化胃肠功能、易消化、营养丰富的栗子面糊，或者喝能提高肠内乳酸菌活性的苹果粥。

但最好不要食用果汁或加糖的甜食，因为这些食品容易在体内发酵产生气体，还能使大便干结。

对孕妇有害的食物

有些食品平时可以食用，但怀孕时应多加注意。当然，少量摄取也不会对胎儿造成影响，但尽量远离那些食品。下列食品对孕妇有害。

♥ 酒精

孕妇摄取的所有物质都会通过脐带传给胎儿，所以怀孕时不应饮酒。酒精中毒的孕妇生出的孩子身体小，心脏、眼睛、耳朵和嘴出现异常的情况很多。此外，酒精还对胎儿的大脑发育有不良的影响。

♥ 白糖

怀孕时应增加钙质的摄取量，但白糖却能降低体内的钙含量。不仅如此，糖分摄取过多时，剩余的糖分会在体内变成乳酸，危害健康。此时，应用维生素 B_1 作为解毒乳酸的作用剂。维生素 B_1 被消耗时，体质会呈酸性。如果人为地多摄取维生素 B_1，其消耗的就越多。

因此，多吃富含糖的食物，不仅会造成妊娠肥胖，还会因维生素 B_1 不足而生出脑障碍儿。

♥ 咖啡因

有研究报告称，咖啡因与流产和幼儿猝死症候群有关，但也有报告称，咖啡因并未证明对胎儿有害。但下列原因说明孕妇还是要克制咖啡因摄取。咖啡因有利尿功能，水分和钙质一同排出体外，并妨碍铁质吸收。还会影响情绪，导致失眠。

除了我们普遍了解的含咖啡因的食品以外，还有其他食物也含有咖啡因。如果想减少咖啡因的摄入量，则需了解哪些食品含有咖啡因成分。

♥ 人工甜味剂

阿斯巴甜、糖精、甜味剂等人工调味料作为白糖的代替品被使用。除了患有苯丙酮尿症的孕妇，这些人工调味料不会对其他孕妇产生影响。为安全起见，孕妇们还是最好不要摄取人工甜味剂。

♥ 腐坏的食物

虽然腐坏的食物对谁而言都不好，但对于孕妇和胎儿更有害。保管不当的罐头或富含防腐剂的食品都会引起碱毒病，生肉或半生不熟的猪肉和牛排会引起弓形虫病，生鸡蛋或不熟的鸡蛋和鸡肉能引起沙门氏菌中毒。软芝士或低温杀菌的牛奶及不熟的肉类都会成为引起李斯特菌感染症（尤其对胎儿有害的食人性疾病）的原因。

♥ 刺激性食物

怀孕期间吃得过咸会诱发水肿。但混合辣味的辣椒酱、芥末及胡椒粉等香料一起吃，还是不错的。孕妇尽可能避免咸的食品，菜做得清淡些，可用香料等调料调味以增进食欲。

♥ 清凉饮料

可乐、雪碧等清凉饮料本身就不好，糖分和食品添加剂容易造成肥胖，应多加注意。为了调节心情可以少喝点，但不要形成习惯。

♥ 中药

西药治疗困难的情况下，感冒或身体状况不佳时，会服用中药。虽然中药比西药的副作用低，但也要慎重。

绝对不能使用使身体发热或发冷的药物，还要避免使用凝结血液的药材。牛黄、麝香这种强作用药材也需慎重使用。

需要使用中药时，应告诉医生自己是孕妇，还要详细说明症状和胎儿的状态。

孕期的健康饮食习惯

受精后的第 6~7 天，受精卵分泌分解蛋白质的酶，使母体的子宫内膜溶化，进入其中开始着床。从此，胎儿就要接受从母体供给的氧气和营养,如果从孕妇那里传递的营养成分少,那么胎儿就吸收母体中储存的营养,开始成长。即使孕妇体内储存的营养充足,也只是储存了一部分的脂肪和蛋白质,而必需氨基酸、维生素、形成胎儿血液所需的铁质和不能用储存的营养代替的钙质等,都需要从每天的饮食中获得。

不仅为了孕妇,也为了胎儿的成长发育,所以怀孕时期的健康饮食习惯是必需的。

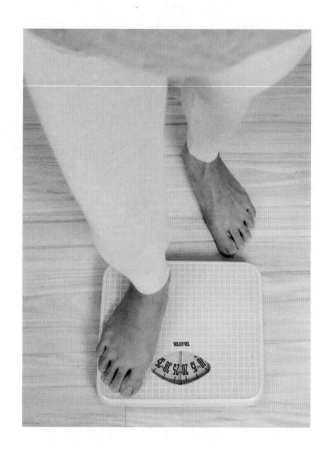

♥ 制订天然食品菜单

人类的脑细胞大约有150亿个,胎儿在腹中形成这些脑细胞。怀孕初期几乎会形成70%~80%,所以孕妇应在妊娠初期坚持食用有益于胎儿大脑发育的食品。

为了胎儿的大脑发育,孕妇的血液应该清澈。血液在孕妇体内循环,把营养和信息的氧气提供给各个组织,排出废物。平日饮食以肉食为主或多吃加工食品的话,血液就会呈酸性,变浑浊。相反,如果以自然食品为主,就能提供使胎儿大脑发育的氧气。

♥ 注意肥胖

怀孕期间,孕妇应小心体重过分增加。尤其是进入妊娠安全期后,食欲旺盛,孕妇会拿怀孕为借口多吃,差点造成肥胖。

如果怀孕期间形成肥胖,那么造成的最大问题就是难产。孕妇过胖,腹中胎儿也会长得大,因此提高了难产的概率。如果子宫、产道和骨盆上脂肪过多,自然会导致子宫收缩力或娩出力下降,加长分娩的时间,进而不能给胎儿供给充分的氧气,会造成危险。

太胖的话,不仅使细胞与细胞之间水分含量增大,也增加了血液中的水分含量。那么就会加重肾脏和心脏的负担,或者患妊娠中毒症,也会引起高血压和糖尿病并发症。

所以,孕妇在孕期中应适当地摄取营养,注意管理体重,以免造成肥胖。

♥ 均衡饮食

为了胎儿的生长发育,孕妇应该吃得好,食物的质比量更重要。只有孕妇均衡地摄取营养,胎儿的身体才能长得匀称。

也就是说,不要只吃肉,也不要无条件回避海鲜类食物。只有均衡摄取谷类、蔬菜、水果、海藻类、肉类及鱼类等食物,才能使营养均衡。

如果孕妇极端缺乏某种特定营养素,会造成流产,或者生出未成熟,虚弱,有各种先天异常的孩子,所以应避免偏食。

孕期摄取各种营养素的方法

准妈妈应从怀孕前直到怀孕的整个过程中都应该养成均衡饮食的饮食习惯。吃好不等于吃得多，而是指质和量都要均衡摄取。我们一起看一下必需微量元素的摄取方法。

叶酸

叶酸称为孕妇维生素，它能预防胎儿畸形，应在妊娠初期充分摄取。叶酸的每日所需量为600ug，吃一个鸡蛋和200g菠菜就能获取。叶酸属于维生素B群，容易受热被破坏掉，所以应最大限度地减少做熟的时间。

叶酸极易吸收，处于成长阶段的女性、一年生一个孩子的女性、怀多胞胎的女性及缺乏食欲的女性都需要大量的叶酸。

碘

怀孕时碘不足的女性生出的孩子容易患甲状腺肿大或呆小病。碘是能量生成和神经发育的必需营养素，每日所需量为230ug。这个量是150g食盐中的碘的含量。但建议喂奶的产妇每日摄取330ug。海藻类植物富含碘。即使过多摄取碘也不必担心。因为我们的身体会把过多的碘以小便的形式排出体外。

铁质

每日所需量为30ug。日常的饮食容易导致铁质不足。最好同时食用帮助铁质吸收的维生素C和果酸丰富的食物。比如，在瘦肉上浇上柠檬汁或同柑橘等食品一起食用。

如果铁质不足，服用铁质补充剂，容易造成便秘。咖啡、红茶、冰激凌、快餐等食品中含有的特定成分会妨碍铁质的吸收。

镁

每日摄取量为300mg。相当于2个香蕉，50g四季豆，或180g杏仁中的镁的含量。如果眼皮或脸部肌肉颤抖，就应该在睡觉前吃富含镁的食物。矿泉水中也富含镁元素。服用便秘药，或肉体紧张时，镁元素会不足。

钙质

每日所需量为1.2g，喝一杯牛奶或吃一些芝士就能获得。菠菜中的草酸能妨碍钙质吸收，所以就餐时要考虑到这一点。乳制品吸收困难的孕妇可以吃炒鳗鱼或炒干虾，也可以喝钙质强化的果汁。

维生素D

孕妇的每日所需量为10ug。吃50g青鱼，两个蛋黄，或100g三文鱼就能获得。维生素遇热就会变弱，烤得太干的鱼，其中大部分的维生素都消失了。

如果每天散步30分钟，让脸和身体暴露在太阳光下，我们的身体就会自然形成维生素D，但在日光不足寒冷的冬天，容易造成维生素D不足。这时应接受通过阳台窗户进入室内的阳光。

尤其是避孕很久的女性，维生素D会不足，应在怀孕初期多加注意。

阶段性饮食

孕妇应该均衡摄取所有食物。为了胎儿的成长或孕妇的健康，应进行阶段性饮食，有必要吃好的食品。孕妇根据胎儿的成长阶段集中摄取有益胎儿成长的食物，这样做是拥有健康、聪明的孩子的捷径。

★ 有益妊娠初期的食品 ★

促进大脑发育和成长的高蛋白饮食

妊娠初期是胎儿大脑和脏器形成的时期，孕妇最好多吃有益于胎儿大脑发育的软磷脂和高蛋白食物。富含这些成分的食物有大豆、鸡蛋黄、牛奶、牛肉、猪肉、海鲜、肝等。

食用富含叶酸的食物

叶酸和 B 族维生素能有效预防畸形儿和早产。富含叶酸的食物有大豆、菠菜、大头菜、肝、橙子、黄绿色蔬菜、谷物等。

坚果牛肉

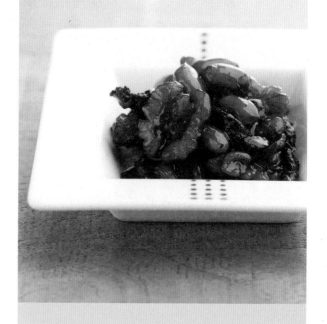

核桃、生花生各 100g，牛肉（牛臀肉）50~80g
糖稀 1 大勺，芝麻若干
腌牛肉料　酱油、清酒各 1 小勺，核桃粉若干
熬制作料　水 1/2 杯，酱油 4 大勺，白糖、料酒、清酒各 3 大勺

制作方法

1. 把核桃和花生放入锅中，倒入适量的水，没过食材，煮沸后沥干水分，反复3次。
2. 牛肉切宽片，拌入作料，用平底锅煸炒。
3. 把熬制的作料放入锅中，开锅后再放入核桃和生花生，中火炖。
4. 汤汁剩下1/3时，放入炒好的牛肉，改大火炖。
5. 放入糖稀，大火搅拌后关火，最后撒上芝麻。

浇汁青花鱼

1 条青花鱼，盐少许，洋葱、红辣椒各 1 个，1 颗大葱，葡萄籽油 1 大勺，芝麻若干

浇汁作料 料酒 4 大勺，酱油、辣椒酱各 3 大勺，碎蒜、辣椒面 1 大勺，白糖 2 小勺，生姜汁、胡椒粉若干

制作方法

1. 青花鱼洗净，沥干水分，撒盐。
2. 将洋葱切丝，红辣椒、大葱切碎。
3. 在烧热的烤架或烤网上翻烤青花鱼。
4. 热锅倒油，倒入洋葱煸炒，再放入烤制作料。开锅后再放入大葱和红辣椒，翻炒。
5. 把步骤4做好的汁浇汁在烤鱼上，再撒上芝麻。

拼盘炖牛肉

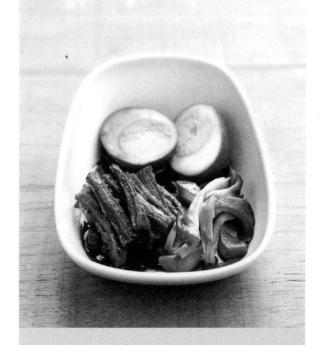

牛肉（臀尖肉）600g，杏鲍菇 3 个，尖角 10 个，煮鸡蛋 3 个，海带肉汤 5 杯，清酒 3 大勺

香辛蔬菜 大葱白 3 段，洋葱 1 个，大蒜 6 瓣，胡椒 1/2 大勺

熬制作料 酱油 1 勺，梅子清酒 3 大勺，白糖 2 大勺

制作方法

1. 冷水浸泡牛肉1小时，挤出血水。
2. 杏鲍菇去除根部后切碎，尖角去蒂，煮鸡蛋剥皮。
3. 把香辛蔬菜放入海带肉汤中，煮沸后放入牛肉，煮一个开，改小火煮40分钟，沥出汤汁。
4. 锅中放入2杯肉汤和牛肉，放入熬制作料，小火炖1小时后改大火，倒入清酒。
5. 煮一个开，关火，捞出牛肉。
6. 把杏鲍菇放入步骤5的汤汁中，小火炖。
7. 放入煮鸡蛋，煮沸变色后再放入尖椒，煮一个开，关火。

肉饼

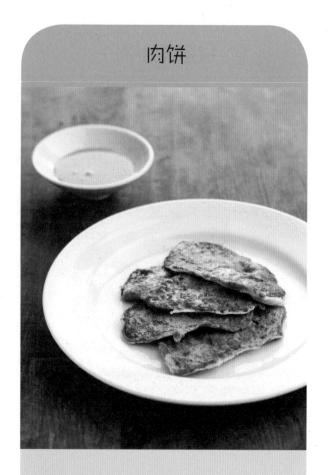

牛肉（牛膝肉）200g，鸡蛋 1~2 个，面粉若干，葡萄籽油适当

调料 梨汁 1 大勺，葡萄酒 1/2 大勺，食盐 1/2 小勺，香油、胡椒面各 1/4 小勺

芥末酱 肉汤 3 大勺，白糖、酱油、食醋各 2 大勺，梨汁 1 大勺，芥末 2 小勺

制作方法

1. 准备好肉，挤出血水。
2. 搅拌调料，并涂抹在肉上，打碎鸡蛋，搅拌。
3. 把面粉撒在肉上面，裹上蛋液。
4. 热锅倒油，翻烤肉，最后放入芥末酱。

辣蒸海鲜年糕

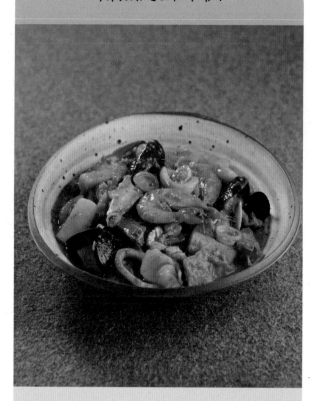

海虹、花蟹各 200g，虾 4 只，鱿鱼 1 只，洋葱 1/2 个，大葱 1/2 个，大头菜 50g，鱼饼 2 张，条糕 300g，碎牛肉 2 大勺，海带肉汤 3 杯，糯米粉、水各 1 大勺

作料 辣椒粉、料酒各 2 大勺，红糖、碎蒜各 1 大勺，辣椒酱、豆瓣酱、辣椒油、糖稀各 1 大勺，金枪鱼酱 2 小勺，碎姜 1 小勺

制作方法

1. 海红去须，洗净，大虾洗净，除去鱿鱼内脏，切成环状，花蟹去壳，切成适当大小。
2. 洋葱切丝，大葱切碎。
3. 将大头菜和鱼饼切成适当大小，条糕入水浸泡。
4. 牛肉在开水中焯一下，拌入作料。
5. 把所以食材均匀放入锅中，倒入海带肉汤，煮10分钟。开锅后放入作料酱，用勺子撇去汤汁上的泡沫，再煮10分钟。
6. 糯米粉放入水中调匀后放入步骤5的汤中搅拌，再煮一个开即可。

五香酱肉

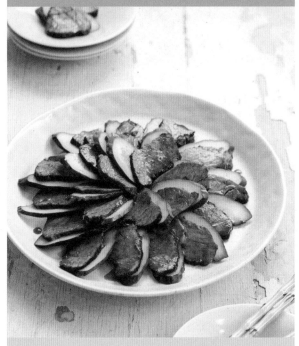

猪肉（腱子肉）1.2kg, 黄瓜 1½ 根, 水 2 杯, 糖浆 2 大勺

调料酱　水 3 杯, 洋葱 1 个（150g）, 大蒜 12 瓣（20g）, 清酒 4 大勺, 月桂树叶 4 片, 辣酱油 12 大勺, 胡椒 1 小勺

制作方法
1. 把猪肉 6 等分, 洗净, 黄瓜切薄片。
2. 猪肉入热锅, 煎至表面金黄。表面变硬后拿出, 再用水清洗。
3. 把调料全部放入锅中搅拌, 洋葱洗净, 切一半放入。
4. 把猪肉放入调料酱中, 大火煮 30 分钟, 汤汁减少后再倒入 1 大杯水, 再煮 10 分钟, 最后再倒入 1 杯水, 煮 60~70 分钟。
5. 汤汁减少后放入糖浆搅拌, 关火。
6. 肉凉凉后, 按照反向纹理切片, 剩下的调料酱浇到肉上。
7. 黄瓜和肉叠放装盘。

冷水面

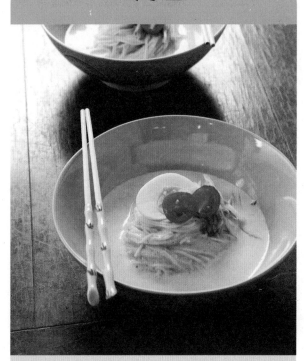

白豆 80g（泡的白豆 200g）, 黑豆 80g（泡胀的黑豆 170g）, 泡豆水各 1½ 杯, 凉水 6 杯, 食盐 1 大勺, 苗条 350g, 黄瓜 1/2 个, 小柿子 4 个, 煮鸡蛋 2 个

制作方法
1. 洗净白豆和黑豆, 加水泡 10 小时左右。
2. 锅中盛放泡胀的白豆和黑豆, 加 3 杯泡豆水, 煮沸, 6 分钟后关火, 盖上锅盖焖。
3. 把煮好的黑白豆和煮豆水全部倒入搅拌机中搅拌, 再倒入 5 杯凉水。
4. 冷藏豆汁, 在即将食用的豆汁中加凉水稀释, 食用前加盐调味。
5. 把面条放入开水中煮沸后加 2 次凉水, 再次煮沸后过凉水, 把沥干水分的面条卷成一股。
6. 黄瓜切丝, 把煮鸡蛋和小柿子切成一半。
7. 把面条盛入碗中, 倒入步骤 4 做好的加盐豆汁, 再放上黄瓜、小柿子和煮鸡蛋。

★ 妊娠中期的有益食品 ★

预防贫血的富含铁质的食品

妊娠中期，胎儿开始造血，孕妇容易发生妊娠贫血症状，所以应多吃富含铁质的食物。如肝、鸡肉、海藻类、鸡蛋、菠菜等。

使骨骼强劲的富含钙质的食品

钙质对于胎儿的骨骼生成非常重要。尤其在妊娠中期，是形成骨骼和牙齿的基础，应多吃富含钙质的牛奶、骨头汤、海鲜、豆腐、芝士等。

坚果鳀鱼小炒

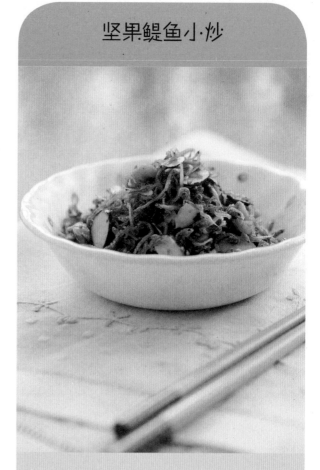

小鳀鱼 150g，核桃 50g，杏仁片 50g，清酒 2 大勺，白糖 1 小勺，香油 1 小勺，芝麻 1 大勺

调料酱 酱油 1 大勺，梅子清酒 1 大勺，糖稀 1 小勺，糖浆 1 小勺

制作方法

1. 把调料酱的材料全部放入碗中搅拌，核桃去皮切块。
2. 把小鳀鱼放入锅中翻炒，再把炒后的鳀鱼撒入碗中。
3. 把清酒和白糖倒入炒过鳀鱼的锅中。
4. 清酒煮沸后再放入鳀鱼翻炒出香味，炒至无水分为止。
5. 把调料酱放入炒过的鳀鱼中，拌匀，再次翻炒。
6. 鳀鱼变色后加入核桃和杏仁翻炒，最后拌入香油和芝麻。

牡蛎饼

牡蛎 100g，面粉 1~1½ 小勺，胡椒面若干，鸡蛋 2 个，葡萄籽油食量

制作方法

1. 牡蛎去外壳，在水中冲洗一两次后沥干水分。
2. 牡蛎裹上搅拌后的面粉和胡椒混合粉，鸡蛋搅匀。
3. 再把牡蛎裹上蛋液。
4. 热锅倒油，把牡蛎上锅煎至金黄即可。

豆腐火锅

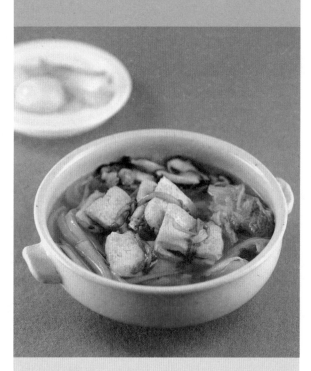

豆腐 1 块，食用油、面粉、盐、胡椒粉若干，绞碎的牛肉200g，水芹 1/2 捆，洋葱 1 个，大头菜 1/2 个，牛蒡、大葱各 1 个，香菇 5 个，酱油 1 大勺，碎蒜 1 小勺，鲣鱼汤 4 杯

牛肉作料　酱油 1 大勺，白糖、碎蒜各 1 小勺，香油、清酒、胡椒粉各 1 小勺

制作方法

1. 豆腐切成3×5cm大小的块，撒上少许胡椒粉，沥出水分，用牛肉作料腌制牛肉。
2. 热锅放油，把豆腐烤制金黄。
3. 水芹梗焯至成翠绿色，洋葱切丝，白菜切成适当的大小。
4. 切牛蒡，香菇切丝，洋葱切碎。
5. 豆腐的两面裹上面粉，中间夹上牛肉，再用另外的豆腐压在上面，最后用水芹梗绑好。
6. 锅中放入蔬菜，把步骤5做好的豆腐放在上面，再用酱油、碎蒜、食盐、胡椒调味。倒入鲣鱼汤煮20分钟即可。

炒蘑菇

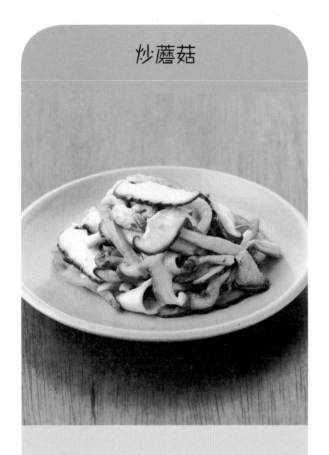

平菇 150g，香菇 2~3 个，食盐 1 小勺，洋葱、辣椒 1/2 个，大蒜 2 瓣，葡萄籽油 1~1½ 大勺，酱油 1~2 小勺，芝麻、胡椒粉若干

制作方法
1. 洗净平菇和香菇，撒盐腌制15分钟后清洗，挤出水分。
2. 平菇用手撕成条，香菇去根切片，洋葱和辣椒切丝，大蒜切片。
3. 热锅倒油，大蒜炒出香味，依次放入洋葱和蘑菇翻炒。
4. 沿着锅边倒入酱油，拌匀，翻炒，再放入辣椒大火翻炒后撒上胡椒粉和芝麻，关火。

铁板鸡

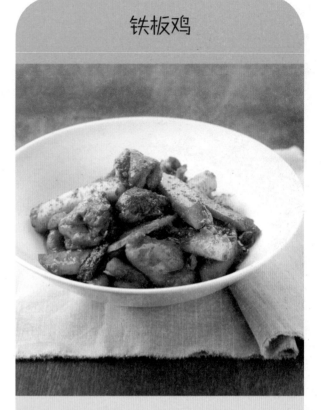

鸡块 500g，调料酱 7~8 大勺，地瓜 1 个，胡萝卜 1/3 个，洋葱 1/2 个，大葱 1 颗，大头菜叶 2 张，苏子叶 10 张，年糕 100g

调料酱　酱油 3½ 杯，清酒 1/2 小杯，白糖 160g，糖稀、辣椒面各 200g，碎蒜 60g，碎姜 20g

制作方法
1. 先把酱油和清酒倒入锅中，煮沸后加入白糖和糖稀，再煮至白糖溶化，凉凉。
2. 把生姜、大蒜和辣椒面倒入步骤1做好的调料中，发酵4~5小时。
3. 地瓜和胡萝卜切成扁片，洋葱切丝，大葱切丝，大头菜切成2×6cm大小，苏子叶6等分。
4. 切成适当大小的鸡肉和除苏子叶以外的所有食材放入发酵的作料中搅拌。
5. 把4做好的食材倒入锅中翻炒，鸡肉和地瓜熟了以后再放入年糕，年糕熟后再放入苏子叶搅拌，最后关火。

野菜拌饭

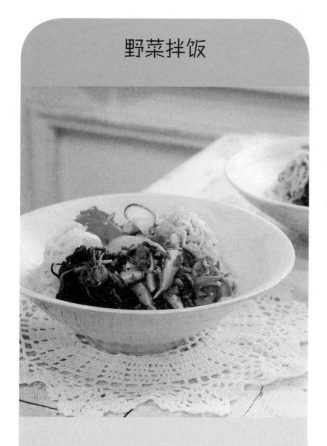

洋葱 1 个（150g），胡萝卜 1/2 个（60g），水 2~3 大勺，香菇 2 个（60g），酱油 1 大勺，清酒 1 小勺，盐、辣椒面若干，食用油适量，腌制牛肉 100g，4 碗饭，4 个荷包蛋，凉拌野菜、南瓜虾酱小炒、凉拌菠菜、炒黄瓜各适量，香油（或白苏油）少许

拌饭辣椒酱　辣椒酱 2 大勺，香油 1 小勺，糖浆 1 大勺

制作方法

1. 洋葱切丝，热锅倒油，把洋葱放入锅中加盐调味，翻炒。
2. 胡萝卜切丝，向有油锅中加 2 大勺水，翻炒，加盐调味。
3. 香菇切细丝，加酱油、清酒、胡椒面凉拌。
4. 切腌制牛肉，再与腌制香菇一同翻炒。
5. 碗中盛入热饭，再放上荷包蛋，最后放入炒洋葱、炒胡萝卜、炒牛肉蘑菇、凉拌野菜、南瓜虾酱小炒、凉拌菠菜及炒黄瓜即可。

黄豆渣锅

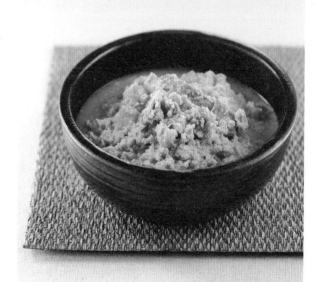

做酱曲的黄豆 2 杯，猪脊骨 7~8 段，泡菜 1/4 颗，青椒、红椒各 1 个，猪里脊 300g，香油 1 小勺，水 3 杯，虾酱、碎葱各 2 大勺，碎蒜 1 大勺，酱油 1/2 大勺

泡菜调料　白糖、香油各 1 小勺
腌猪肉料　酱油、清酒各 1 大勺，生姜汁、香油各 1 小勺，胡椒粉少许

制作方法

1. 做酱曲的黄豆用水泡一晚。泡好的大豆去皮放入搅拌机中，倒入一半的水打碎，滤出豆渣。
2. 猪脊骨放入冷水中挤出血水，再用水冲洗。
3. 切泡菜，再把切好的泡菜放入调料中凉拌。
4. 辣椒切碎，猪肉切成 0.5cm 厚的方片。
5. 锅中倒入香油，放入猪肉和泡菜，炒 2~3 分钟，再倒水加猪脊骨煮。
6. 放入滤出的豆渣，用饭勺搅拌后煮。
7. 加入虾酱、碎葱、碎蒜和酱油，充分煮熟食材即可。

★妊娠后期的有益食品★

预防妊娠中毒症的低盐食品

摄取过多的盐分会导致妊娠中毒症。如果孕妇患妊娠中毒症，则会对胎儿和母体产生严重影响，所以最好不要在怀孕期间摄取过多的盐分。如果平时口重的话，最好用柠檬或生姜这种味道强烈的食材代替食盐来提升食物的口感。

预防便秘的丰富纤维食品

随着肚子不断增大，子宫压迫大肠，容易引起便秘。便秘时间过长容易引起痔疮，应多吃富含纤维质的苹果、地瓜、玉米、酸奶、海带、蘑菇等食物来预防便秘。

鱿鱼泡菜饼

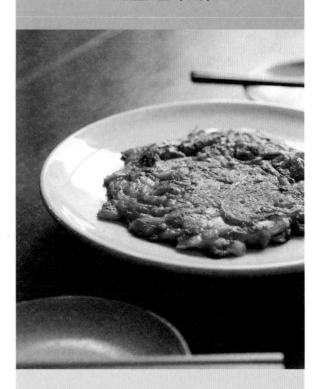

泡菜1/4颗（500g），大洋葱1/2个（100g），鱿鱼1条(230g)，泡菜汁1/2杯，水1/2杯，面粉1杯，食用油适量

制作方法
1. 泡菜切碎，洋葱切丝。
2. 鱿鱼去皮，按照身体的长度切成一半，再切成宽1cm的条，把鱿鱼腿切成适当的大小。
3. 泡菜、洋葱、鱿鱼放入碗中，拌入泡菜汁和水。
4. 面粉放入步骤3的碗中，均匀搅拌。
5. 热锅放油，把碗中的食材放入锅中，摊平，煎至金黄色即可。

鲍鱼参鸡汤

1 只土鸡（1.2kg），鲍鱼（中等大小）2 个，水 4 升，大枣 5 个，黄芪、盐、胡椒粉各若干，大蒜 5~6 瓣
糯米饭　泡好的糯米、水各 1/2 杯
香辛料　大蒜 3 瓣，干辣椒 1 个，大葱（绿叶）1 颗，洋葱 1/4 个，生姜 4 块，清酒 1 大勺，胡椒若干

制作方法
1. 用糯米和水做糯米饭。
2. 鸡肉去皮，洗净。
3. 用勺子揉搓鲍鱼的肉。
4. 水和香料放入锅中，煮10分钟，再放入鸡肉，煮20分钟。
5. 捞出鸡肉，滤出汤汁。
6. 把鸡汤倒入其他锅中，再放入鸡肉、鲍鱼、大枣、黄芪、大蒜煮10分钟。
7. 撕开鸡肉，以便食用。
8. 把做好的糯米饭、鸡肉和鲍鱼放入碗中，倒入6的汤水即可。

拔丝地瓜

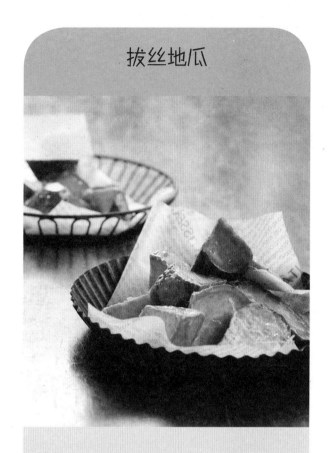

2 个小地瓜（330g），糖稀 2 大勺，白糖 2 大勺，油适当

制作方法
1. 地瓜去皮洗净，擦干表面水分，切成块。
2. 锅中倒入1/3的油，烧热至180℃后，倒入地瓜，炸至表面呈褐色。
3. 平底锅中放入糖稀和白糖，融化成糖浆。
4. 糖浆沸腾后，放入炸好的地瓜，均匀快速搅拌至糖浆裹住地瓜，关火。如果长时间搅拌，表面上则会出现白色，所以应快速搅拌。

海带凉汤

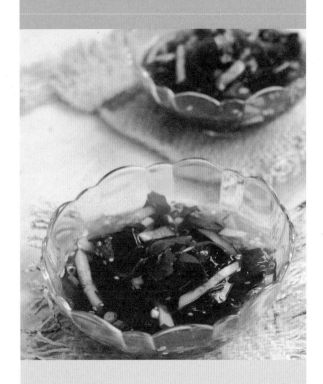

海带 15g，黄瓜半个，细葱 2 颗，辣椒半个，鳗鱼肉汤 3 杯，冰块适当（6 块）

调料　酱油 2 大勺，梅子清酒 1 大勺，食醋 1 大勺，碎蒜 2/3 小勺，芝麻 1 小勺

制作方法

1. 海带在冷水中泡10分钟，捞出后清水洗3~4次，再挤出水分。凉汤用海带不能泡太长时间，泡至有嚼头的程度即可。
2. 黄瓜切丝，细葱切碎，辣椒切开去籽，再切成小块。
3. 海带和黄瓜放入水中，倒入所有调料，搅拌后让其入味10~20分钟。
4. 把冷藏保存的鳗鱼肉汤倒入步骤3的海带和黄瓜中，再放入细葱和辣椒，最后加入冰块即可。

蘑菇大虾粥

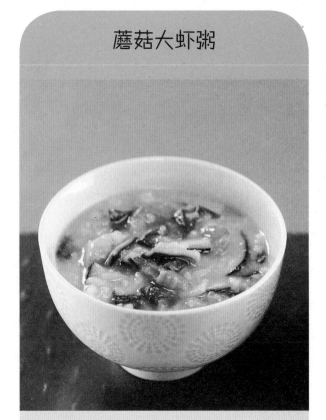

大米、糯米各 1/2 杯，香菇 4 个，平菇 50g，香油 1 大勺，鳗鱼肉汤 5 杯，干虾 10 个，金枪鱼酱 1 大勺，盐少许

制作方法

1. 洗净大米和糯米，泡30分钟以上。
2. 大米和糯米放入搅拌机中，打成1/2的粗细。
3. 香菇去根切丝，平菇手撕成适当的大小。
4. 鳗鱼肉汤和干虾放入锅中煮沸。
5. 把香油倒入另外的热锅中，放入搅碎的大米和糯米翻炒。
6. 把步骤4锅中的所有东西全部倒入，煮一个开后，再放入蘑菇煮。
7. 再煮一个开后放金枪鱼酱和食盐调味。

拌海带丝

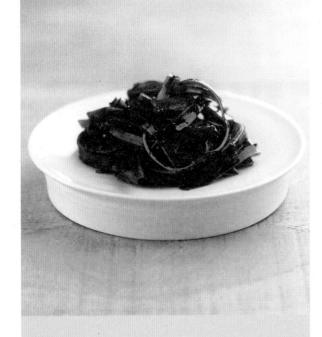

泡发好的海带 100g

调料　糖、水、酱油、料酒、清酒各 1 大勺

制作方法

1. 清水冲洗泡发好的海带，切成丝。
2. 锅中放入调料，煮沸后加入海带，煮至调料熬稠即可。

意大利杂菜汤

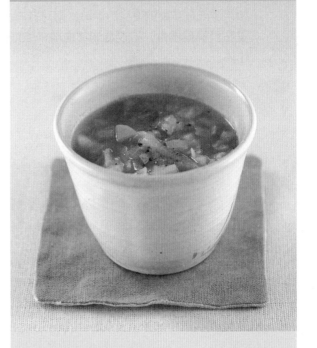

土豆 150g，洋葱、大头菜个 100g，芹菜、辣椒各 30g，香菇、胡萝卜各 60g，盐 1½ 小勺，西红柿罐头 300g，橄榄油 2 大勺，干辣椒 2 个，浓汤宝 1/2 个，肉汤 4 杯，胡椒粉若干，辣椒酱 1 大勺

制作方法

1. 所有的蔬菜都切成0.5cm大小的正方形，撒入半小勺盐。
2. 西红柿罐头只捞出西红柿，用勺子或手捣碎。
3. 锅中倒入橄榄油，放入洋葱炒至透明。
4. 放入所有整理好的蔬菜，炒30分钟。
5. 西红柿、干辣椒、浓汤宝都入锅中，再倒入肉汤，煮30分钟。
6. 放入一小勺食盐和辣椒面调味，最后放入辣椒酱即可。

孕期中的正确运动法

如果孕妇在孕期做适当的运动，则对各方面都有益处。首先，孕期中做运动能使能量增加，保持体重在目标范围内。不仅能调节血糖，降低患妊娠性糖尿病的危险，还能预防腰痛、小腿痉挛和便秘等。

如果孕妇在孕期做规则的运动，不仅晚上能睡个好觉，还能为分娩做准备，而且能缩短产后恢复的时间，好处多多。

但不能随意做任何运动。适合孕妇的运动有散步、游泳、室内骑车等。孕妇也可以参加强调伸展运动和低冲击健身操的孕妇运动教室。

孕期中的身体变化

怀孕后，身体会产生很多变化，运动时的身体变化也与平时不同。所以，做与平时相同的方法或强度的运动，会对身体造成压力。孕妇要了解因怀孕而产生的身体变化，最好针对这样的变化而做运动，而且不能超出承受范围。

♥ 腰肌紧张

怀孕使子宫增大，身体的重心有所改变，所以很难找到平衡，腰部肌肉也变得紧张。

♥ 关节和韧带松弛

怀孕期间，孕妇的身体会分泌松弛激素。雌激素为了使分娩更容易，而松弛关节和韧带。这种激素不仅使孕妇的骨盆部位的关节和韧带松弛，还会使全身的关节和韧带松弛，所以怀孕期间容易造成肌肉和关节无力，或者韧带拉长。

♥ 呼吸率上升

怀孕期间呼吸率上升。这是胎儿接受到氧气的信号。但呼吸率上升，会降低氧气的量，容易造成气短和耐力降低。

♥ 低血糖

怀孕期间的体内物质代谢比平时活跃。如果怀孕期间做运动的话，就能促进物质代谢，所以容易导致低血糖。

♥ 血量增加

怀孕期间，身体为了顺利地提供氧气，会增加40%的血量，心跳也会1分钟内增加15次。通过运动，血量增加，并且心跳急剧增加时，尤其是贫血的孕妇会出现眩晕症。

♥ 促进肌肉收缩

做运动，身体会分泌叫做去甲肾上腺素的神经转达物质。这种物质能促进肌肉收缩，例如无痛子宫收缩。

♥ 体温上升

怀孕期间的体温比平时要高。运动后体温急剧上升对胎儿有害，应注意补充水分等。尤其是天气热的时候，更要注意。

孕期的运动要领

如果孕妇做了过激或方法错误的运动，则对胎儿和孕妇都有害。做运动时，应遵守以下原则。

♥ 运动前注意事项

孕妇做运动之前应咨询医生或助产士做运动是否有益。或者运动时慢慢地开始，时刻注意身体的信号。气喘时运动过度的信号。最初不要做有负担的运动，体力和耐力渐渐增加后，再加长运动时间和强度。

♥ 适当的运动时间

一次运动20~30分钟，至少一周运动3次。激烈的运动要限制在30分钟以内，运动后不要泡温泉或洗桑拿浴。温泉或桑拿浴能使体温上升，对胎儿有害。

♥ 正确的运动方法

运动时要穿能托住乳房的胸罩，做激烈运动时要带腹带。并且，运动前后一定要做准备运动和结束运动。

平躺在地上做运动，感觉眩晕和恶心时应及时停止运动。因为平躺时，加重的子宫会压住从下体输送血液到心脏的下大动脉，引起眩晕。

要避免做俯卧撑、仰卧起坐、两腿上抬、上身弯曲等运动，多进行蹲坐、晃动骨盆、腹部卷起、凯格尔运动等准备分娩的4种主要运动。

怀孕使身体重心改变，很难找到平衡。不要运动到精疲力竭的程度，出现阴道出血、子宫收缩或早期破水应及时停止运动。

普通人在硬地板上运动时，身体易疲劳，孕妇这样做更危险。因为会使柔软的肌肉和关节受损，一定要在柔软的垫子或地毯上运动。并且，运动过程中要补充水分，防止身体过热和脱水。

♥ 对运动需加以谨慎的孕妇

运动不一定适合所有孕妇。患妊娠性高血

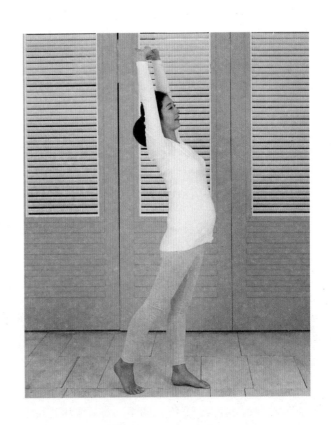

压或妊娠中期和后期继续出血的孕妇，在现在和过去的妊娠中有过早期破水或早产经历的孕妇，胎儿在子宫内生长缓慢或宫颈弱的孕妇，经历过妊娠中期流产的孕妇，怀多胞胎的孕妇，患心脏病或糖尿病等慢性疾病的孕妇及低体重的孕妇应慎重考虑做运动。

♥ 对孕妇有益的运动

怀孕期间做运动是为了改善心肺功能，并为将来的分娩积蓄体力，最好在适当的范围内坚持运动。

● 筋力运动

筋力运动顾名思义就是积蓄肌肉的力气。最好不要勉强，做温和的提哑铃运动。但患高血压的孕妇应慎重。

● 心肺耐力运动

有助于提高心肺耐力的运动有散步、游泳、骑单车等。无论做哪项运动，坚持才是关键。每次做 15 分钟，一周做 3 次以上才有效果。

● 柔韧性运动

提高柔韧性的运动是伸展运动，它不仅能消除怀孕带来的压力，还能使关节柔软，做好分娩准备。但做伸展运动时，应考虑自己的承受力，不要过分地拉伸、伸展。

应对分娩的4种运动

临近分娩，孕妇可能会忘记一直努力学习并不断练习的呼吸法和运动法。怀孕期间，如果孕妇坚持做以下的运动，就会矫正特定肌肉和姿势，有助于分娩。

♥ 蹲坐

伸展腿部肌肉，打开骨盆。此运动使腿部更加有力气，能适当地向下给力，阵痛时会有帮助。

① 站直。腿叉开与肩同宽，抓住椅子背或丈夫，使身体平衡。

② 脚跟不动，双膝尽量弯曲，身体降低，持续此姿势几秒后再慢慢起来。

♥ 骨盆晃动

强化腹部和后背的肌肉，预防或缓解腰痛，还能矫正姿势。

① 两腿放松叉开站立。

② 呼气，骨盆向前伸出的同时拉动腹部肌肉，臀部向前伸。保持此姿势几秒后，再吸气放松肌肉。

♥ 凯格尔运动

强化支撑腹部器官的肌肉，预防尿失禁，使分娩更容易。

① 就像排尿时想中断一样，揪紧括约肌，保持 3 秒。

② 之后再慢慢放松肌肉。

♥ 腹部卷起

强化支撑子宫的腹部肌肉。

① 躺正，膝盖弯曲。

② 头和肩膀抬起，距离地面 20cm。

③ 手放在腹部，慢慢抬起身体。

④ 吸气，身体慢慢低下。

顺产瑜伽法

除了特殊的危险情况需绝对安静以外，孕妇在孕期做运动有益于顺产。怀孕期间，孕妇做适当的瑜伽动作，并配合呼吸不仅能使身心平静，还有助于顺产，瑜伽对胎儿和孕妇都有好处。

孕妇在孕育新生命的同时会害怕分娩带来的痛苦，也会对成为母亲尽职尽责而产生压力，因此总有不安感。瑜伽的放松法、呼吸法、冥想法能消除孕妇的精神压力，还能使孕妇做好分娩的准备，更能增加自然分娩的自信。瑜伽体操能使全身血液流通顺畅，有助于能量的循环。随着腹部的不断增大，所有脏器都受到压迫，瑜伽能恢复这些脏器的功能，还对消化、呼吸

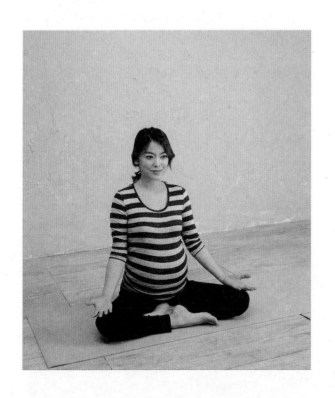

及排泄有益。瑜伽使毒素排出体外的同时还能预防和治疗妊娠中毒症。

为什么瑜伽对孕妇有益

以瑜伽的放松法、呼吸法和冥想法为基础编制的瑜伽体操能帮助孕妇进行自然分娩。

如果想进行自然分娩，孕妇则需要瑜伽体操的三大要素，即：体型、柔韧性和力量。孕妇所需的端正体型是指骨盆和骨关节上下、左右、前后都很匀称。如果体型端正，产道也端正，就能避免分娩时因姿势不端正而产生的不必要阵痛。

孕妇所需的柔韧性指骨盆和关节的柔韧性，伸展和收紧都好，才能使肌肉有弹性，进而能顺利地分娩。但即使骨盆和关节的柔韧性好，身体其他部位不柔韧，阵痛时也会一直紧张，延缓分娩的进程。所以应该加强全身的柔韧度。自然分娩所需的第三要素就是力量，只有先放松身体的紧张，力气才能不分散，并把力量有效地集中在小腹，才能顺利地分娩。

放松法

胎儿百分百依靠母亲，只有孕妇身体健康、精神安稳，胎儿才能健康安宁。

放松就是消除心理上的紧张。心情放松，呼吸才能顺畅，深呼吸并且保持安静才能放松全身肌肉。放松后身体变得柔软，柔韧性加强，这样才能矫正骨盆、骨关节的歪斜。并且能自由地用力，还能消除紧张，放松调节，进而消除分娩时身体的不必要疼痛和紧张，有效地用力，还可预防产后疼痛等后遗症。

♥ 放松法的各阶段效果

放松法是教会孕妇把所有的紧张都释放到枕头上，并培养孕妇在分娩时极其痛苦的情况下也能放松的能力。

第一阶段孕妇学会在强烈疼痛时调节肌肉紧张、松弛的力量。临近分娩，阵痛时能用到这种放松法。第二阶段能预防并治疗腰痛，矫正歪斜的骨盆。

随着肚子的增大，腰部受到重负，孕妇会感觉腰痛，放松法能缓解腰痛。第三阶段帮助消除腿部负担，减轻腿部水肿。第四阶段能使孕妇不受影响，在任何条件下都能舒适地休息。

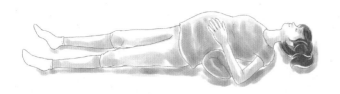

第一阶段 坐正，两腿前伸，两手抓住背后的枕头，紧紧向后背拉靠。然后紧抓枕头不让其移动，自己慢慢躺下。此时，双腿张开与肩同宽，脚跟着地，两手轻放在腹部，或者手背着地即可。

闭上双眼，感受腰部的强烈刺激。把所有的压力都释放在腰部下面的枕头上，放松休息。

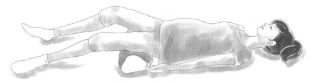

第二阶段 膝盖弯曲，抬起，臀部尽量抬起后，用两手把枕头移向下方。之后放下臀部，两手吧枕头紧紧向臀部拉靠。膝盖慢慢伸展开来，再次放松腿部和全身力气。

此时能感受到腰部疼痛得以缓解，把所有的压力都释放在腿部下面的枕头上，放松休息。

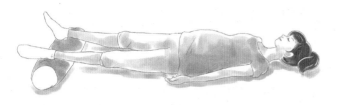

第三阶段 屈膝，枕头放在脚腕处。从脚腕到脚跟的部分接触到阵痛，所有的压力都释放在脚部下面的枕头上，放松休息。渐渐能感受到身体变得轻快舒适，连不容易放松的脖子后部都放松了。

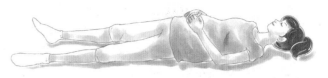

第四阶段 把枕头推开，躺在地板上放松全身。此时能感受到比平时更放松。

呼吸法

呼吸法的前提放松法。即,通过放松法形成自然的呼吸后,才能形成紧张和松弛的能力,也就是形成收缩和拉长的能力。放松法根据情况而受到影响,但熟悉呼吸法后,可以在混乱的环境中保持稳定的情绪,疼痛时也能放松。

熟悉呼吸法后,可以深呼吸、舒适地呼吸,这样对分娩有益。孕妇可根据分娩的进程而调节肌肉的紧张和松弛,进而顺利分娩。首先在阵痛中能阻止身体紧张,使分娩顺利进行。

此外,熟悉呼吸法后,还可利用肌肉的收缩能力,把婴儿推出体外。

不仅如此,还能使全身的功能正常化,胎儿状态变好。也就是通过呼吸放松身体的肌肉、组织和神经,提高体内的氧气呼吸率,进而顺利地提供给胎儿氧气。

♥ 猫咪姿势的效果

猫咪姿势能预防和治疗胎儿胎位不正,端正子宫的位置,使胎儿顺利活动。并且还能减轻受到重负的腿的负担,放松拉伸脊柱,提升全身功能。

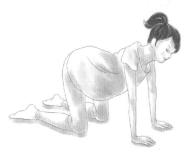

1 两膝与两臂与肩同宽,保持上体和地面水平。

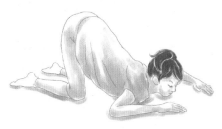

2 慢慢曲臂,使胸部和下腭接触地面。初学者保持此姿势。抬起胸部时,不要过度用力把胸部贴到地板上,要把膝盖靠近胸部使胸部碰触地面。

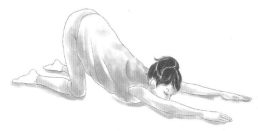

3 如果身体足够柔软,可以慢慢伸展,直至胳膊完全展开。可以的话,保持上体、下体和地面呈三角形,把全身的力量集中在地面上。此时,感受一下肩部、背部及腰部的伸展。舒适地呼吸10次以上,熟练后可保持此姿势3分钟以上。

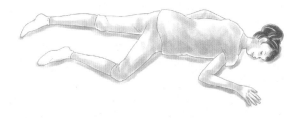

4 膝盖慢慢推向后方,一侧脸贴住地面。放下同侧的手臂,肘部弯曲,手臂放到地面上,趴下。另一侧的手臂和腿弯曲撑起,不要压迫腹部。

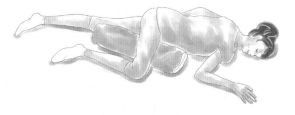

5 临盆前趴着休息有负担时,可在大腿内侧垫一个枕头。感受贴到地面上的下腹部的同时,配合呼吸,自然地移动小腹,这样就能放松身心,安稳地休息了。

调节紧张的放松方法

♥ 骨盆柔韧性运动

此运动能增强骨盆和骨关节的柔韧性，还能增强小腹的力量。第二次动作的用力有助于胎儿诞生的瞬间用力。如果孕妇能随心所欲地调节此动作和呼吸，就能减少分娩时最后阶段感受到的疼痛。

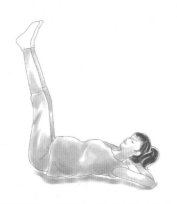

1 上身躺在地面上，两手十指相扣放在头下，支撑头部，两腿抬起90度，此时，孕妇们的膝盖自然地轻轻弯曲。

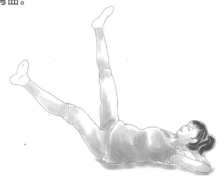

2 之后两腿向外伸展。如果感觉疼痛，应暂时停止，腿部下垂，呼吸，持续20秒以上。呼气和吸气时，像排便时用力，推挤腹部。练习好用力后，微微抬起臀部。

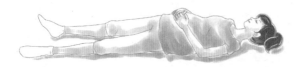

3 反复1动作和2动作，放松两腿，两手放在小腹上，充分休息。

♥ 丹田强化运动

通过丹田强化运动，孕妇能学习到自然调节身心健康和松弛的方法。并且还能增强小腹力量，促进血液循环。

运动时，两眼盯住脚尖，两侧臀部放平，上体放松，只用下体的力量抬腿。此动作起到矫正骨盆和骨关节的作用。

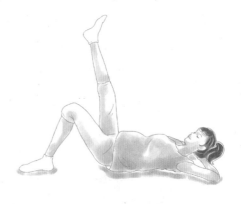

1 上身平躺在地面上，两手十指相扣放在头下，支撑头部，两膝弯曲立起。然后抬起一条腿，呈90度。

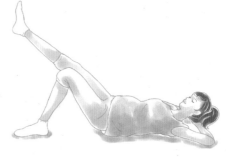

2 抬起的腿在20度的范围内反复抬起放下，尽力做20~50次。此时，上体放松，但不要把力气分散到不必要的地方，轻压住腰部，不要让腰部抬起。反复做动作的同时，如果想让力气都进入到体内，则更要放松上体，不要让肩部和颈部紧张。

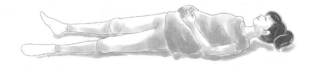

3 放下腿，两手放在小腹上，休息。小腹的温暖充满全身，全身的能量循环顺畅。

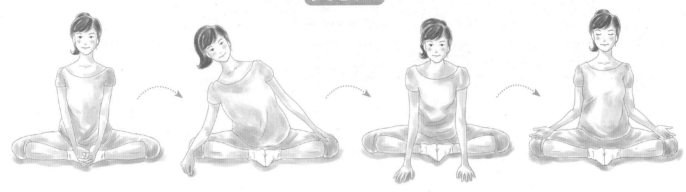

冥想法

♥ 蝴蝶姿势的效果

此运动使骨关节和盆骨放松，进而顺利进行自然分娩，还能矫正骨盆和骨关节的不均衡。如果想看到更明显的效果，就应对准两脚掌，使身体在正中间，两膝平伸成一字形，后背伸展，向前倾。此时，腰部弯曲，使处于后部的子宫和卵巢等下部脏器位置端正。

1 两脚掌相对，两手十指相扣抓住双脚。吸气，后背伸展开来，头部后倾，呼气，慢慢松开抓住双脚的手。

2 左手按住左膝，右肘放在右膝上，后背伸展开来，松弛，呼吸。反方向以相同方法运动。

3 两手触地，后背伸展向前倾，直至感觉到疼痛。感受到疼痛后停止，闭上眼睛，跟随呼吸运动小腹。正常呼吸，保持动作，直至上体完全放松。初学者保持20秒，熟练者保持久一些。

4 慢慢抬起上体，两手放在膝盖上，跟随呼吸感受受到刺激的两侧骨关节和骨盆、腿部、脚掌、脚趾，完全放松，充分休息。日常生活中，孕妇坐着练习此动作，可减轻分娩时的疼痛。

解 疑

拥有聪明孩子的散步运动

● 散步有助于胎儿大脑发育

散步运动是孕妇在怀孕期间能进行的最安全的运动。孕期中的散步运动可促进血液循环，有助于调节体重，不仅能帮助顺产，还能预防妊娠性糖尿病或妊娠中毒症等。最新的研究结果表明，散步或温和的筋力运动有助于胎儿的大脑发育。

妊娠初期孕妇身体变化强烈，不适合进行散步运动，但可以从妊娠反应和流产危险都降低的13周开始进行散步运动。散步运动不仅能使孕妇身心健康，还对胎儿大脑皮层发育有益。行走时应及时补充水分，预防脱水现象的发生。身体出现异常信号时应及时中断步行。

散步时，一定要穿低跟的软垫运动鞋。平底的皮鞋鞋底弹力差，会引起脚掌疼痛。孕妇小腹突出，容易使重心向前。挺胸，并且力量集中到腹部，这样行走才能使颈部和肌肉不会产生疼痛。

药物的服用及生活中需要注意的事项

2500年前希腊医生希波克拉底就警告过孕妇们，为了胎儿的安全，怀孕4~7个月期间不能服用药物。那时没有尖端的医疗技术，妇产科技术也不发达，而希波克拉底提出孕期服药会导致危险的警告，在现如今又再次引起了人们的注意。

怀孕期间应注意的药物

药物对胎儿最危险的时期是从最后月经开始的那天，直到之后的4~10周，这段时间是胎儿脏器形成的时期。如果在这段期间暴露在有害物质中，就会导致流产或形成先天性畸形儿。如果在怀孕后的最初2周内暴露在有害物质中，胎儿则不会受到有害物质的影响，或者导致细胞死亡，怀孕终止。

如果孕妇在妊娠中期和后期服用药物，就会对胎儿的成长和生理功能带来影响。药物根据胎儿的月龄、强度及服用量，产生的影响也不同，并能导致各种先天性畸形。药物妨碍胎盘的功能，影响从母体传送到胎儿的氧气和营养的进程，导致母体中产生生化学性变化，间接影响胎儿。

怀孕期间应注意的药物分为三种，即：中毒性物质、贩卖的药（事先制作好贩卖的药物）及调配的药品。这里所说的中毒性物质包括烟和酒。怀孕期间，孕妇绝对不能接触这些物质。

♥ 酒精

酒精能导致严重的先天性畸形。怀孕期间饮酒过多的女性能生出携带胎儿酒精症候群的孩子，而胎儿酒精症候群是造成可以预防的智力障碍的最大原因。患胎儿酒精症候群的孩子在出生前后会出现生长缺乏、面部畸形、中央神经系统异常、主要器官异常等症状。

♥ 烟

烟也会给胎儿带来致命性的影响。尼古丁造成血管堵塞，所以使通过胎盘传达给胎儿的氧气和营养的量减少。报告显示，孕妇在孕期中吸烟会导致流产、死产、早产、低体重儿和幼儿猝死。

♥ 贩卖的药

孕妇不能在没有医生处方的情况下随意在药店买药吃。像阿司匹林这种好像无害的药物也会给孕妇造成危险。孕妇在服用药物时，一定要考虑是否有必要吃药，以及药物用量和方法，还要考虑怀孕月数，及此药是否能和其他药物一起使用等各种事项。如果真要服用药物，最好选用已经在市面上卖了很久的药物，并且是其他孕妇们服用过的药物。

♥ 调配的药品

不只是贩卖的药品对胎儿有害，治疗癫痫、心脏病、癌症等重病的调配药物也对胎儿有害。怀孕前定期服用调配药品的女性要确认怀孕后是否可以继续服用药物。药物给胎儿带来的危险比其益处大时，医生会让孕妇停止用药。

怀孕期间需避免的危险

怀孕期间除了服用药物以外，放射线、毒素、感染症等对胎儿有害的要素也很多，应多加注意。

♥ 放射线

如果使用放射服，接触腹部以外部位的检查性 X 光对胎儿无任何伤害。但利用多重 X 光的 CAT 扫描对胎儿有害，所以怀孕期间基本不适用。尤其是放射线染料会使胎儿甲状腺受损，怀孕期间绝对不能使用。

孕妇在孕期接受牙科治疗时所使用的药物、局部麻醉及 X 光等，都是非常小的量，所以不会给胎儿造成影响。但治疗前一定要告诉医生自己是孕妇。

♥ 毒素

胎儿未成熟的肝和肾脏不能像成人的肝肾那样快速地处理毒素或消除毒素。即使在母体中不会产生很大影响的物质，也会对胎儿带来几倍的危险。因此，最好远离刺鼻气味的去污剂、调和漆、溶剂、除草剂等强化学物质。

虽然还未确定孕期染发的有害性，但也没有必要非感受其危险。即使不能在孩子分娩后再染发，也至少应等到胎儿重要的脏器、头部、身体、四肢完全形成后的妊娠初期末再染发。

♥ 感染症

孕妇为了不患感染症应多加注意。不是重感冒，一般性的感冒虽然不能对胎儿造成太大的影响，但各种感染症也是对胎儿有害的。

● 麻疹

麻疹是流产和早产的诱因。幸运的是，大部分的孕妇都对麻疹有免疫力，所以患麻疹的概率很小。

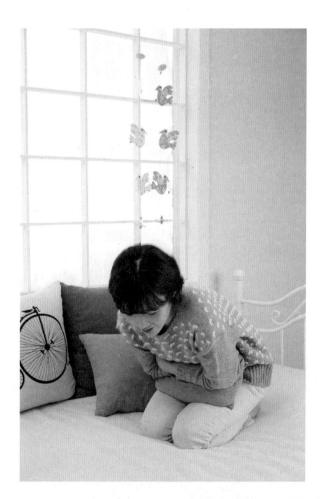

● 水痘和带状疱疹

水痘和带状疱疹能导致早产、皮肤损伤、畸形、胃肠及泌尿生殖器异常、四肢畸形、低体重、脑髓膜炎、流产、死产。幸运的是，85%~90%的孕妇都对此病有免疫力。

● 弓形体病

吃生肉或未熟的肉，触摸猫的排泄物，食用接触到患此病的动物排泄物的食物等都会患弓形体病。如果孕妇患此病，就会造成胎儿视力异常、精神运动迟缓、惊风、牛眼症、脑内硬化等异常。如果怀孕后期感染此病，则受到的损害会减少。弓形体病用抗生剂治疗。

● 巨细胞病毒（CMV）

巨细胞病毒是造成流产、智力低下、精神运动迟缓、发育障碍、进行性听觉损伤、呼吸器官疾病、黄疸、子宫内生长缓慢、眼球感染等的原因。在美国，0.2%~2.2%的新生儿在分娩前后感染此病毒，患先天性病毒疾病。受感染的新生儿中的90%分娩时无任何症状，成长期间出现耳聋、智力低下、精神运动迟缓等障碍。

日常生活中的注意事项

怀孕期间应注意的事情很多。在影响母亲和孩子一生的10个月期间，最好每件事情都要小心谨慎。

不想出现妊娠线、妊娠纹应该怎样做？

● 不要让体重增长过快

妊娠线穿过肚脐在肚子中间垂直至下方延长开来，颜色微黑。80%的孕妇都会出现以肚脐为中心呈深色的妊娠线。妊娠线从妊娠中期开始出现，越到末期颜色越重，随着孕妇小腹的不断增大，腹部肌肉拉长，色素在其部位沉淀。妊娠线在分娩后渐渐消失。如果想预防妊娠线，就不要让体重增长过快。

● 妊娠纹在分娩后仍然存在

妊娠使腹部凸起，在突然膨胀的小腹上出现细线，然后像地震一样开始龟裂。从小腹开始出现妊娠纹，范围扩大到臀部、大腿和乳房等处。皮肤膨胀的部位出现红色后再愈合变细，剩下褶皱的疤痕。

所以，最重要的是从小腹凸起前开始管理。应该平时强化皮肤弹力，此时按摩最有效果。小腹凸起前开始涂抹妊娠

霜是重要的。在乳液和乳霜中加入橄榄油，沐浴后涂抹按摩腹部、大腿后部、胸部等处。手够不到的部分拜托丈夫涂抹，还能增进两人的亲密感。

分娩后，皮肤恢复弹力是重点，结合筋力运动效果更佳。

♥ 压力

怀孕期间，孕妇的情感变得敏感，小事情都能受到压力。再加上各种制约，更容易感到憋闷。如果母体受到压力，就会使血管收缩，血液上升，压力会传递给胎儿。受到压力的孕妇生出的孩子比其他孩子发育缓慢，与人交往也不会那么和谐。严重的压力诱发畸形儿。因此，孕妇在怀孕过程中应最大限度保持心情愉快，不受到压力，如果有压力要马上消除。

♥ 驾驶

如果孕妇怀孕前就一直开车，那么怀孕后开车也没什么大问题。但孕妇受荷尔蒙影响，运动神经变迟钝，发生意外事故时，快速应对的能力会降低。万一出现大的事故，胎儿和孕妇都会有危险，所以最好不要开车。

♥ 桑拿浴

怀孕后体温上升。尤其是在体温高的妊娠初期，因高热会生出畸形儿。子宫弱的孕妇，妊娠初期长时间洗桑拿会引起流产，妊娠中期长时间洗桑拿会引起早产，所以尽量不要在孕期洗桑拿。如果去洗桑拿，就不要待太久，一定要补充水分防止脱水。

♥ 高跟鞋

适合孕妇穿的高跟鞋高度为3cm。高跟鞋会给腰部和腿部带来压力，对于孕妇来说更危险。并且，穿高跟鞋走路会担心失去平衡摔倒，所以孕妇最好穿舒适的矮跟鞋。

♥ 站着工作

以相同的姿势久站，容易造成腿部水肿。如果长时间站着工作，就应抽空揉揉腿或坐下休息。不要一直站着，要稍微动一动，试着在同一地点简单活动。虽然水肿不是直接造成流产或早产的原因，但要注意不要让水肿使身体疲倦。

要记住长时间站着工作会增加早产的危险。

♥ 晚睡

如果怀孕前有晚睡的习惯，那么怀孕后想改变习惯会很难。但要记住腹中的胎儿会形成和母亲相同的习惯。如果孕妇习惯白天睡觉，晚上不睡，那么孩子出生后也会有相同的习惯。不仅如此，白天不能像晚上那样熟睡，会因睡眠不足产生压力。

♥ 电子波

最近使用电脑的职业不断增加，很多孕妇都暴露在电子波中。虽然还没有证明电子波是直接造成流产的原因，但调查结果显示，经常暴露在电子波中的孕妇流产率高。孕妇最好减少使用电脑的时间，如果不得已要在电脑前工作，就要使用电子波切断装置。

此外，孕妇长时间坐在电脑前会给腰部和腹部造成压力，所以需要随时站起来休息。

♥ 过分的家务劳动

怀孕后做家务时也要注意。尤其是蹲坐的姿势会压迫胎儿，所以要避免，应经常采取舒适的姿势。绝对不要提重物。提重物会加重腹部力量，可能造成流产，所以在妊娠初期和后期要特别注意。

孕期中的夫妻生活

怀孕会完全改变对性生活的感觉，但不会产生其他的影响。尽管怀孕期间可以进行性生活，但根据孕妇身心状态会稍有不同。夫妻生活后会稍有出血，但并无大碍。因为丈夫的阴茎触碰到宫颈部会产生少量出血。

妊娠各阶段的夫妻生活

虽然没必要因怀孕而避免夫妻生活，但应该根据不同时期小心进行。尤其是进入妊娠后期，为了不压到孕妇的小腹，应选择不会承受丈夫体重的体位。

♥ 妊娠初期

妊娠初期，受精卵在子宫内着床时间不长，胎盘处于未完善状态。所以，这个时期尽量不进行性生活，因为担心子宫收缩会造成流产。如果在这段时间进行夫妻生活，最好不要时间过长，不要太激烈。子宫位于骨盆内，虽然压迫腹部也不会受到影响，但深深插入时，子宫本身会受到刺激，所以不要插入太深。

特别是子宫后倾的人更要小心。子宫后倾是指，子宫比普通人靠后。这种情况下以正常体位进行性生活，子宫会受到强烈刺激，造成流产，应慎重考虑。

● 用对话解决问题

孕妇在妊娠初期因妊娠反应或疲劳而没有兴致进行性生活，但丈夫感受不到妻子体内的变化，不能理解拒绝夫妻生活的妻子。这时妻子不要对丈夫发脾气或想不开，要把自己的感情和状态真实地告诉给丈夫。

● 积极使用皮肤接触

性满足感并不只是通过插入获得的。即使不插入也能保持孕前的亲密感。通过亲昵的爱抚来确定爱情，并用各种方法满足丈夫。积极使用皮肤接触吧。

♥ 妊娠中期

妊娠中期是孕妇身心都安稳的时期，可以无负担地进行夫妻生活。很多人担心在这个时期子宫收缩，感受到性高潮会造成流产，但性生活不过于激烈的话是没什么大问题的。如果性生活后出血就要多加注意了。妊娠中期，孕妇的阴道壁变软，稍有刺激就会受伤出血。

♥ 妊娠后期

如果此时期感受到强烈的性高潮，会引起子宫收缩引发早产，还会因性生活感染细菌引起破水，所以应多加注意。并且要注意清洁卫生。尤其是离预产期还有一个月时，应节制夫妻生活。此时，若受到一点刺激，阴道都容易受伤，并提高因刺激造成破水、感染、早产的危险性。

妊娠各阶段的安全体位

☺ 适合妊娠初期的体位

♥ 正常位A

抬起一条腿的正常位。这是最基本的体位，为了不插入太深，要屈膝。

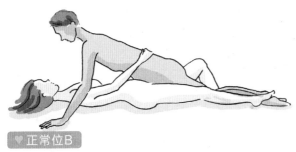

♥ 正常位B

两腿弯曲的正常位。妻子张开两腿，屈膝，丈夫在此状态下插入。注意不要插入太深。

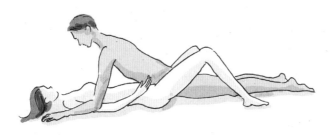

♥ 正常位C

两腿夹紧的正常位。妻子两腿夹紧伸直平躺，丈夫在此状态下插入。

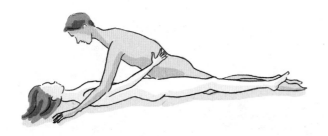

☺ 适合妊娠中期的体位

♥ 后背位

妻子臀部向后翘趴着，丈夫在后边跪坐插入。不要让小腹碰到地面，丈夫抓住妻子的腰部，以支撑。

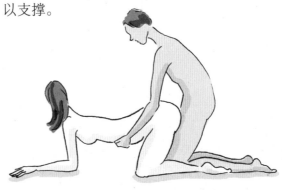

♥ 侧卧位

在背部进行的侧卧位。丈夫和妻子都侧卧。此时，丈夫从妻子的背后插入。

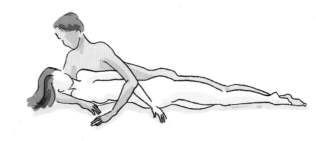

♥ 前坐位

丈夫跪坐，妻子把两腿放在丈夫的身上，坐好。这种体位是妻子可调节结合的深度的体位。

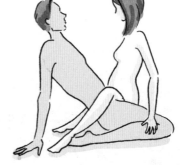

☺ 适合妊娠后期的体位

♥ 后背位A

丈夫两腿跪坐后，以能看到妻子背部的坐姿进行性生活。

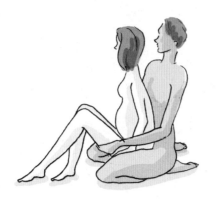

♥ 后背位B

丈夫两腿张开坐好，以能看到妻子背部的坐姿进行性生活。为预防早产，不宜插入太深。

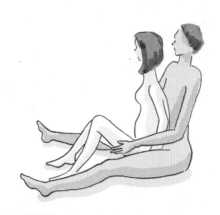

♥ 侧卧位A

两腿夹紧的侧卧位。两人面对面侧卧，进行性生活。此时，妻子的腿并拢夹紧。

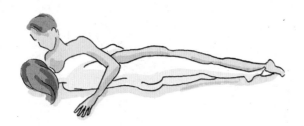

♥ 侧卧位B

张开腿的侧卧位。两人面对面侧卧，进行性生活。妻子采取两腿分开的姿势。

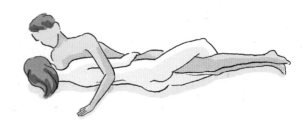

☹ 妊娠中应禁止的体位

♥ 骑上位（女性上位）

阴茎插入深，刺激子宫，孕期应避免。

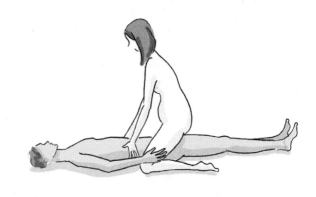

♥ 弯曲位

妻子平躺，小腿搭在丈夫的肩部，这样进行性交阴茎插入的深。孕妇会感觉疼痛，应避免。

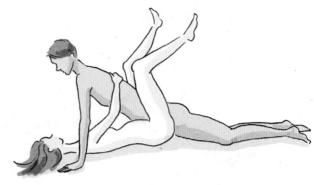

各季节的 孕妇生活

根据怀孕季节不同，孕妇的孕期生活和注意事项稍有不同。如果怕热的少阳人在夏季怀孕，就容易因热患病。若体寒的少阴人在冬季怀孕就很难维持妊娠。

春季妊娠 太阳人OK 太阴人NO

注意严重的妊娠反应和问题

怀孕后基础体温上升，自觉体温也会上升，感觉到热。甚至因孕妇扇热而导致妊娠反应更加严重。并且，冬季运动不足、维生素不足而改变生物体节奏，抵抗力和免疫力降低。

怀孕后期正赶上春季的孕妇会因荷尔蒙不足而导致皮肤问题。容易出现像风疹一样的肿起或起水泡的湿疹，韩医学把这种称之为"妊娠中皮风征"。

春天本来就是因阳光和风多发皮肤问题的季节，所以清洁皮肤和穿薄的衣服有助于血液循环。应选用无刺激的化妆品，避免油腻食物，多吃富含维生素和无机质的水果、海藻等食物。

夏季妊娠 少阴人OK 少阳人NO

小心贫血和腹泻

湿热的夏季对孕妇而言是最糟糕的季节。天气热，流汗多，白天长，活动量大，这都会使孕妇体力消耗过大，破坏生物体节奏。

并且空调设施造成室内外温差大，导致子宫收缩，增加流产的风险。

随着妊娠过程的进行，孕妇更容易出现消化障碍。尤其是在夏季，凉的食物使消化能力低下，容易引起腹泻或食物中毒。一旦发生腹泻，会加速肠蠕动，刺激子宫。腹泻发生在妊娠初期会造成流产，发生在中期和后期则会引起异常胎动。孕妇在多汗的夏季会因气虚导致贫血或无力症。所以应摄取充分的营养来保持营养平衡。夏季还是紫外线强烈的季节，外出时一定要涂防晒霜，还要保持充分的睡眠和多摄取维生素。

秋季妊娠 太阴人OK 太阳人NO

虽然秋季对于孕妇来说是清爽的季节，但也是阴气重的季节，阴性体质的人最好避免在晚夏怀孕。根据四象医学，秋季对太阴人有益，但对太阳人不好，所以太阳人最好避免在此季节怀孕。

冬季妊娠 少阳人OK 少阴人NO

小心眩晕和感冒

在冬季，冰面和雪等危险环境很多。如果打破身体节奏，则会出现怀孕中毒症，应注意保温，并坚持运动保持体力。

在妊娠初期，自律神经变得不安，血压降低，容易出现眩晕。尤其是坐下起来时，或者在晃动的公交车或电车里会更严重。如果出现眩晕，为避免摔倒应先蹲一会儿。

进入妊娠后期，孕妇会因增加的体重很难找到平衡，走在冰面或雪路上时应多加小心。尽量不要在下雪时出门。并且，血气不足和内分泌荷尔蒙不足使免疫力和抵抗力低下，一旦感冒就不容易痊愈。尤其是在怀孕8个月以后，咳嗽严重时会导致早期破水，应多加注意。

孕妇服选择窍门

怀孕初期孕妇可以穿平时的衣服，但随着小腹不断突出，则需要能托住增大的胸部和小腹的内衣，以及宽松的孕妇服。孕妇服能遮住突出的小腹，还方便运动，看起来也帅气，真是锦上添花。我们一起了解一下怀孕期间打扮漂亮的方法吧。

使用旧衣服

随着腹部不断增长，无论是胎儿，还是孕妇都需要舒适的衣服。如果只待在家中，就不需要太多的外出服，但工作时，就需要几套衣服了。

孕妇分娩后就不会再穿孕妇服了，如果为了需要都买回来，感觉有些浪费。不能穿平时穿的衣服吗？我们看一看都有哪些方法吧。

♥ 用大衬衫遮住腹部

如果平时喜欢穿宽松的衬衫，那么怀孕后也可以继续穿这件衬衫。衬衫不会紧绷在身上，大小宽松，不仅能遮住小腹，还方便运动。

♥ 活用A字连衣裙

妊娠初期可以穿"A"字连衣裙。妊娠初期，小腹不会太凸显，其他部位也不会发胖，可以穿宽松的"A"字连衣裙，它不仅不会压迫小腹，还方便运动。

♥ 穿丈夫的衣服

试着穿一穿丈夫的大码衣服。孕妇怀孕后身体发胖，穿丈夫的衣服就不会觉得肥大了。尤其是穿丈夫的棉裤或牛仔裤时，不会压迫小腹，感觉更舒适。裤子长的话，可以稍微卷起来，搭配 T 恤，给人活泼可爱的感觉。

♥ 穿拉长松紧带的裙子

孕妇可以穿腰部是松紧带的裙子。孕妇的小腹不断增大，可以把松紧带调松些再穿。棉质长松紧带裙的伸缩性大，适合在家穿。

购买孕妇服

即使穿旧衣服，也要在孕期买一两套孕妇服。最好选择分娩后也能穿的衣服。我们看一下选择简单实用的孕妇服的方法。

♥ 选择简单的设计

妊娠后期，小腹逐渐凸起，穿什么衣服都显现不出来风姿。为了掩饰这一点，很多孕妇戴华丽的饰品或穿用蕾丝、饰边修饰的衣服，这样的服装反而让身体看起来笨重，很老土。孕妇服的设计简单，给人以干净利落的感觉。

如果不喜欢这种平庸的感觉，可以点缀一些装饰或颜色。

♥ 选择不太时尚的颜色和款式

如果没有只生一个孩子的计划，最好选择不太时尚的款式。买回流行款式或流行色的衣服，很容易厌烦，并且怀下一个孩子的时候穿上这种过时了的衣服反而感到别扭。平凡普通的孕妇服最美。

♥ 腰部调节部分要有余

如果买的裙子或裤子腰部不能调节大小，那么到妊娠后期穿起来会很费劲。一般来说，孕妇服的腰部都是由松紧带或带子调节松紧，要选择松紧带或带子不是很紧的服装。太紧没有余的话会压迫小腹，造成不便，所以要检查松紧带是否能柔软地调节。

♥ 选择分娩后能修改的衣服

最近出现了很多修改衣服的公司，孕妇分娩后，他们能把孕妇服改成适当的大小。孕妇购买这样的服装，在分娩后也能穿，购买之前要查看孕妇服是否能修改。购买时还要考虑服装的设计和颜色，最好选择分娩后也能穿的衣服。

♥ 活用披肩和开衫

如果妊娠后期正赶上冬天，孕妇就要购买能盖住小腹的大衣。有大衣的话，怀孕期间就可以穿了，如果没有，也没必要买贵的大衣，使用厚的披肩和开衫即可。

开衫的伸缩性好，轻便暖和，穿起来舒适，如果搭配能裹住全身的披肩效果更佳，还能简洁地遮住腹部。

♥ 考虑衣服的材质

虽然选择孕妇服时要选择看起来苗条的款式，但也要考虑服装的材质。

怀孕后体温上升，最好选择透气轻巧的材质。并且，容易在家中洗涤，还不会褶皱。纯棉制品不错，但容易褶皱，最好选择人造丝、弹性纤维、聚酯等合成的制品。

♥ 搭配多样的饰品

如果没有几套孕妇服，好好搭配饰品也能让人耳目一新。可以使用娇艳的围巾、披肩、项坠等物品增添光彩。相同的服装也能给人不同的感觉。

根据不同情况选择孕妇服

挑选孕妇服时，选择适合自己生活节奏的款式也很重要。上班的话，就要选择简单干练的款式，不上班的话，可以选择舒适休闲的款式。

♥ 为在职妈妈准备的孕妇服

上班的话，就要在打扮上下工夫。但也无须经常买衣服，买几套使用率高的款式，可以更换上衣和裤子，进行混搭。

♥ 为全职妈妈准备的孕妇服

即使在家进行胎教，也要选择漂亮的衣服。但要选择款式和材质都舒适的服装。尤其是牛仔裤或纯棉的孕妇服都方便运动。

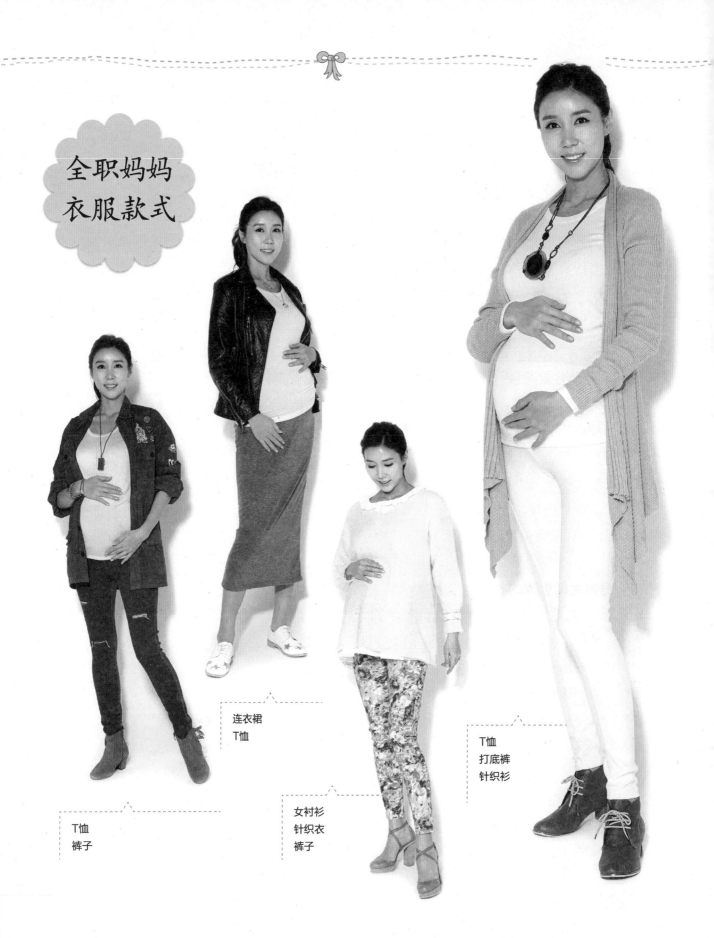

全职妈妈
衣服款式

连衣裙
T恤

T恤
裤子

女衬衫
针织衣
裤子

T恤
打底裤
针织衫

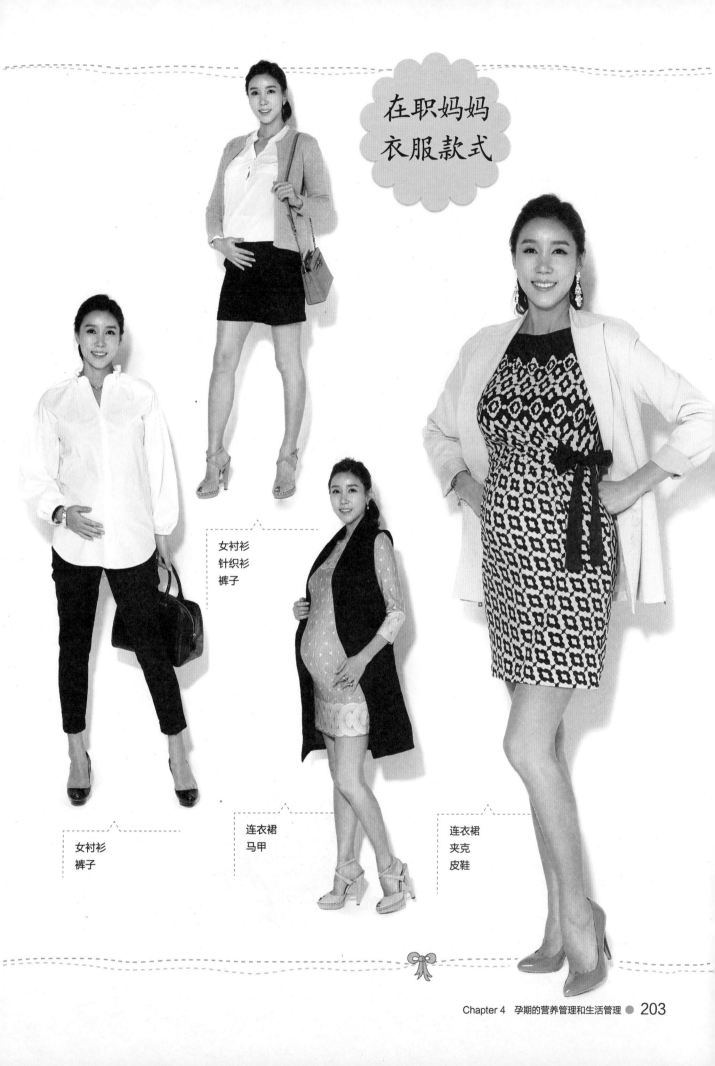

在职妈妈
衣服款式

女衬衫
针织衫
裤子

女衬衫
裤子

连衣裙
马甲

连衣裙
夹克
皮鞋

选择孕妇用内衣

由于怀孕期间腹部和胸部渐渐增大，平时穿的内衣都不合适了，或者穿起来身体感觉不舒适。只有穿对内衣，孕妇分娩后才能快速恢复到原来的身材，所以穿合适的内衣非常重要。

孕妇用内衣最重要的是能托住变大的腹部和胸部，吸水性好，不刺激皮肤。

♥ 内裤

内裤与胸罩不同，它关系到孕妇和胎儿的舒适感，所以非常重要。特别是怀孕后要保持子宫的温暖，穿对内裤就能充分地保温。

孕妇用内裤有的能提到肚脐以上，把小腹完全盖上，这种大内裤虽然好，但不要穿太紧的。

纯棉材质的内裤最适当，因为能很好地吸收汗水和分泌物。此外，购买时要查看内裤是否大小适当，不要紧紧箍住臀部，为了更容易地发现分泌物异常，要选择底部为白色的内裤。

★ 购买要点

① 选择能完全包裹住腹部的内裤，不要穿三角内裤。选择能调节腰部大小的松紧内裤。

② 选择吸水性好并易清洗的纯棉制品。

♥ 胸罩

怀孕后胸部会出现乳房压痛等变化。怀孕期间应使用孕妇用胸罩的原因是，为了不使增大的乳房下垂，并使乳腺发达更好地分泌母乳。

特别是妊娠初期 3 个月期间，乳房急速增

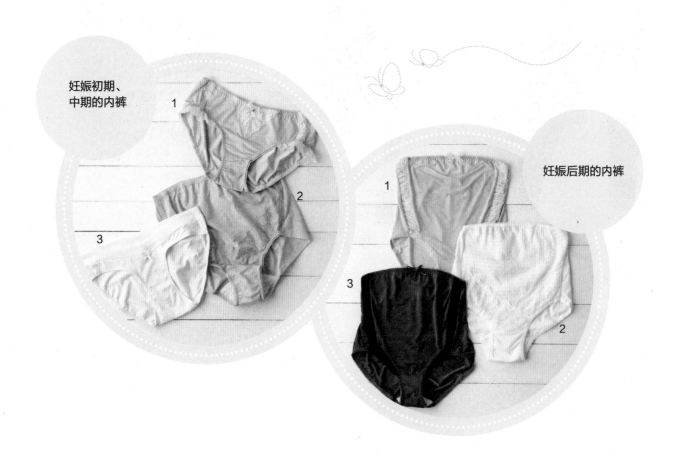

妊娠初期、中期的内裤
1
2
3

妊娠后期的内裤
1
3
2

大，如果此时不能托住乳房的话，以后就会下垂。如果与乳房连接的乳腺组织的一部分被拉伸，就无法再恢复到原来的形态。

★ 购买要点

① 比一般的胸罩，下部分长出 5cm 的款式能托住加重的乳房。

② 选择不会压迫乳头，用有弹力的材质制作的杯罩为佳。最好选择不紧，宽松的大杯罩。

③ 选择后排扣能调节的胸罩，这样分娩后授乳时也能穿。最好选择前边系扣的授乳用胸罩。

♥ 塑身服

进入妊娠中期，小腹逐渐增大，最好穿能包裹住并能支撑小腹的孕妇用塑身服。孕妇用塑身服与普通的塑身服不同，它起到腹带的作用，能保护胎儿。

随着小腹不断增大，很多孕妇会出现腰痛的症状，孕妇用塑身服还能托住腹部，矫正腰部，预防腰痛。因为它能完全托住小腹，所以比腹带更安全，可以替代腹带使用。

★ 购买要点

① 选择长度能到达大腿的孕妇用塑身服，有保温效果。

② 在小腹突出的妊娠后期，最好穿小腹部位或下腹部两层的塑身服。

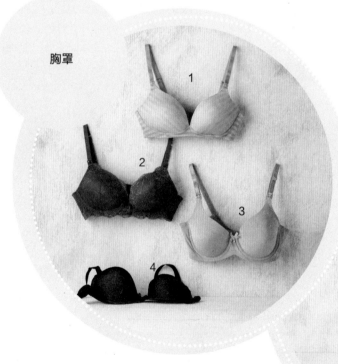

胸罩

★ **产品提供** Destination Maternity

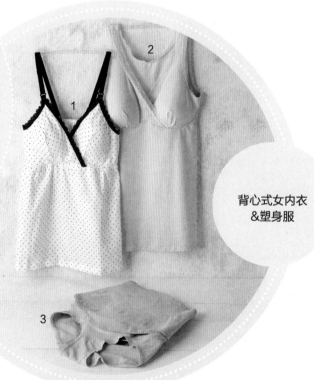

背心式女内衣 & 塑身服

chapter

5

稍有特别又
令人担心的妊娠

    职场女性增加，结婚延后，导致晚孕的高龄孕妇增加。高龄孕妇、职场女性的妊娠、双胞胎妊娠等都属于流产、分娩畸形儿、异常妊娠、早产等都属于高危妊娠范围，应多加注意。但是处于高危边缘的孕妇，比起普通孕妇更应多加注意，如果做到彻底的产前管理和定期检查就会生出健康的孩子。

多胎妊娠

孕妇初次听到妊娠多胎儿都会惊讶。尤其是在怀孕方面有过困难的女性，听到怀了两名以上的孩子的消息很是开心，但也会担心对自己的健康、家庭经济、丈夫及其他子女带来影响。

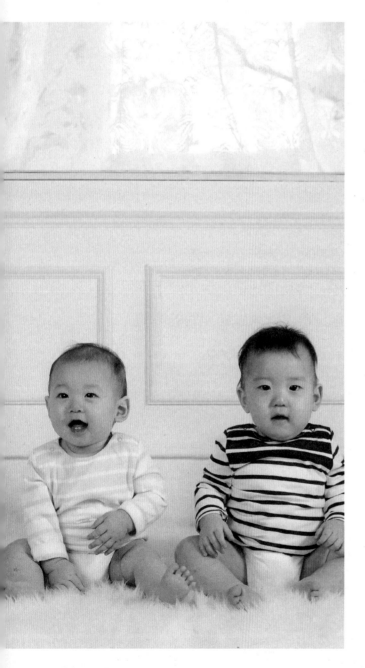

多胎妊娠的原因

形成双胞胎有两种形式，一种是由两个卵子和两个精子相遇受精形成（异卵双胞胎），另一种是由一个受精卵分裂成两个胎儿（同卵双胞胎）。下列是关于多胞胎妊娠的原因的事项。

♥ 异卵双胞胎

女性的年龄、体重、个子、怀孕次数越多，分娩异卵双胞胎的概率越大。异卵双胞胎长相不同，性别可能相同，也可能不同。

♥ 同卵双胞胎

分娩同卵双胞胎的概率是千分之4，与女性的年龄、人种及妊娠次数无关。同卵双胞胎的头发、血型、长相等都相同。但若其中一个孩子在子宫内快速生长，出生时他们的长相有可能不同。虽然同卵双胞胎的掌纹和足纹相同，但指纹却不一样。孕妇有可能怀同卵三胞胎，但很少见。

♥ 多胎妊娠

怀多胎儿的孕妇在怀孕前4个月与怀单胎的孕妇没什么区别，但过了第5个月，小腹就有明显的变化。怀孕 8~9 个左右，多胎儿孕妇的小腹大小和正常孕妇怀孕 10 个月的小腹大小差不多。

双胞胎的分娩率为 1/90，但科学家们相信自然妊娠时，8 个孕妇中就有 1 个孕妇怀双胞胎。这就是孕妇怀疑流产时，很多医生用超声波检查确认子宫内是否没有其他生存的胎儿的原因。

多胎儿中的一名流产了，另一名孩子在妊娠后期分娩，这样的情况很多。虽然这极其少见，但也有宫外孕和正常怀孕混合的现象。

虽然大部分的双胞胎相隔几分钟出生，但也有相隔几天，甚至是几个月出生的极少数情况。也有分娩后分辨不清是性别相同的同卵双胞胎，还是异卵双胞胎的情况。如果想用医学性的原因确定是同卵双胞胎，还是异卵双胞胎，就要采脐带血进行分析或检验 DNA。

♥ 增加的多胎妊娠

通过了解美国保健统计中心的资料可知，最近多胎儿分娩大幅度增加了。1980 年以后双胞胎分娩增加了 37%，三胞胎以上的多胎儿分娩足足增加了 312%。

多胞胎分娩增加是 30 岁年龄段后半期分娩的女性的数量大幅度增加的原因，也是接受排卵诱导剂或试管受精治疗，成功怀孕的女性的数量增加的主要原因。

● 因不孕治疗导致的多胎妊娠增加

专家称，35~39 岁的女性，性腺激素多，能排出更多的成熟卵子，所以比其他年龄段的女性怀多胎儿的可能性大。根据美国保健统计中心的资料显示，多胎儿分娩原因中的 1/3 是根据孕妇的年龄，剩下的 2/3 是因为不孕治疗

的妊娠的增加。

1.5% 的女性会分娩多胎儿，但接受不孕治疗的女性有 20% 的可能会分娩多胎儿。这是因为为了促进排卵所使用的不孕治疗剂使女性排出了 2 个以上的卵子。

● 因辅助生殖手术导致的多胎妊娠增加

辅助生殖手术也是造成多胎儿分娩的原因。试管受精的费用很高，所以不孕专家们在实施手术时会让几个胚芽着床，这样做是为了提高受精率。但这些胚芽都着床成功的话，孕妇就会怀多胞胎。

怀多胞胎比怀单胞胎更危险，增加养育负担，还会使父母更累，经济负担也会增大。因此，现在医学界正在寻找降低接受不孕治疗的女性怀三胞胎或四胞胎的概率的方法。

多胎妊娠的特征

通过超声波检查能了解孕妇是否怀多胎儿。但在几十年前，超声波检查还很少见，40% 的多胎妊娠要等到阵痛或分娩时才能确定。

♥ 多胎妊娠的诊断

不用超声波检查，如果出现下列信号，也会推测出怀多胞胎。
· 家族中有异卵双胞胎。
· 为了怀孕而服用排卵促进剂。
· 在妊娠初期，妊娠反应和呕吐很严重。
· 比相同孕期的其他孕妇的肚子更大。
· 比以前怀孕时感觉到的胎动，这次的胎动更严重。

· 听到两个以上的胎儿心跳。

　　医生以这样的信号为根据，如果怀疑妊娠多胎儿会进行超声波检查。超声波检查能确定95%以上的多胎妊娠。

♥ 多胎妊娠的症状

　　可能怀多胎儿和确定已经怀了多胎儿不同。孕妇的妊娠激素高，会出现乳房膨胀、疲劳等，妊娠初期症状严重，并且出现呼吸困难、胃痛、便秘、骨盆不适、尿失禁、腰痛、痔疮等，子宫增大，压迫周围脏器，出现各种不适。

　　还会出现失眠、水肿、步行困难、腹部瘙痒、贫血等与多胎妊娠相关的各种不适症状，胎动严重，体重大幅度增加。每个孩子每天多摄取300kcal，孕妇怀孕中期和后期每周增重700g是正常现象。

　　多胎妊娠的孕期也短。怀双胞胎的孕期大概为37~38周，三胞胎为34周。

　　出现严重的妊娠综合征时，应提前几周或几个月进入分娩假期，根据怀孕状况实行剖宫产或紧急剖宫产的情况很多。怀孕期间还要避免激烈的运动和性生活。

♥ 多胎孕妇的产前管理

　　多胎妊娠比单胎妊娠的危险系数高，应更加彻底地进行产前管理。怀孕28周后，应2~3周进行一次定期检查，之后每隔1~2周进行一次检查。进行定期检查时，要检查下列项目中的一项以上。

● 超声波检查

　　确定胎儿生长的程度和有无异常，阵痛开始前，为确定胎位而进行检查。

● 生物体物理性检查

　　观察胎儿的心跳、胎动、肌肉弹性、羊水量等，在全面的评价胎儿健康状态时使用。

● 非收缩检查

　　在母体的腹部附着胎儿心跳探测仪，按顺序听每个胎儿的心跳。如果胎儿有反应，就说明健康，没有反应的话，就表示出现脐带缠绕、氧气缺乏、子宫内生长迟缓等问题。

● 检查胎动数

　　侧卧，数胎动数这种方法非常基础，但对确定胎儿的状态很有效果。如果2小时内，每个胎儿的胎动数都为10次，就说明孩子们很健康。如果胎儿是活动的，就没必要躺2个小时。

　　每个胎儿的胎动都是10次的话，就可以中断数胎动了。但某一天30分钟内出现10次胎动，

　　下次变成90分钟内出现10次胎动，这样的话要告诉医生这种情况。

● 防止早产处方

　　如果有早产迹象，医生会告诉孕妇保持绝对安静，或者给孕妇开子宫收缩防止剂。每天在家使用1小时以上电子监控装置，记录子宫活动，以便在正式的阵痛开始之前感受到早期阵痛信号。

　　绝对安静还没有被证明是否对预防早产有效。但很多医生们认为让绝对安静与使用子宫收缩防止剂同时使用，会有效推迟或中断子宫收缩。

多胎妊娠的问题

　　怀多胎儿的女性，腹中胎儿的数量与患妊娠综合征的可能性成比例。多胎妊娠比单胎妊

娠会产生更多的问题。有报告称，怀多胎儿的女性比怀单胎儿的女性患妊娠综合征的概率高出8倍。

单胎儿出生后的体重未满2.5kg的低体重儿的分娩率为6%，而双胞胎为53%，三胞胎为93%。并且，单胎儿的早产率为8%，双胞胎为53%，三胞胎为92%。

下列为多胎儿孕妇在怀孕期间常见的并发症。

♥ 子痫前症

子痫前症指出现血压上升、水肿、糖尿病等症状的威胁生命的危险并发症。

怀双胞胎的女性比怀单胎儿的女性患子痫前症的概率高2倍。子痫前症的症状有突然体重增加，手、脚、脸部水肿，头疼，眩晕，眼花，怀孕中期和后期恶心，呕吐，腹部疼痛（尤其是上腹部的严重疼痛）等，如果出现这些症状应及时就医。

怀多胎儿比怀单胎儿患妊娠性高血压的概率高2.5倍。怀孕36周之前，出现轻微的妊娠性高血压症状的女性，应保持绝对安静，并注意观察。如果母体和胎儿没有其他异常，应推迟到胎儿的肺部更成熟时进行分娩。

但情况恶化时，要尽快分娩。如果不确定胎儿的生长年龄，为了了解肺的成熟度，应做羊水穿刺检查。

♥ 贫血

怀孕后，血液需求增加，孕妇们都有患贫血的危险，但怀多胎儿的女性更危险。怀双胞胎的女性比怀单胎儿的女性患贫血的概率高2.4

晚孕危险的原因

分娩时的年龄在35岁以上的高龄妊娠正在增加。女性活跃于社会中，自然而然地提高了结婚年龄，因此分娩时期也推迟了。比年轻时怀孕，高龄妊娠更困难、更危险，怀孕期间需要更细致的产前管理。

高龄孕妇更需要细致的产前管理是因为，不仅分娩先天性畸形儿的概率高，而且患妊娠中毒症和妊娠性糖尿病的概率是年轻孕妇的2倍。此外，胎盘位于下部，挡住子宫入口的胎盘前置和粘连胎盘的

危险也相对较高。高龄怀孕女性比初次怀孕的年轻女性进行剖宫产的概率高出2倍以上。原因有很多，但主要是因为孕妇的年龄偏大，出现很多健康问题。

● 为晚孕孕妇准备的生活守则

1. 怀孕期间坚持摄取叶酸、铁质、维生素等。报告称，怀孕期间叶酸不足的孕妇生出神经管缺陷的先天性畸形儿的概率高。怀孕前就应每天服用600um的叶酸。

2. 与年轻的孕妇相比，妊娠初期的管理非常重要。妊娠初期一直到怀孕12周为止，最好每1~2周进行一次检查。中期每4周检查一次，进入妊娠后半期2周检查一次，最后一个月要每周检查一次。

3. 产前检查要仔细。虽然检查的项目很多，但在妊娠初期一定要检查血压、甲状腺和血糖。

4. 虽然身体的柔韧度比年轻的孕妇差，但坚持做骨盆运动，就会对分娩有很大帮助。

倍，所以医生会开铁质营养剂。

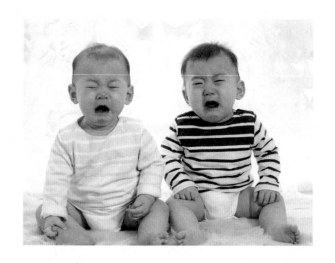

♥ 胎盘异常

怀多胎儿的孕妇会在孕期发生与胎盘相关的下列 3 种流产及死产

怀多胎儿的女性失去胎儿中一名以上的可能性很大。流产一般出现在妊娠初期，但因胎盘早期脱落、脐带问题、妊娠中毒症、双胞胎儿输血症候群等问题，孕妇也会在怀孕中期或后期失去胎儿。如果胎儿在怀孕 20 周后死亡，则属于死产，双胞胎比单胎儿的死产率高 4 倍，三胞胎比单胎儿高 6 倍。

第一，如果胎盘从子宫壁全部或一部分脱落，就会出现出血，威胁母体和胎儿的生命。

第二，如果胎盘前置，挡住宫颈部的全部或一部分，就会在怀孕期间引起并发症，并进行剖宫产。

第三，不能通过胎盘给胎儿供给营养时，会引起子宫内生长缓慢。

♥ 流产及死产

怀多胎儿的女性失去胎儿中一名以上的可能性很大。流产一般出现在妊娠初期，但因胎盘早期脱落、脐带问题、妊娠中毒症、双胞胎儿输血症候群等，孕妇也会在怀孕中期或后期失去胎儿。如果胎儿在怀孕 20 周后死亡，则属于死产，双胞胎比单胎儿的死产率高 4 倍，三胞胎比单胎儿高 6 倍。

♥ 羊水过多

羊水过多大体因胎儿先天畸形或母体患妊娠性糖尿病造成，但也会无具体原因而发生。羊水过多时，孕妇会感到非常不舒服，有时也

会造成早产。根据情况进行羊水穿刺治疗减少羊水。

♥ 生长不协调

生长不协调指多胎儿中的一个胎儿比其他胎儿生长过快或过慢的现象。生长不协调的原因是胎盘问题（双胞胎儿输血症候群）或子宫狭小。

♥ 子宫内生长缓慢

子宫内生长缓慢，单胎儿妊娠中发生率为 5%~7%，多胎儿为 12%~47%。多胎儿妊娠中发生子宫内生长缓慢的原因是胎儿们为了吸收母体中的营养互相竞争。如果考虑到这一点，多胎儿孕妇更要注意摄取足够的营养。

♥ 早产

早产是造成多胎儿新生儿死亡的主要原因。怀多胎儿本身就容易早产，但下列情况早产的危险更大。

• 怀孕前做过像盲肠手术这种腹部手术。

• 子宫构造异常。

• 有子宫肌瘤。

• 受到精神或肉体上的压力。

- 有高血压。
- 怀孕期间高热。
- 肾病发病。
- 不属于怀孕年龄，即：未满 16 岁或 36 岁以上。
- 孕妇的妈妈在怀孕时服用过防止流产的制剂。
- 胎盘前置。
- 羊水过多。
- 体重未充分增加。
- 有过早期阵痛或早产的经历。
- 原因不明的阴道出血。
- 吸烟。

过去，为防止宫颈在早期开大（宫颈变薄打开）会实行缝合宫颈的宫颈缝合手术。虽然这种方法在当时被认为是防止早产的有效方法，但现在很多医生不赞成对多胎儿孕妇使用这种方法。这种方法主要对患子宫无力征的女性使用。

多胎儿的先天不足及综合征

多胎儿出生后具有先天性缺陷的概率是单胎儿的 2 倍，分娩同卵双胞胎畸形儿的概率比分娩异卵双胞胎畸形儿的概率大。大部分的畸形发生在妊娠初期，但双胞胎儿输血症候群这种胎儿间的竞争问题发生在妊娠中期或后期。

50 名胎儿中有 1 名胎儿有心脏异常，双胞胎中的一名或两名都会受到影响。有 1% 的同卵双胞胎会有胎儿无心症，连体婴的出生率为十万分之一。如果想知道胎儿是否有遗传性或先天性的严重缺陷，可以做产前检查。发现是连体婴和无心症，最好考虑终止妊娠。

♥ 并发症

怀同卵双胞胎的女性会经历比怀异卵双胞胎的女性多 2~3 倍的问题。首先，同卵双胞胎比异卵双胞胎更容易流产。并且，同卵双胞胎共用一个胎盘，不公平地分配胎盘的营养，会发生双胞胎儿输血症候群。如果发生双胞胎儿输血症候群，不能顺利得到血液的胎儿就会贫血，或生长迟缓，得到充足血液的胎儿会出现黄疸、呼吸异常或心脏异常。

同卵双胞胎共用一个羊膜，会发生脐带缠绕等危险问题，死亡率高达 50%，并且有可能生出连体婴。

♥ 胎位问题

多胎妊娠的另一个问题是，分娩时关系到胎位。43% 的多胎儿都是头部向下的头正位，70%~80% 的头正位可以自然分娩。大部分的情况是第一个孩子出来后，几分钟后又出来第二个孩子。

38% 的多胎儿，第一个孩子是头正位，第二个孩子是臀部向下的臀位或躺着的横位。如果计划自然分娩，医生或助产士按住孕妇的腹部，小心地转动胎儿。这样做的时候，孩子变为头正位的概率为 70%。如果失败，第二个孩子能以臀位被自然分娩，但一般都会进行剖宫产。

19% 的多胎儿，第一个孩子是臀位或横位，第二个孩子是头正位。这种情况下，最好使用剖宫产。

♥ 低体重问题

约一半的多胎儿都是低体重儿，出生时的体重不足 2.5kg。到怀孕后期，孩子在母体的腹中由于子宫狭小并与其他孩子分享营养，所以造成低体重。异卵双胞胎的低体重儿比率比同卵双胞胎的要低。

♥ 产后出血

分娩多胎儿的女性，有可能产后出血。因为子宫严重拉伸，生完孩子后再收缩回去很困难。

♥ 新生儿死亡

多胎儿比单胎儿出生后 28 日内死亡的概率高 3~5 倍。在怀孕 36 周前出生的双胞胎的主要死亡原因是呼吸异常，相反，怀孕 36 周后出生的双胞胎的主要死亡原因是胎盘问题。

♥ 幼儿猝死症候群

多胎儿比单胎儿出现幼儿猝死症候群的概率高 2 倍。幼儿猝死症候群多发于低体重儿之间，这不是耸人听闻。尤其是双胞胎中的一名死亡的话，另一名也会非常危险，所以出生后的 1 个月内都应多加注意。

♥ 选择性减胎术

选择性减胎术是指，有选择性地终止一名以上的胎儿的生命。一般是终止有先天性缺陷的胎儿的生命，或者想减少胎儿数量时使用。在妊娠中期和后期，会让死亡的胎儿和活着的胎儿一起留在子宫内。

选择性减胎术也会带来危险。因流产、感染、早期阵痛、早产或选择性减胎术带来的并发症，有可能失去所有胎儿。为了提高一名健康胎儿的成活率，有选择性地减少胎儿可不是件容易的事。这样做的夫妻会经历和流产或死产而失去孩子时相似的感情。

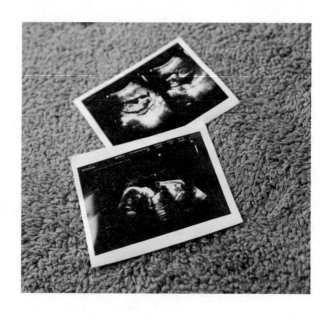

多胎孕妇的分娩准备

一下子生出两名以上的孩子，一时间生活会很混乱。因此要尽量对分娩后的生活做好准备。如果抱着孩子出入医院，产妇会非常疲惫。

即使怀孕相对来说很顺利，孕妇也会因继续抱着几个月来一直在体内的孩子到处奔走而累垮。如果出现并发症，那么几个月都不能动弹，并保持绝对的安静，可能会进行剖宫产。但至少在将来的日子里不能好好睡觉了。如果想分娩后尽量减少压力，就应在分娩前事先做好以下准备。

事先做好容易加热的食品，放入冰箱中。产后没时间支付各种税金和信用卡贷款，为了不缴纳滞纳金应事先交付税金和信用卡贷款。并利用网络或人脉听取有多胎儿分娩经验的孕妇的产后生活要领。

如果家里已经有孩子了，要应对新生儿给家里带来的混乱。要教育大孩子，并通过和丈夫真诚对话寻求日后几周或几个月互相保持亲近的方法。

早期破水

早期破水指分娩前羊膜先破掉。在怀孕过程中，羊水会不知不觉地流出，就像排出小便一样，所以应仔细区分羊水和小便。羊水和小便的味道大不同，通过检查就能得知。

先于阵痛的羊膜破裂

早期破水和怀孕周数无关，是指分娩前先于阵痛，羊膜破裂，羊水流出。羊水破裂的症状是羊水向下流出，胎儿的大小比产妇的骨盆大小更大、卵膜弱、胎儿位置不正常时都会引起此现象。

流出类似阴道分泌物的浑浊分泌物，有时伴随红色。羊水用肉眼很难分辨，即使流出的羊水量很少，也要及时就医。

如果临盆时羊水破裂，可以让阵痛进行，但怀孕36周之前的早期破水就是问题。因为由羊水破裂造成的早期流产、通过阴道的细菌感染、从子宫内先出来的脐带都会增加胎儿的危险。

出现细菌感染并发症

如果羊水破裂，医生会判断是早产的危险大，还是胎儿感染的危险大，并决定是否进行分娩。如果有早产的迹象，并没有感染迹象的话，医生就会抑制阵痛，主要按早产处理。

羊水被感染时，孕妇的体温上升，确认是否是细菌感染后，用抗生剂治疗。如果在羊膜破裂的同时出现早产，就要使用防止胎儿呼吸困难的激素。如果住院进行适当的治疗，直到分娩时，怀孕还能继续进行，但进入怀孕后半期，羊水再次流出的话，就应多加注意，顺利地度过最后的怀孕时期。

与羊水过多、感染等相关

早期破水的原因并不确定，但多由子宫颈管无力征或子宫内压力大造成。此外，羊水过多、多胎妊娠、感染、怀孕中的过度性交、经历过早产、吸烟、怀孕期间阴道炎等都会造成早期破水。

另外，要避免孕妇的腹部受到冲击，并不要抬重物，应时刻小心谨慎，不要有能引起早期破水的行为。

应对早期破水的方法

1. 使用卫生巾

羊水流出，不要使用手纸、湿巾、手巾等物品擦拭。因为处理不当会造成细菌感染。此时应使用干净的卫生巾来阻挡羊水的流出，这是最简单的处理方法。

2. 不要洗澡

早期破水时，最重要的是阻止子宫被细菌感染。孕妇误认为阴道分泌物突然增多，为了洗干净而马上去洗澡，这样做是很危险的。搞不好会造成细菌感染，胎儿也会有危险。

3. 马上就医

不管流出的羊水量是多，还是少，都应马上去医院接受检查。孕妇会误认为是阴道分泌物增多，根本没想过去医院，这种情况很多。如果孕妇在医院接受治疗，医生会堵住羊膜的孔洞，羊水就不会再流出来了。处理得当，流出的羊水会快速地被补充上，孕妇又能安全地度过孕期了。

高危妊娠

有的孕妇没什么担心的事情，一帆风顺地度过孕期，但有的女性是高危妊娠，她们担心是否能平安地分娩健康的孩子，每日心神焦躁地度过这10个月的孕期。

高危孕妇的分类

"高危妊娠"是指非常危险的妊娠，但实际上这个词的使用范围相当广阔。医生认为，孕妇妊娠或分娩过程中，或者分娩健康状态不是很好的孩子的过程中，引起并发症的可能性比较高时，也属于高危妊娠。

即使属于高危妊娠范围之内，也不一定是危险的。虽然属于高危妊娠，但在妊娠期间多加注意，并得到适当的治疗，大多数的孕妇们都会生出健康的孩子。下列情况属于高危妊娠。

- 患有对怀孕有影响的糖尿病、心脏病等慢性疾病。
- 患过怀孕期间可能发生的疾病，或者现在正患有那种疾病。
- 有三次以上连续流产的经历。
- 有死产经历。
- 分娩过出生后死亡的孩子，或分娩过被诊断为先天性障碍的孩子。
- 孕妇有遗传性障碍。
- 怀多胎儿。
- 在怀孕 36 周前破水。
- 孕妇患骨盆炎症性疾病、子宫内膜炎、大型

纤维肌肉肿瘤。
- 妊娠或分娩过程中患能传染给孩子的性病或感染症。
- 有过早产经历。
- 利用尖端不孕治疗方法而怀孕。
- 孕妇的母亲怀孕时，服用过防止流产的制剂，这种情况使流产或早产的可能性增大。
- 年龄在 35 岁以上的孕妇分娩出染色体异常的孩子的危险性大。
- 孕妇的年龄在 17 岁以下，容易造成胎儿在子宫内生长缓慢。

♥ 高危孕妇的心态调整

如果被医生诊断为高危孕妇，看到其他孕妇无恙地快乐度过妊娠期，自己却为出现的稍有异常的症候或症状而担心，这令人伤心抑郁。还会担心是否能顺利地度过孕期而感到不安。无论是事实，还是不是事实，一想到高危妊娠的原因在自己身上，就会有罪责感。这时，高危孕妇可以把自己的想法诚实地告诉给医生或与自己处境相同的孕妇，或者告诉过给曾经有过高危妊娠经历的女性们，这样对减轻压力有帮助。

高危孕妇的妊娠疾病

患过怀孕期间可能发生的疾病，或者现在正患有那种疾病的情况属于高危妊娠。下列为妊娠过程中能发生的疾病。

羊水问题

绒毛羊膜炎

绒毛羊膜炎是因羊膜和羊水感染引起的，它使早期破水或早产的危险提高了2倍。或者，在羊膜破裂后也能产生。治疗方法有两种，一种是使用抗生剂治疗，一种是胎儿早期分娩。

羊水过少

羊水太少的症状为羊水过少症，它是出现胎儿肾脏功能异常，母体因早期破水导致羊水流出，胎盘不能完全发挥其功能的信号。如果子宫比想象的要小或者感觉到胎儿触碰到子宫壁，那么出现羊水过少症的可能性就大。

此症状多发于预产期的前2~3周。羊水因穿刺而减少，孕妇的体重也会减轻。

这种羊水减少的现象会伴随出现低体重儿或胎盘功能不全症。如果孕妇在妊娠初期患羊水过少症，则胎儿不能自由运动，并且胎儿的身体会触碰到子宫壁，引起发育障碍，导致肌肉和骨骼畸形。此时，最好尽快进行分娩。

羊水过多

羊水太多的症状为羊水过多症，它是出现Rh不适症、消化器官异常、怀患糖尿病的孩子或者怀多胎儿的信号。胎儿没有吃适当量的羊水，也会引起羊水过多症。

每200~250名胎儿中就有一名出现此症状，多发于有过怀孕经验的经产妇身上。羊水过多症大多出现在正常怀孕的中半期，因为它没有什么特殊的症状，容易误认为羊水的量是正常怀孕所产生的量。

治疗方法根据产生原因的不同而不同。如果胎儿是正常的，那么孕妇就不要活动身体，应保持安静。羊水过多而导致孕妇出现呼吸困难、腹部膨胀等症状时，可进行羊水穿刺抽出羊水。孕妇的症状严重时，如果孩子已经生长成熟，就应马上分娩，如果子宫膨胀严重，应尽早进行诱导分娩。此时，即使胎儿不正常，也要尽可能快地进行诱导分娩。

如果认为胎儿因羊水过多而危险，可进行羊水穿刺除去过多的羊水。如果通过治疗能改善胎儿的状态，那么医生也想尽可能正确地掌握原因。但不幸的是，医生并不知道几乎50%的正确原因。

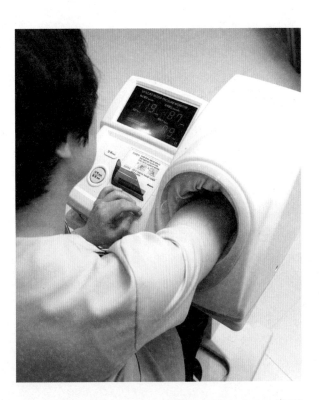

胎儿健康问题

子宫内生长缓慢

子宫内生长缓慢指胎儿相对于怀孕期间继续处于小的状态。体重比正常发育胎儿的体重轻10%。子宫内生长缓慢可通过超声波检查诊断或确定。

如果出现子宫内生长缓慢，会造成死产或生出有健康问题的低体重儿。此现象多发于有慢性病的女性、生活习惯不健康的女性、高血压的女性、怀多胎儿的女性、怀染色体异常的胎儿的女性等。

如果被医生诊断为子宫内生长缓慢，应避免做能使状态恶化的事情。多注意营养摄取，慎重服药或摄入酒精的同时，还要戒烟。有必要时应住院或在家中保持绝对安静。如果早点把孩子生出来有益孩子的健康，医生就会进行诱导分娩或剖宫产。

子痫前症

子痫前症的特征是高血压，会发生危及母体和胎儿生命的癫痫。子痫前症的症状为手脚水肿、体重突然增加、高血压（140/90以上）、小便的蛋白质增加、头疼、恶心、呕吐，并在妊娠中期和后期出现腹痛。

子痫前症多发于早产妇，多胎儿孕妇，40岁以上或未满18岁的女性，患高血压、糖尿病、肾病等慢性疾病的女性，以及有子痫前症家族史的女性。如果发作，那就叫做癫痫。

事先预防子痫前症并进行调节才是最重要的。子痫前症很少发生在妊娠初期，如果多加注意，孕妇就会发现异常症状和症候。并且，彻底做好产前管理，就会在早期发现。手指水肿是子痫前症的信号，几周内会出现高血压症状，高血压是子痫前症的最后警告，要特别注意。

症状轻微时，应保持绝对安静，母体和胎儿生命垂危时应及时分娩。为谋求母体的健康和争取胎儿在腹中的时间，也有采用药物治疗的情况。如果出现发作、肝脏或肾脏并发症这些严重症状，就只能尽快分娩胎儿。

进行食疗时，不要多吃卡路里高的食物、油腻的食物、糖分高的米饭和面包。摄取牛奶、海鲜、豆制品、少油的肉等高蛋白食物，并考虑与其他营养的平衡。应多吃富含钙质的食品，以防止血压上升。

妊娠性糖尿病

妊娠性糖尿病会导致孕妇分娩很难适应子宫外生活的孩子，或造成死产，以后糖尿病复发的危险性大。孩子长大成人后也有患糖尿病的危险。

体重过重的女性、有高血压的女性、被霉菌反复感染的女性、有多囊性卵巢囊肿（PCOS）病史的女性、以前怀孕时患过妊娠性糖尿病的女性、有糖尿病家族史的女性、分娩过4.5kg以上的过体重儿的女性、经历过原因不明的死产的女性等，患妊娠性糖尿病的可能性大。坚持食疗和运动，必要时可通过注射治疗。

胎盘问题

胎盘早期脱离

胎盘早期脱离指胎盘从子宫壁过早脱落，它会造成死产或分娩障碍儿，并能导致母体严重出血和死亡。

胎盘早期脱离的症状为严重的阴道出血、

早期阵痛、子宫压痛、腰痛等。分娩过两名以上子女的女性、患妊娠性高血压或慢性高血压的女性、经历过胎盘早期脱离的女性、吸烟的女性、吸毒的女性、出血早期破水的女性更容易发生胎盘早期脱离。

如果出现一部分的胎盘早期脱离，就应保持绝对安静，继续检查。完全的胎盘早期脱离不可避免时，孕妇和孩子的生命都会很危险，应进行紧急剖宫产。胎盘早期脱离造成胎儿死亡时，有出血的危险，所以医生会进行诱导分娩。

胎盘功能不全

胎儿不能通过胎盘摄取充分的营养的症状叫胎盘功能不全。胎盘功能不全由凝血、胎盘部分脱离、太小或发育不全的胎盘、过了预产期的妊娠、高血压、吸烟、狼疮、妊娠性糖尿病引起，在于血液流通不顺畅等。由此会造成死产或分娩有严重健康问题的未成熟儿。

医生仔细观察母体，让孕妇保持绝对安静或建议早些分娩胎儿时，可进行早期分娩。可以实行早期分娩时，为了使孩子的肺成熟，要注射 2 次类固醇。为了防止胎盘凝血，医生也会开幼儿用阿司匹林。

胎盘前置

胎盘全部堵住子宫入口或堵住一部分的现象叫做胎盘前置，它能妨碍自然分娩。

在妊娠初期被诊断的胎盘前置大部分会在阵痛开始之前回到原来的位置。妊娠中期的胎盘前置率为 13%，阵痛开始时的胎盘前置率为 0.4%。胎盘前置的症状为，每次咳嗽、使劲或进行夫妻生活时出血（大体上无疼痛）。

分娩过几名子女的女性，这个孩子和上一个子女的年龄差不大的女性，经历过流产或剖宫产的女性，过去怀孕中经历过胎盘前置的女性等更容易出血胎盘前置。

治疗方法有保持绝对安静、仔细观察、住院、剖宫产等。胎盘前置会导致出血，能威胁到生命，如果出现概率为 10% 的完全胎盘前置，为了控制出血，会摘除子宫。

其他问题

妊娠恶阻

称为严重妊娠反应的妊娠恶阻会导致脱水、营养失调、子宫内生长缓慢、早期阵痛。妊娠恶阻多发于早产妇、多胎儿孕妇，以及在过去的妊娠中经历过此症状的女性。

通过静脉注射和输液治疗。症状严重时，遵循医生的处方进行药物治疗。

早期阵痛

早期分娩的孩子多少有一些医学性问题和慢性健康问题。如果出生得太早，那么孩子会不适应子宫外的生活，出生后会死亡。

吸烟、未满 16 岁或 35 岁以上、孕妇的母亲在怀孕时服用药物、胎盘前置或羊水过多、怀孕期间体重不当、原因不明的阴道出血、做过腹部手术、怀孕期间有高热或肾脏感染、有高血压、子宫结构不正常、有纤维瘤、肉体或精神压力大，有以上情况的人比普通人更容易早产。

早产时期太早，应尽量采取推迟阵痛的治疗。为了推迟或中断阵痛，会使用剖宫产、静脉注射、药物治疗等方法，但宫颈打开 3cm 以上时，这些方法就无效了。宫颈打开 3cm 以上时，这些治疗方法对分娩前胎儿的肺成熟没有帮助。

早产

早产指怀孕37周前分娩。据统计，11.8%的孕妇会早产。40%的早产无确切的原因，剩下的60%因母体或孩子患影响胎盘的疾病造成。

早产的原因和预防方法

早产与特定危险因素相关。与下列事项相关的孕妇们有早产的可能。

♥ 有早产可能性的孕妇

- 年龄未满 20 岁或 35 岁以上。
- 过去在宫颈部做过圆锥生检（在宫颈部除去圆锥形组织的生检法）。
- 妊娠多胎儿。
- 胎儿严重畸形。
- 经历过早期破水、胎盘前置、胎盘早期脱落。
- 诊断为宫颈无力症、纤维瘤、子宫畸形、羊水过多等。
- 孕妇的母亲在怀孕时服用过叫做 DES 的防流产药物。
- 尿道感染或其他感染。
- 有习惯性吸烟、吸毒、压力过大等不健康的生活方式。
- 有糖尿病、肾病、心脏血管疾病等慢性疾病
- 以前经历过早产。
- 孕妇的母亲有过早产经历。

♥ 减少早产危险

能预防早产的确切方法尚未出现，但如果进行下列事项，会某种程度减少早产的危险。

病毒性阴道炎的特征是出现发臭的乳白色清稀分泌物，它会诱发早期阵痛，应治疗这些疾病。

早期治疗尿道炎，并注意体温，使体温不会因高热而过高。体温增高，能导致子宫收缩。避免能导致早期阵痛的交通事故或其他伤害，并应戒烟。

♥ 预防早产的生活习惯

怀孕期间绝对不应做的事情就是过度劳累。尤其是进入怀孕后半期更不要过度劳累。上班的女性，应避免整天站着的工作，不要工作到深夜。为缓解工作中的疲劳，请求同事或上司的谅解，在休息室睡 10 分钟或暂时休息一会儿。

并且不要让地铁中拥挤的人群压迫到小腹，还要防止走楼梯时摔倒。上下楼梯时一定要抓住扶手慢慢走，尽可能在人少的时间段上下班。避免去百货商店等人多的地方。

在小腹相当大的妊娠后半期，最好节制性

生活。此时期的性生活不仅对身体造成压力，还会因子宫入口变得柔软而引起早期破水或感染，因此要特别注意。此外，腹泻或便秘时，也会对腹部造成压力，不要太用力。

虽然孕期中的适当旅行对胎教和转换孕妇的心情有帮助，但过度的旅行会导致早产。

尤其是长时间走路或以不舒适的坐姿乘飞机或乘车时，身体会有压力，所以在附近兜兜风就够了。

♥ 早产儿的生存可能性

• 未满 24 周——胎儿体重约 500g，生存的可能性小。

• 24~27 周——胎儿体重约 500g~1kg，虽然处于各个器官未成熟的状态，但如果进行治疗，能够存活。

• 28~31 周——胎儿体重约 1~1.5kg，肺部功能

尚未完全，也有可能出现各种并发症，但存活的可能性大。

• 32~36 周——胎儿体重约 1.5~2.5kg，肺部功能或各脏器器官几乎发育完全，存活的可能性大。

早产儿的问题

早产儿出现呼吸困难症候群、脑血管出血（这种现象与脑中风相似，脑中风是造成生长迟缓、大脑麻痹、学习障碍、缺乏注意力的原因）、感染等并发症的危险性大。

据加拿大的一项统计显示，25% 的怀孕 37 周前出生的孩子和 45% 的 32 周期前出生的孩子，小学低年级时有必要接受特殊教育。

♥ 呼吸困难症候群

表面活性剂（胎儿每次呼吸时，肺部的空囊变瘪，产生的液体像防止互相粘连的厨房用洗剂）不足造成呼吸困难症候群，它会引起肺炎（分娩前或分娩时被感染，或长期使用人工呼吸器时经常发生）、持续性肺动脉高血压、胎儿循环持续症（出生后，肺血管压力未降低，流向血管的血液量减少）、支气管及肺形成障碍症（因支气管和肺部的发育障碍，长期使用人工呼吸器的孩子多发此现象）、脑出血等严重的并发症。

♥ 早产儿治疗&看护

孩子早产，或与分娩相关，或有先天性问题时，出生后可能会在医院呆上几周。虽然父母希望完美的分娩，但因孩子住院或去医院看

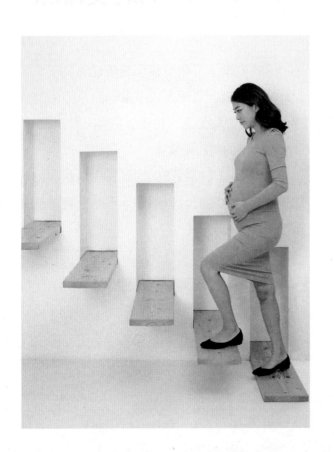

病，他们会感到失望和紧张。下列是需要早产或特殊治疗，孩子出生后马上住院时，能妥善地处理的要领。

· 形成与孩子的纽带感

虽然父母和出生后马上戴上各种装置进入保育箱的孩子形成纽带感很难，但可以用抚摸孩子的方式增进亲密感。

保育箱内的孩子和母亲接触时，心跳会不同，呼吸更顺畅。产妇可以咨询其他有经验的父母，或拜托丈夫和亲戚，尽量收集关于早产儿或需要特殊治疗的孩子的信息。

· 掌握在新生儿集中治疗室中使用的专用语的意思

如果出现不懂的用语，会很为难，但不要就那样算了，应拜托护士或其他人进行说明，了解其中的意思。尽量积极应对，但不要像超级女人那样太过分。虽然孩子在新生儿集中治疗室，但也没有 24 小时一直守在医院的母亲。想一想都会很累，用不着整天都呆待在医院里。

· 尽量多地记录孩子的发育过程

如果记录关于孩子状态、医疗性处境、药物、外形、睡眠的时间及母亲的想法和感觉等，就会对以后有帮助。

· 咨询医生孩子能否进行"袋鼠式育儿"

这是指把裸体的孩子放在母亲的胸上，让孩子感受皮肤接触。报告称，早产儿对皮肤接触有积极的反应。

· 即使是早产，也没有理由不吃母乳

初次喂奶时，不知道是否应该通过软管喂奶，但随着孩子长大变得健康，可慢慢直接喂母乳。孩子不能吃初乳时，咨询是否可以把初乳挤出来。

· 咨询医生时与保护人同行

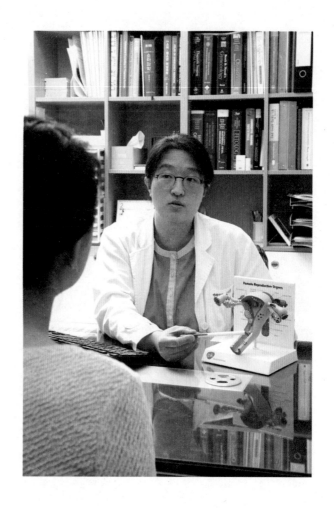

这样有助于准确记住医生所说的关于孩子发育过程的话，当朋友或亲戚询问孩子的消息时，能代替产妇传达，减轻产妇的压力。

· 禁止无用的担心或自责

不要担心监控器或尖端设备出毛病。尤其是孩子长期住院时，也不要为不能一直陪伴睡醒的孩子而愧疚。

如果父母不能一直在医院陪伴孩子，要找其他人陪护。只要有人陪伴孩子就会安心。

· 做好把孩子带回家的准备

孩子住院期间，多参与照顾孩子，出院时对孩子的担心就越少。孩子出院之前有必要确保身边有足够的人帮忙。

流产

流产指怀孕20周前胎儿自然死亡的现象。也有的医院把出生时体重不到500g的婴儿的死亡分类为流产。大部分的情况是流产后出现严重出血等各种症状，但过期流产时，直到用超声波或多普勒检查前，都不能感知胎儿的心跳，有可能不知道但是已经流产了。

直到确认流产为止，孕妇可能没意识到已经流产的事实。流产比较常见，15%~20% 确定的妊娠以流产终止。流产大部分在怀孕 13 周出现，其中的大多数发生在意识到怀孕之前。直到怀孕 20 周为止也能发生流产。

流产的原因

造成流产的原因有很多。母体或胎儿异常会造成流产，但也有不知道原因的情况。怀孕初期的自然流产，大部分是因为胎儿没有在子宫壁上着床，有严重的缺陷，但也有因父亲的缺陷造成流产的事例。

母体缺陷造成的自然流产因子宫内的大纤维瘤、荷尔蒙不均衡，或细菌病毒造成。父亲的精子异常也会造成自然流产。

♥ 染色体异常

一半以上的流产由染色体异常造成。如果胚芽不流产，就无法正常生长。科学家推断，如果没有这样的流产，先天性畸形儿的出生率为 12%，但由于较高的流产率使畸形儿出生率降低了 2%~3%。染色体异常引起的流产是随机发生的，在下列妊娠中出现相同现象的概率低。

♥ 母体疾病

狼疮、先天性心脏病、严重的肾病、糖尿病、甲状腺疾病、子宫内膜炎等疾病会造成流产。因此在怀孕前一定要先治疗慢性病。

♥ 荷尔蒙不均衡

黄体酮缺乏这种荷尔蒙不均衡也会造成流产。

♥ 免疫系统异常

5%~10% 的习惯性流产因免疫系统异常造成。孕妇的免疫系统把胎儿看作"侵入者"，并且开始攻击时发生流产。

♥ Rh溶血症

母体的血液是 Rh，孩子父亲的血液是 Rh+ 时，因 Rh 不适而出现问题。胎儿的血液是 Rh+ 时，如果胎儿的血球进入母体的血流，母体的血液就会产生抗体，攻击胎儿的红细胞，造成贫血或胎儿死亡。由 Rh 不适症造成的流产大多发生在妊娠中期。

♥ 同种异系因素

某些女性因丈夫白细胞内产生抗体而导致流产。

♥ 病毒性感染

病毒性感染和流产 100% 相关，但推断病毒性感染对流产的作用比较困难。

♥ 摄取酒精

摄入大量的酒精增加流产的危险。

♥ 环境毒素

如果暴露在砷、铅、甲醛这些毒素环境下会导致流产。

♥ 解剖学性因素

子宫和宫颈的解剖学性问题，例如，子宫粘连、子宫结构异常、子宫纤维瘤、宫颈无力症等造成流产。

♥ 晚孕

流产危险随着年龄增大而增加。二十几岁的女性的流产率是 10%，四十几岁的女性的流产率是 50%。

流产的征兆

怀孕初期即使出血也不一定是流产的征兆。但出现无痛的血迹、出血，或伴随腹痛、痉挛的持续出血，就可视为流产的征兆。无痛或出血，阴道流出水状液体（破水的信号），妊娠反应或乳房压痛这些症状突然消失，可能是流产的征兆。

流产的种类

流产的种类很多，也有需要进行终止手术的情况。

♥ 先兆流产

虽然会流产，但也是能避免的流产。先兆流产的表现为诱发出血或轻微疼痛。

♥ 完全流产

如果妊娠的所有副产物都排出子宫外，就是完全流产。

流产后的生活管理

● 进行剖宫产并感到异常应及时就医

流产后，受胎物质留在子宫内或有其他疾病而出现非正常性出血、腹痛或发热症状。如果出现这些症状应及时就医。

● 吃易消化、有营养的食物

充分摄取易消化、营养均衡的食物。最重要的是为了快点恢复自己的健康努力。只有恢复健康，下一次的妊娠才会没有障碍。

● 有助于恢复夫妻间的爱

如果没有特别的异常现象，流产后20天左右就可以进行夫妻生活了。因为现在是心理上的畏怯、抑郁和情感多变的时期，所以确定夫妻间温暖的爱有助于恢复健康。但怀孕5个月后流产了，出血停止后要适当地安排恢复时间。

♥ 不完全流产

不完全流产指妊娠副产物，如：妊娠囊、胎儿、脐带、胎盘留在子宫内的情况。不完全流产大部分要做刮宫手术。

♥ 难免流产

子宫开始打开，流产不可避免。

♥ 过期流产

过期流产指胎儿已经死亡，但胎儿和胎盘仍然留在子宫里。虽然妊娠的症状消失，但很多女性发生过期流产，几周后在多普勒或超声波检查中找不到胎儿的心跳时才知道已经流产了。即使突然感到妊娠症状消失，也没有必要担心是过期流产。因为进入妊娠初期末，在完美的妊娠中妊娠症状会消失。

♥ 早期流产

指在怀孕 12 周前流产。

♥ 中期流产

指在怀孕 12~20 周之间流产。此阶段发生的流产属于中期流产或胎儿死亡。

♥ 习惯性流产

在以前，如果连续出现三次以上的流产，会调查其产生原因，但现在，尤其是孕妇的年龄在 35 岁以上，连续两次流产就要检查其产生原因。

● 为了解习惯性流产的原因的检查

- 血检——为了了解激素或免疫系统异常而进行的检查。

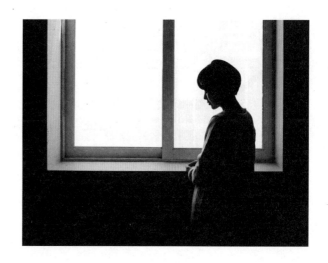

- 染色体检查——检查父母是否有造成流产的染色体异常。
- 菌培养检查——检查是否有造成流产的感染。
- 子宫内膜生检——检查子宫内膜是否增厚，以便着床。
- 子宫卵管照影——给子宫和输卵管拍 X 光，检查是否有堵塞的部分。
- 宫颈检查——通过引导和宫颈插入内视镜，检查子宫内部状态。
- 腹腔镜检查——把发光的仪器放入体内，检查骨盆和脏器是否异常。
- 超声波检查——检查子宫是否出现纤维瘤或子宫粘连等子宫结构性问题。

● 为防止习惯性流产的治疗方法

医生根据了解流产原因的各种检查结果，会进行多项治疗，比如：矫正子宫畸形，实施切除纤维瘤的手术，防止宫颈早期打开，在怀孕 14 周左右进行宫颈缝合术，使用治疗感染的抗生剂，改善慢性病的管理，通过激素治疗，开黄体酮辅助物处方提供给胎儿更适合的子宫环境，治疗免疫系统问题，治疗同种异要因系等。

异常妊娠

异常妊娠搞不好会对孕妇和胎儿造成致命的危险。但如果事先了解的话，就能应对自如，所以不必过度担心。即使平时非常健康的孕妇，也不要忘记定期检查健康情况。

宫外孕

宫外孕指受精卵在子宫外的其他地方着床的现象。95%的宫外孕，受精卵在输卵管着床，剩下的5%，受精卵在腹腔、卵巢、宫颈部着床。

宫外孕会威胁孕妇的生命。如果输卵管破裂，造成体内大量出血，就会威胁生命。因此，要注意宫外孕的征兆，应在输卵管破裂前进行治疗。

♥ 宫外孕的征兆

如果在输卵管破裂前发现宫外孕的话，就视为非破裂或亚急性。如果发生输卵管破裂，引起疼痛或内部出血，就视为破裂或急性。

宫外孕的征兆为，阴道出血、腹部疼痛、某一侧腹部严重疼痛、因腹部出血引起的肩部疼痛、无气力、眩晕、气绝、出血过多引起脉搏微弱等。

♥ 宫外孕的原因

因骨盆炎症性疾病、性病、产后子宫内膜炎、堕胎后感染引起的输卵管感染，会伤害输卵管的黏液性表面，并使受精卵通过输卵管进入子宫更困难，进而引起宫外孕。

此外，接受子宫内膜炎手术、输卵管或骨盆手术时，会引起输卵管粘连，并且输卵管结构性畸形也能导致宫外孕。

激素值异常、通过试管受精怀孕、吸烟、有子宫内装置或输卵管结扎后怀孕、有过宫外孕经历，以上情况也可能造成宫外孕。

♥ 宫外孕的治疗方法

宫外孕通过骨盆检查、血检、超声波检查等方式进行诊断。根据情况不同，为了了解早期宫外孕的信号，需要刮宫。

一旦确诊，应终止怀孕或手术切除输卵管的一部分或全部。中断组织成长，随着时间的流逝，为了再吸收而进行药物治疗。但只能在刚怀孕不久，输卵管还未破裂，内部无出血时进行药物治疗。

在接受治疗的几周后做一系列的血液检查，目的是为了检查人绒毛膜促性激素（HCG，孕酮）的增加。因为如果此荷尔蒙增加了，就能证明剩下一部分组织正在生长。

葡萄胎

葡萄胎指的不是健康的胎盘或胚芽，而是组织畸形生长。专家认为在怀孕初期因基因错误而导致葡萄胎。

♥ 葡萄胎的种类

葡萄胎分为完全葡萄胎和部分葡萄胎两种。完全葡萄胎并没有发育成胎儿，而是发育成数千个囊泡。部分葡萄胎指数千个囊泡和非正常的胎儿同时发育。

虽然非常少见（十万分之一），但也有和正常胎儿一起成长的情况。但大部分情况是葡萄胎胎儿自然流产。

根据状况的不同，开始出现妊娠初期的阴道出血、子宫或卵巢快速增大、HCG 数值过高、非正常的荷尔蒙数值导致严重的恶心、呕吐、高血压等症状，可能被诊断为葡萄胎。一旦确诊，应终止妊娠，并进行刮宫手术以便完整地除掉非正常组织。

♥ 发现葡萄胎时

虽然不常见，但葡萄胎能发展成癌症。发展成癌症时，能及时治疗还是好的，但如果不治疗，会转移到包括肺部和大脑的身体其他部分。发现恶性葡萄胎（绒毛膜上皮癌）的最好方法是做刮宫手术，几个月后测定 HCG 的数值。如果在这段时间怀孕的话，很难区分人绒毛膜促性激素数值增加的原因是由于绒毛膜上皮癌还是新怀孕了，所以医生会建议避孕。

有葡萄胎，6 个月至 1 年内人绒毛膜促性激素数值正常的话，可判断为无异常，医生会建议再次怀孕。有过一次葡萄胎的女性，再次出现葡

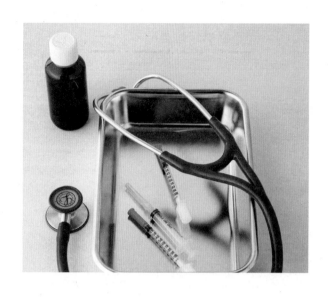

萄胎的概率为 1.3%~2.9%。

胎盘前置

胎盘前置指胎盘在宫颈部或覆盖宫颈，是怀孕后期出血的原因。大致在怀孕 8 个月后出现出血现象，无痛出血是胎盘前置的特征。

♥ 胎盘前置的种类

胎盘前置是处于子宫上部的胎盘下落，根据遮挡子宫入口的程度分为三种。胎盘挡住子宫入口的全部时，称为全胎盘前置，挡住一部分时，称为部分胎盘前置。胎盘碰到子宫入口时，称为边缘性胎盘前置。

♥ 胎盘前置的原因和早期发现

原因不是很明确，但子宫手术或肿瘤会导致子宫出现受伤、出现炎症，或着床不良等情况。出血一般在怀孕 7 个月后出现，晚上睡着又醒来时会发现出血。虽然胎盘前置不能预防，但可通过超声波检查发现。

♥ 症状严重应进行剖宫产分娩

出现胎盘前置，休息几小时，出血就会停止，但症状严重时，应进行输血。如果以前因胎盘前置而出血的孕妇，应住院保持安静，直到分娩为止。

出现胎盘前置，胎儿会因挡住子宫入口的胎盘而出生困难。胎盘前置的症状严重的话，很难自然分娩，所以应实行剖宫产。如果临盆时仍有胎盘前置现象，就会引起阴道大量出血，所以一般在怀孕38周左右进行剖宫产。

死产

死产指怀孕20周后失去孩子的现象。死产发生的概率为1%，母体未满15岁或35岁以上、怀孕时间超过42周、妊娠多胎儿、胎儿为男孩时多发死产。

60%的死产没有确切的原因，专家在剩余的40%中发现一些头绪。下列为死产的最主要原因。

♥ 染色体异常

染色体异常的孩子比不异常的孩子的死产率高。染色体有异常的孩子中只有2%~3%能生存下来，6%~13%的死产儿染色体有异常。

♥ 妊娠过程中感染

某些类型的感染通过胎盘影响胎儿。严重时会导致死产或早产。这些感染症包括B群链球菌、巨细胞病毒、人类细小病毒B19、李斯特菌、风疹、水痘、弓形虫病、性病等。

♥ 母体的健康异常

糖尿病、癫痫、高血压、心脏病、肾病、肝病、肺病、副甲状腺病、狼疮、子痫前症等母体疾病提高死产的危险。

♥ 胎盘问题

如果胎盘有严重的问题，孩子就不能生存。与胎盘相关的问题有胎盘功能不全、胎盘早期脱离、胎盘前置等。

♥ 子宫问题

如果孕妇被诊断为子宫早期打开的子宫无力征、子宫纤维瘤、子宫畸形等，就有死产的危险。

♥ 脐带问题

脐带若有问题，胎儿会死亡。
- 2个血管——3个血管才正常
- 硬的脐带——硬的脐带就像电话线一样，比弯曲的脐带更容易缠绞在一起。
- 非正常插入胎盘的脐带、脱出的脐带（阵痛中先于孩子出现在阴道外）、脐带缠结、缠住脖子的脐带、脐带狭窄等。

♥ 由多胎妊娠引起的并发症

怀多胎儿时，失去一名胎儿的可能性更大。

♥ 分娩中死亡

大部分的死产儿在阵痛开始前死亡，但几名在分娩中死亡。阵痛延迟、收缩频繁、胎盘或脐带有问题、因先天性畸形使孩子处于医学性虚弱状态等情况下多发分这种现象。

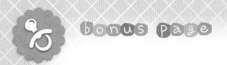

脐带血

"脐带"指孩子出生后剩下的脐带和胎盘，"脐带血"就是指新生儿的脐带和胎盘上的血液。我们来看一下哪些疾病用脐带血可治疗，以及家族脐带血和供应脐带血的优缺点。

保管脐带血是为了治疗孩子将来有可能患的疑难病，从分娩时开始支付昂贵的费用，是加入的一种保险。分娩孩子时，从脐带采的血液是脐带血，此血液中含有白细胞、红细胞、血小板等制造血液细胞的造血母细胞，还包含形成骨、肌肉、脂肪、神经等间叶干细胞等。脐带血能帮助骨髓移植或治疗可代替的疾病。

用脐带血可治疗的疾病

脐带血不仅可用于治疗白血病，还能用于肺癌、卵巢癌、生殖器癌等癌症和血液疾病，免疫障碍疾病等的治疗，但用于造血细胞移植领域还是少数，即使移植脐带血，也不是所有病症都会有好转。所以要改变脐带血可治百病的想法。

家族成员都能使用脐带血

保管脐带血的本人和6个组织适合性抗原一致的直系亲属（父母和兄弟姐妹）都可以使用。兄弟姐妹中6个组织适合性抗原完全一致的概率约为25%。研究表明，脐带血细胞是尚未成熟的细胞，即使抗原中的3个不一致，也可以移植。在医学性适合性范围中，脐带血可共有。

脐带血的保管和费用

保管期有10年、15年、20年的，保管费用各企业都不同，但大致为韩元100万元，可以详细查看各企业的网页。但脐带血保管公司中有数年赤字的公司，应掌握其经营状态后再令其保管。

供给（捐赠）脐带血有哪些不同？

有保管脐带血的本人和直系亲属都可以使用脐带血的家庭脐带血银行，也有经过使用允许把脐带血提供给本人、家人及其他人的供给（捐赠）脐带血银行。但因本人放弃了供给脐带血的持有权，所以不能使用本人的脐带血。供给脐带血是实践生命分享的捐赠的另一种形态，最近受到人们的很大关注，即使不保管家族脐带血的产妇，也会想到捐赠脐带血，因为无论何时都能把自己孩子的脐带血分享给需要脐带血的人们，自己的孩子需要别人的脐带血时，也能受到恩惠。虽然捐赠脐带血时，个人不需要花费金钱，但使用别人的脐带血时，则需要缴费。

告诉分娩医院的主治医生脐带血采取事宜，再申请捐赠脐带血银行就可以了。制作好关于脐带血捐赠的同意书和医学病历等记录后，按照程序捐赠即可，之后会得到关于是否储存脐带血的通知和捐赠书。

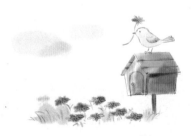

应保持绝对安静的妊娠

怀三名以上的多胎儿、有子痫前症或胎盘早期脱离的医学性问题、胎儿有生长迟缓的迹象、有早产迹象时，医生会建议孕妇保持安静直到分娩为止。

需要绝对安静的原因

绝对安静能减少对心脏的压迫感，改善流向肾脏的血液，还对消除水肿有益。

并促进流向子宫的血液循环，增加传递给胎儿的氧气和营养的量，降低血液中儿茶酚胺（导致子宫收缩的压力荷尔蒙），缓解宫颈部的压迫感。如果保持安静，还会限制身体活动量，帮助减少子宫收缩次数，保存能量，给胎儿成长提供更多的养分。

♥ 绝对安静时向医生提出的疑问

如果医生建议保持绝对安静，就有必要知道能做什么，不能做什么。

应保持多久的安静，怀孕期间住院的可能性是多少，绝对安静在什么情况下出现，什么样的医院能住院，是否住进有新生儿保育设施的医院，是否可以靠着窗，应提出以上的问题。（有的医生特别指示孕妇向左躺，因为这样会最大限度地给胎儿提供血液。）

还要确定保持绝对安静时，需要怎样的胎儿检测仪，是否应每天躺在床上，每天走多久，

是否能起床去卫生间，是否应使用患者用便器等事项。

仔细询问并确定是否需要小心便秘时用力，能否洗澡，是否用湿巾擦拭就可以了，能否上下楼梯，能否提重物，运动时需注意什么，能否进行夫妻生活，能否驾驶或乘车等事项。

有效果的绝对安静要领

每天看电视、读书、静卧在床都能使身体充分休息，这样不错，但持续这样的生活会产生反感和压力。

并且，绝对安静会引起由疲劳增加、疼痛和痛苦、足筋腱紧张引起的步行时疼痛等各种身体行症状。有瘀血危险时，医生会开出血液凝固阻止剂，并会讲解躺在床上就能做的几种腿部运动方法。

♥ 做简单的运动

询问医生哪些运动是可以躺着做的。根据孕妇的状态，医生会建议做骨盆运动、凯格尔运动、

臀部运动、腿、脚腕、脚跟提起运动、张开膝盖、手臂向上抬起、肩部运动、手腕和颈部运动等。

不管是什么运动都要询问医生是否可以进行。因为保持绝对安静的孕妇要避免的运动很多。

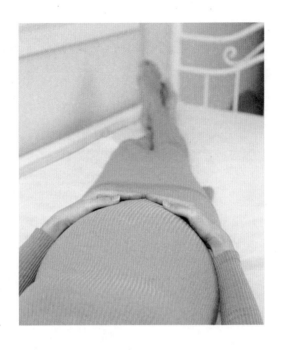

♥ 营造舒适的环境

营造有益于绝对安静的环境。拜托家人或朋友准备在床上休息时所需的物品，如：无绳电话、电话簿、收音机、录音机、CD 机、电视遥控器、立体声、VCR、各种电影光碟、CD、电视指南、纸篓、冷水保温瓶、午餐、盛放无咖啡因的咖啡或汤的保温瓶、读书台等。

♥ 接受分娩教育

把分娩教室的讲师请到家中，和丈夫一起接受分娩教育。这是代替定期去分娩教室的好方法。如果没有条件请讲师，可以借来分娩用录像和丈夫一起观看。

♥ 寻找消磨时间的事情

寻找创意性的消磨时间的事情。绝对安静期间可以看因平时忙碌而没看成的相册，写日志或信件，收集育儿信息，制作怀孕简报集等。

♥ 与丈夫对话

要记住这一阶段丈夫也很劳累，打开话匣子，让丈夫也敞开心扉。可能丈夫也因担心妻子和胎儿，做基本的家务事而劳累。

♥ 自制长时间对话

和来访者长时间聊天，或长时间打电话都会促进子宫收缩。如果朋友和亲戚来访，可以和孕妇聊聊天，但要控制访问时间。

如果很难开口让访客快点回去，就说是医生让这样做的。如果访客自己要求帮忙做家务，可以接受他们的帮助，拜托他们做饭、洗涤和打扫房间。

♥ 中断职场生活

即使上司不太同意，也要减少工作量。医生让保持绝对安静的时候是在危险发生之前，所以职业女性知道怀孕时，虽然很突然，但也不得不中断工作。

♥ 与其他孕妇们交流

如果保持绝对安静期间需要住院的话，让丈夫或家人经常看望，并和相同处境的孕妇们交流。

♥ 保持绝对安静

不要忘记绝对安静的意图。绝对安静是为了谋求孕妇和孩子的健康。即使保持绝对安静很无聊、很烦、很不方便，但也要记住这是为了本人和孩子的健康，并应减少那种煎熬。

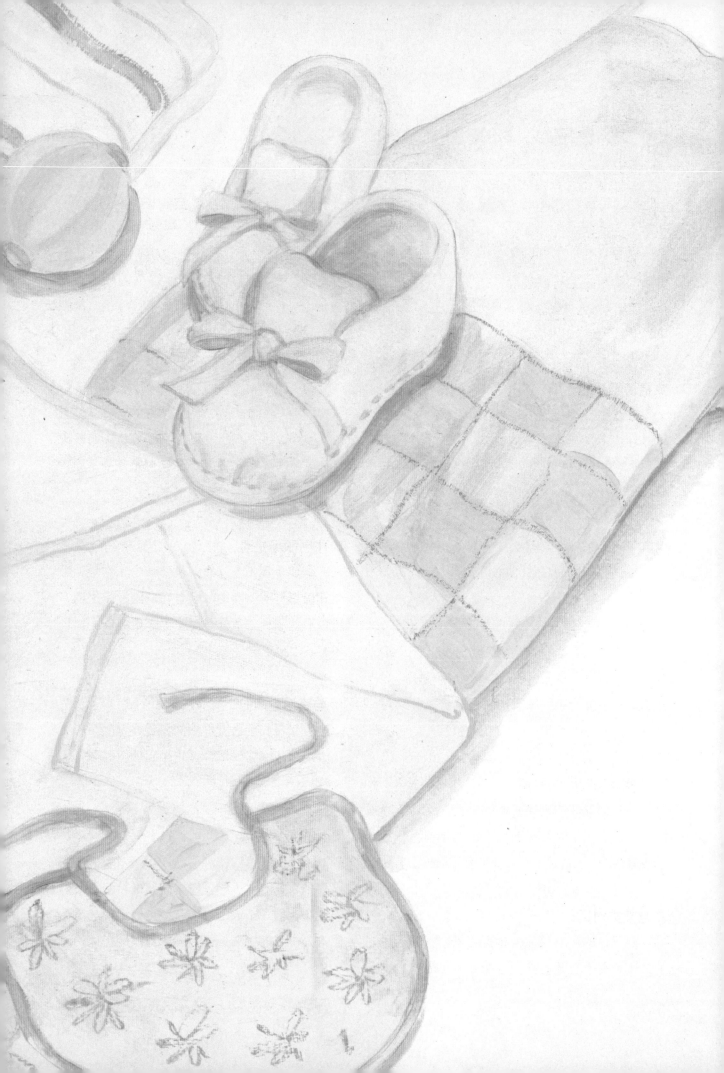

分娩

　　分娩的痛苦是世界上最美最珍贵的阵痛。经历极其痛苦的分娩就是为了要和珍贵的孩子见面。仅凭怀抱世间最美的孩子这一点，就说明坚持阵痛是值得的。得到祝福的生命，蠕动的小手、小脚，可爱的孩子，我们见面吧。

chapter

6

安全的分娩，
顺产的秘诀

　　临近分娩，孕妇的心变得焦急。为了即将出世的孩子，需要准备新生儿用品，还要做好产后调理的准备，家务事也要事先做好，因为要准备入院分娩。得到丈夫的鼎力帮助，事先熟悉分娩的信号和分娩过程等事宜，为安全舒适的分娩做好准备。

阵痛和分娩准备

身体各处出现临近分娩的信号。为了避免因没有事先察觉这些信号而惊慌失措，应事先了解清楚。不要因这些征兆而惊慌，而是想着马上就能见到孩子了，应该放松愉快。

准备分娩的最好方法是多学习关于分娩的知识，并预想实际有可能发生的所有状况，如：长阵痛和短阵痛、需要胎儿监测仪的阵痛和不需要的阵痛、需要剖宫产的用力阶段和不需要的阶段、分娩不顺利时的诱导分娩、计划的自然分娩和剖宫产、紧急剖宫产等。

发现违背自己分娩计划时，即使是小事，也要事先想好怎样处理。首先，我们一起看一下阵痛前出现的变化都有哪些，并应该怎样处理。

阵痛前的身体变化

分娩前的几天或几周，孕妇会出现以下症状。

♥ 胎儿下降感

下降感指孩子向骨盆下方下降，腹部向下突出，上腹部的压迫感和狭窄的感觉减少的现象。这是非常主观的现象，与初产和经产无关，不是所有女性都能感受到。腹部出现下降，胸部不会再碰到腹部顶端，呼吸也会变得顺畅。

同时，孩子比以前更靠下，孕妇更有排尿的冲动。

♥ 骨盆和直肠的压迫感增加

孕妇出现痉挛痛、腹股沟疼痛、持续的腰痛，但经产妇会更严重。怀第四个孩子的女性所感受到的疼痛就好像是带着三角巾包裹的保龄球的感觉。

♥ 体重减轻或体重增加率降低

即使摄取营养，胎儿持续生长，临近分娩的体重增加率也会降低。因为出现水分比率停滞等各种原因的复杂相互作用。

♥ 筑巢本能

有些女性在妊娠最后几周感到无比疲劳，相反，也有的女性突然体力大爆发，整理衣柜，装饰婴儿房等，为迎接新生儿做准备。这种情感常常被叫做"筑巢本能"。经历过分娩的女性建议，即使体力再好，也要在妊娠末期消除紧张，充分休息。因为初次出现阵痛信号时，不能劳累过度。

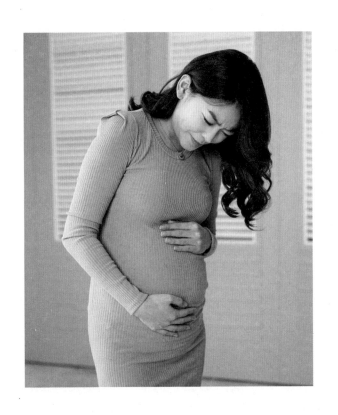

假阵痛和真阵痛

很多女性在区分真阵痛和假阵痛上遇到困难，但实际上就像电视剧中演绎的那样，孕妇在超市买东西，突然要生孩子，但这样的事例很少见。

♥ 假阵痛的意义

实际上，在非常痛苦的情况下，"假的"是不存在的，但宫颈部膨胀或最终没有分娩的情况下，假阵痛就是假的。一部分医生认同"假阵痛"对阵痛准备有帮助，并称之为"前阵痛"。虽然假阵痛后不会马上分娩，但向分娩更迈进一步。

♥ 分泌黏液

阵痛开始前几天或阵痛开始时，子宫颈部膨胀，分泌挡住宫颈预防孩子受到感染的黏液。即使分泌黏液，也不能预测阵痛开始的准确时间点。

♥ 粉色血迹

宫颈膨胀，宫颈表面的毛细血管破裂，出现少量血液。对于大部分女性来说，这表示几小时或几天后会出现阵痛。

♥ 频繁的布莱克斯通·黑格斯收缩

布莱克斯通·黑格斯收缩指小腹突然像石头那样坚硬，孩子的身体好像自然弯曲，有拉拽感。这是为子宫分娩做准备事先练习的症状，也叫"阵痛预演练习收缩"，越临近分娩，收缩就越强烈、越频繁。有些女性称，这像真阵痛一样痛苦。

♥ 假阵痛和真阵痛的差异

就像怀孕的症状和形态因人而异一样，阵痛也表现出不同的症状和形态。虽然没有能准确区分真阵痛和假阵痛的分辨法，但有几种普遍特征有助于区分二者。

● 假阵痛的症状

① 收缩不规则，阵痛的频度或强度没有增加。大体上，收缩疼痛难以忍受，如果间隔4~5分钟规则地出现阵痛，那么大有可能是真阵痛。

② 如果更换姿势或喝2大杯非酒精性饮料，收缩就会消失。

③ 比起腰部，阵痛集中在下腹部。

④ 分泌物为褐色。这可能是48小时前做过内诊或性生活造成的。

● 真阵痛的症状

① 收缩有规则，收缩时间渐渐加长，变强，变频繁，变疼痛。

② 活动的话，收缩更严重，改变姿势或喝2杯非酒精性饮料，疼痛仍未减轻。

③ 疼痛从腰部开始，发散到下腹部，有可能引起腿部疼痛。有腹泻的感觉，同时伴随腹泻。

④ 出现粉红色分泌物或出血。

⑤ 出现破水。

虽然大部分的女性在出现假阵痛和真阵痛时，会出现以上的特征，但一部分女性经历与真阵痛相似的假阵痛。也有的女性错把真阵痛当成假阵痛。那时能确认是否是真阵痛的唯一方法就是接受医生的内诊。

♥ 容易感受到假阵痛的女性

如果分不清真阵痛和假阵痛，很多初产妇会担心怎么办，但事实上经产妇经历假阵痛的

入院前应做的事情

孩子有可能比预产期提前出生，所以在预产期前3周准备好住院时需要的用品。需要把衣服、鞋子和携带用品装入包中，应准备大一些的整理包。分娩时，脸上会有汗水和泪水。比起化好妆去医院，把脸洗净只涂乳液更合适。不要把长发散开，最好梳一个辫子。不要戴手表、戒指、项链等饰品。

分娩后，两周内不能洗漱。应在临近分娩前洗澡。为了避免分娩时细菌感染，要时常保持身体清洁。

可能性高。因为以前经历过阵痛的子宫在下一次的怀孕中更容易受到刺激。

♥ 去医院了，却是假阵痛

阵痛出现，去医院了，却是假阵痛，即使再返回来，也没有必要失望。孕妇经常出现这样的失误。直到确认自己经历的阵痛是真阵痛时，稍微等一等，比起在车上生孩子，咨询医生确认事实更明智。

若要避免由假阵痛引起的失误，在出现收缩时，不要马上去医院，应先电话联系医生。把收缩时间和频度、是否出现破水、是否出血等主要症状告诉医生。此时不要掩盖症状或隐瞒感受。给医生打电话很难正确判断是真阵痛还是假阵痛时，建议去医院接受检查。

♥ 应咨询医生的症状

阵痛一直持续的话,应联络医生。一般来说，出现下列症状时，最好联系医生。

• 出现有规律的强烈收缩。医生没有特别的指示，一般间隔5分钟出现阵痛。

• 出现破水或有破水的感觉。

• 参照经历过阵痛的经验，好像有阵痛来了的感觉。

♥ 应及时联系医生的情况

最好孕妇本人联系医生，以便医生正确判断阵痛的情况。

通话时，孕妇因收缩而说话困难的话，医生就能知道收缩相当强烈。

出现以下情况，与阵痛进行的程度无关，应及时联系医生。

- 严重出血——早产、胎盘早期脱离、胎盘前置的信号。
- 出现浅绿色浓稠的阴道分泌物——胎儿在羊水中排出胎便，是正在经历痛苦的信号。
- 在阴道入口出现环形胎盘或感觉阴道中好像有什么东西——脐带脱出的信号，提供给孩子的氧气可能被切断。

♥ 应及时去医院的情况

　　间隔4分钟出现阵痛，并持续1分钟，这种现象持续1小时以上或阵痛太痛苦需要缓解紧张的呼吸法或其他控制疼痛的技术时，收缩期间疼痛难忍或破水时，应及时去医院。

　　本能感觉到自己应该去医院时，也要及时去医院。

入院时的备品和要做的事

　　突然开始阵痛而去医院时，没有时间准备分娩所需的用品。参考下列内容，在预产期前三周左右准备阵痛时所需的物品和分娩时所需物品，事先收拾好行李包，以备不时之需。

♥ 住院时需要的用品
- 医疗保险证和身份证。
- 电话簿和手机。
- 少量现金和信用卡。
- 医院的产前住院注册证。
- 分娩计划书副本1~2份。

★ 产妇用品
- 授乳用胸罩。
- 5套以上的内衣。
- 2双温暖的袜子。
- 拖鞋。
- 产妇出院时穿的衣服。
- 木梳、洗发膏、香皂、牙刷、牙膏、手巾等洗漱用品。
- 产妇用卫生巾。
- 给大孩子的小礼物。
- 恢复时阅读的书籍、杂志、音乐CD。
- 耳塞（在吵闹的医院中，想休息时使用）。
- 平时使用的基础护肤品。
- 为留下记录的相机或便携式摄像机。

★ 孩子用品
- 孩子出院时穿的衣服（内衣上衣、罩衣、帽子）和尿布。
- 御寒的厚毯子。

♥ 到达医院后要做的事

　　到达医院或助产院后，首先去分娩病房，在那儿会确定收缩开始的时间、收缩间隔、是否破水、如果出现破水是什么时候开始的、最后的进食时间、是否携带分娩计划书、是否在妊娠过程中服用镇痛剂或实行硬膜外注射等问题。

　　更换医院的病号服后，护士会检查脉搏、呼吸、体温等这些重要的信号，记录一览表中的信息，用内诊确认宫颈是否已经打开后，在阵痛期间使用外部胎儿监测仪（围住下腹部的，像大型听诊器一样的医疗器械），监测收缩频度和持续时间，以及胎儿的心跳。

阵痛3阶段

若阵痛开始，就应事先了解会发生什么事情，应该怎样解决。为什么会出现阵痛？虽然人们还未发现阵痛的原因，但有很多观点。其中一项就是母体和胎儿产生的荷尔蒙诱发阵痛。还有的人认为胎儿产生的荷尔蒙使子宫收缩。

阵痛分为三个阶段，即：宫颈完全打开的第一阶段，孩子的分娩和结束的第二阶段、胎盘排出结束的第三阶段。初产妇经历个阶段阵痛所需时间为 12~14 小时，经产妇大约需要 7 小时。

阵痛第1阶段

阵痛第 1 阶段分为 3 个阶段，即：宫颈打开 0~3cm 的潜伏期，宫颈打开 4~7cm 的活跃期，宫颈完全打开 8~10cm 的执行期。

♥ 潜伏期

虽然子宫已经开始有规律地收缩，但宫颈任未膨胀，则潜伏期开始。潜伏期之前的收缩可以视为假阵痛或前阵痛。

1阶段快结束时，子宫膨胀 50%~90%，变薄，打开 3~4cm。睡觉时进入潜伏期的话，醒来时有可能是活跃期。在潜伏期内，间隔 5~30 分钟出现收缩，一次收缩持续 30~45 秒。随着时间的流逝，收缩间隔更短。

腰痛、类似生理痛的腹部痉挛、消化不良、腹泻、感觉腹部变暖、有血迹、破水的情况下，出现某物掉落喷出的感觉等身体性症状。此时产妇也会出现兴奋、安静、期待、不安、焦急、害怕等多种情感。

在潜伏期最好少食，并做日常性活动，把注意力集中到其他地方。还要为正式的阵痛做准备，充分休息储存能量，并让丈夫或其他人最终检查一次去医院时携带的行李，拜托他们测量收缩间隔的时间，并电话联系医生告诉阵痛已经开始了。

♥ 活跃期

潜伏期的下一个阶段就是活跃期。活跃期一般为 2~3 小时 30 分钟，间隔 3~5 分钟出现收缩，一次会持续 45~60 秒。快到活跃期结束时，宫颈打开 7cm 左右。在活跃期因收缩产生的不适症状加重，从而不想说话或走路。并出现后背和腿部疼痛、疲倦和少量出血的症状。

如果此阶段的阵痛比想象的持久，孕妇就会出现挫折感。在活跃期中，尽量让身体挺直，活跃地活动。出现收缩时，身体经常更换姿势，找到最舒适的姿势。

间隔30分钟换一次姿势，有助于胎儿下降。至少一小时排尿一次，并继续补充水分。

阵痛时，拜托丈夫或其他人帮助孕妇进行呼吸法或其他缓解紧张的方法。腰痛严重时，让他们给孕妇做腰部按摩。

♥ 执行期

执行期是宫颈膨胀的阵痛1阶段结束后，2阶段也结束之后的时期。在阵痛最严重的执行期，间隔2~3分钟就收缩一次，并持续60~90秒。但执行期的优点是，在15分钟到1小时内就能快速结束。在此阶段，宫颈的毛细血管破裂得更多，流血也多，腰部、肛门和直肠有压迫感，大腿有强烈的痛感。并出现恶心呕吐，打嗝，多汗等症状。

此阶段会产生如同吊在绳子末端的感觉，会出现挫折、焦急、丧失方向、不安等感觉。虽然在执行期很难找到舒适的姿势，但很多女性称，把身体泡在浴缸中或洗澡都对缓解疼痛有益。腰痛非常严重时，做以下事项会缓解腰痛。

- 走路、蜷缩、蹲下、屈膝趴下、弯腰侧卧等姿势能缓解腰部的压迫感。
- 在腰部放置感觉舒适的热水袋或凉贴。
- 拜托丈夫或他人用网球或手掌按摩腰部的疼痛部位。

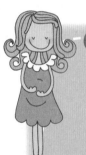

解 疑

使用免费分娩教室

怀孕过程中如果利用分娩教室，不仅能学到关于妊娠、分娩和育儿的知识，也能缓解对于分娩的不安，还能产生对尿布、婴儿用清洁用品、湿巾等育儿用品的兴趣。有10人以下规模的分娩教室，也有以数百名产妇为对象的大型分娩教室。

● 地方保健所

各地方保健所也会以怀孕16周以上的孕妇为对象，开设3~4次以产前管理和分娩过程、母乳授乳、产褥期管理、新生儿预防接种等为主题的分娩教室。可通过各地方保健所的网页或电话，咨询了解日程和授课内容。也有专为双职工夫妇开设的周末班和晚班。

● 大学医院&专门医院

准妈妈们口中流传的女性专门医院和大学医院开设的妊娠、育儿讲座也值得一试。很多医院也开设了关于像拉美兹呼吸法和分娩法的多种分娩法、孕妇瑜伽、产后调理、母乳授乳和按摩、新生儿看护等专家讲座，孕妇可以听讲座和提问题。为了让其他医院的孕妇也能听到课程，大部分的课程是开放的，但也有收费课程。

● 妊娠分娩育儿专业网站

很多专业网站或论坛等随时都可以进行妊娠、分娩、育儿教室。可在网页中申请加入，加入条件并不苛刻，听课的机会很多。

- 用手指用力按摩脚掌的凹处。这种指压法有助于缓解疼痛。

阵痛第2阶段

忍耐到一定程度时，子宫全部打开，医生会要求用力。用力阶段一般持续30分钟到1小时30分钟左右。虽然收缩间隔2~5分钟，每次持续60~90秒，但此时的收缩比执行期的收缩更痛苦。

没有必要因此时没感觉到用力的冲动而担心，这是因人而异的，执行期和第二阶段开始时，会有10~20分钟的暂时平稳。用力的冲动出现在孩子的头（臀位情况下，孩子的臀部）使阴道和骨盆底肌肉膨胀时。据一部分研究表明，在想用力之前用力的话，反而起到反作用。

最新的研究结果显示，宫颈完全打开后，推迟30分钟用力的话，会减少分娩过程中使用剖宫产这样的外科手术。在此阶段会突然恢复体力，并且直肠部位的压迫感增强。血迹增加，随着孩子的头部从阴道出来，会产生阴道拉长、刺痛、灼热、火辣辣的感觉。

♥ 用力

随着执行期严重疼痛的缓解，此时能松口气了，终于能用力把孩子生出来了。此时，孕妇能感受到分娩孩子的喜悦和兴奋，但也会因生孩子太费劲而害怕和灰心。此阶段，丈夫或其他人帮忙，让孕妇保持半坐或蹲着的姿势。这样靠重力能快点生出孩子。只在有用力冲动的时候用力，收缩期间不要屏住呼吸用力。在一次收缩期间，几次短时间屏住呼吸，并做几

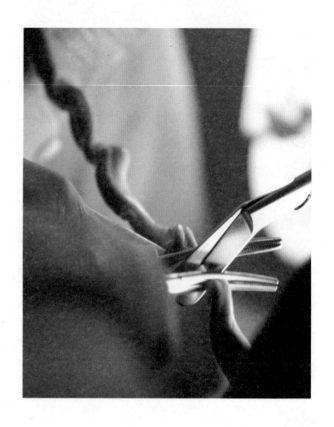

次短的用力。为了使会阴部慢慢拉长，医生让停止用力时，就应停止用力和急促呼吸。那样做，某程度上会避免会阴剖开或裂伤。

♥ 胎儿生产后剪掉脐带

在用力阶段，少量排出小便或大便也无须慌张。这是分娩中常见的现象，表示用力用得很到位。一旦孩子的头出来了，医生会除去孩子口鼻中的异物，并帮助其肩部和全身出来。并确认脐带是否缠脖，有必要的话，会把脐带提到孩子的头上或间断。

如果产妇愿意，医生会把孩子放在产妇的肚子上。但这只适合于孩子没有呼吸障碍时。

如果孩子有呼吸障碍，就把孩子放入未成熟儿保温箱里，排出胎便后促进呼吸，给孩子供氧后，再把孩子给产妇看。之后轻抚孩子的背部，刺激孩子，减掉脐带。为了保持孩子的

体温，应把孩子包好，再做阿氏评分。

♥ 阿氏评分

阿氏评分进行两次。一次在出生一分钟后进行，一次在五分钟后进行。在第一次评分中，综合分数都在 7 分以上的孩子是健康的，5~6 分需要进行复苏，4 分以下就意味着孩子有严重的健康问题。

♥ 母乳喂养

新生儿在出生后属于清醒状态，最好尝试利用这一时刻给孩子喂奶。孩子会在出生以后的几小时后睡觉，那时再叫醒喂奶就有困难了。在这一阶段喂奶，还有一点好处。孩子吸吮母乳时，乳头受到刺激，促进催产素分泌，使子宫收缩，还有益于胎盘排出和止血。

在分泌后第一周，每次给孩子喂奶时，都会经历这样的收缩（产后阵痛）。虽然初产妇不会感到太痛苦，但经产妇会感到非常痛苦。产后阵痛太严重，很难忍受时，最好让医生开镇痛剂。

阵痛第3阶段

排出胎盘的阵痛第 3 阶段在看到出生后的孩子并感叹时发生。产妇的心思都在孩子身上，没意识到 0.5~1kg 的胎盘排出体外。此阶段一般持续 5~30 分钟，同时伴随不到 1 分钟的轻微收缩。这种收缩非常轻微，可能感受不到。

♥ 胎盘排出

若胎盘排出，为防止产后出血，医生会注射催产素这种缩宫注射液，以减少胎盘所在位置的出血。若胎盘排出，医生会检查胎盘是否完全排出，如果子宫内仍有胎盘的话，会引起出血。

♥ 会阴部缝合

胎盘排出后，有必要缝合会阴部。这一阶段中，产妇会精神头十足或感到疲劳，口渴饥饿，并感到寒冷。胎盘排出，会阴部缝合结束后，血液会通过阴道大量流出。这就是"恶露"，比月经严重时更严重的出血。尤其在子宫收缩期间，站着时，会有血液喷出的感觉。去洗手间，产妇会发现排出非常大的血块。如果血块比柠檬大，应及时联络医生。

成功分娩的条件

想生孩子，需要产道、娩出力、胎儿的互相协调。也就是说，骨盆太窄，孩子太大，子宫收缩太弱等，如果其中一项出现问题，分娩就会变得困难。胎儿想出来，骨盆肌肉或耻骨结合的接缝处要松弛，并且产道也变得柔软，能够更好地拉伸，这样才能顺利分娩。为了使胎儿更容易地通过，依靠产道变化、孩子头部和娩出力使产道变宽。

临近分娩，子宫收缩，稍微打开，此时阵痛开始，羊水破裂清洗产道，这样胎儿才能更容易地通过产道。

此时，产妇放射性地用力，依靠子宫收缩力和产妇的力量把孩子推出来。胎儿随着狭窄弯曲的产道旋转身体，出来。这时，孩子的头部变成容易通过产道的长形。这就是为什么刚出生的孩子的头部呈长形的原因。

分娩中可能发生的事情

到目前为止，我们已经了解了阵痛的典型形态。但不是所有阵痛都以这样的形式进行。可能出现阵痛，又停止，孕妇在忍不住阵痛的时候可以注射镇痛剂，必要时可进行侧切等，根据孕妇和胎儿的状态实施各种对策。

阵痛的中断

虽然大部分的孕妇从阵痛到分娩都很顺利，但偶尔也有在此过程中，母体和胎儿突然处于危险状态的情况。大部分孕妇阵痛后就会分娩，但偶尔也有阵痛进行到一半停止的情况，那是具有代表性的事例。下列是阵痛中断最常见的原因。

♥ 宫颈的问题

子宫不能顺利收缩，效率低时，宫颈不能膨胀。

♥ 胎儿的姿势与头的大小问题

以下情况中，不能自然分娩胎儿，如：胎儿的头大到骨盆无法容纳的程度，称为儿头骨盆不均衡，胎儿横在腹中躺着的横位或胎儿臀部向下的臀位，胎儿脸冲着宫颈的脸位，胎儿额头在宫颈上部的全额位，患脑中风这种先天性畸形。

♥ 孕妇的健康问题

以下情况，阵痛不能进行，如：骨盆骨畸形或不均衡，有特大的纤维瘤、卵巢囊肿这些骨盆肿瘤，子宫、宫颈、阴道异常，包裹住子宫的肌肉阻碍收缩传达到子宫。

♥ 阵痛中断时采取的措施

如果阵痛中，宫颈未在 1 小时内膨胀到 1cm（经产妇 1 小时内膨胀 1.5cm）或用力阶段超过 2 小时以上，医生就会认为有问题。所以，医生会根据阵痛中断的阶段和怀疑原因采取措施，如：用子宫收缩剂促进阵痛、准备剖宫产、一直等到问题被解决时等。

需要镇痛剂的情况

如果出现阵痛，就会出现好像有人在腹部放了一个血压仪，为了揪紧而做压泵拉拽的感觉。因孩子的头向下至阴道和会阴部而感觉某物被拉长，并随着宫颈打开而感到某物被拉拽，孕妇在阵痛时会产生以上两种交织在一起的复杂微妙的感觉。阵痛难以忍受时，用镇痛剂也是不错的。

但应了解使用哪种类型的镇痛剂和医学性、非医学性的阵痛方法，最好在阵痛开始前决定好。

♥ 镇痛剂处方

★ 镇静剂

为了缓解紧张和减轻恐惧感会使用镇静剂、神经安静剂、睡眠剂等。使用这些镇静剂时产生的问题是，药物通过胎盘影响胎儿。阵痛中使用镇静剂的产妇分娩的孩子，在出生后有可能在呼吸功能和吸奶功能上出现问题，并且药效消失的时间会很长。

★ 硬膜外注射

硬膜外注射是无痛注射，把麻醉剂注入脊柱和脊柱骨内部之间的空间，能使腰部无知觉。硬膜外注射使 85% 的女性完全感觉不到疼痛，消除 12% 的女性的部分疼痛（只是身体的一部分感觉不到疼痛），对于 3% 的女性来说，完全没效果。

如果进行硬膜外注射，会出现阵痛时间推迟、低血压、用力弱化、分娩后排尿困难等症状，虽然很少见，但有可能引起产后严重头疼等副作用。并且，硬膜外注射适用于宫颈已经打开3~4cm 以上的产妇。

★ 抗呕吐剂

某些女性为了消除因为阵痛本身或使用哌替啶引起的恶心呕吐，而服用抗呕吐剂。抗呕吐剂会导致困倦和眩晕。

★ 注射式麻醉剂

哌替啶、纳布啡、酒石酸布托啡诺制剂等麻醉剂，一般能阵痛 2 小时左右。但给阵痛中的产妇注射的麻醉剂的量很少，不能完全有效。麻醉剂能引起困倦、呕吐、恶心、呼吸低下、低血压等副作用，如果在分娩前 2 小时使用，会导致新生儿呼吸困难。研究显示，哌替啶能推迟阵痛。

★ 脊柱麻醉

脊柱麻醉除了向腰部脊髓液注入麻醉剂使腰部无知觉这一点以外，其他都与硬膜外注射相似。脊柱麻醉在剖宫产这种紧急产钳分娩、胎盘剩余、有难以治疗的严重裂伤时使用。

但不适合有严重子痫前症或有出血危险的女性（例如，有低血小板数值、胎盘前置、胎盘脱落、等症状的女性）。脊柱麻醉会引起低

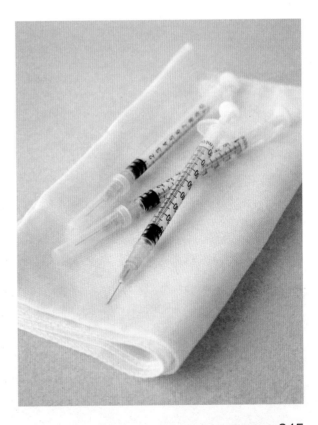

血压、产后严重头疼、暂时性膀胱障碍、恶心等症状，虽然很少见，但可能引起痉挛或感染等副作用。

★ 吸入式镇痛剂

以戴面罩的方式吸入二氧化氮这种气体和氧气的混合物，麻痹感觉疼痛的脑神经部位。这种方法的最大优点是，孕妇有需要时可自己开处方，等待用力阶段的同时，对忍住转换期的疼痛有帮助。但使用呼吸式镇痛剂会出现困倦、恶心、封闭恐惧症，效果只能持续1小时左右。并且，效果因人而异，也有食物进入肺部的情况。

★ 全身麻醉

全身麻醉用于紧急状况。有可能引起新生儿呼吸障碍或极度困倦，虽然少见，但孕妇在麻醉过程中有把食物吸入肺部的危险（这是威胁生命的危险），最近在正常分娩时不采用全身麻醉。

★ 局部麻醉

进行侧切或为了治疗分娩后侧切部位的裂伤，在会阴组织注入麻醉剂。研究表明，如果局部麻醉，会阴组织变弱，不做侧切时，会在会阴部造成裂伤。也有在阴道中间注入麻醉剂，麻醉会阴部神经的方法。

● 非医学性镇痛剂

维生素A	4000~5000I.U
针灸	在胳膊、大腿、耳朵进行针灸，切断疼痛信号。
催眠	在阵痛过程中，缓解紧张，减少疼痛。
水中镇痛	用温水缓解紧张，对应重力的效果，减轻疼痛。
缓解紧张和积极的视觉化	实施缓解紧张呼吸法，精神集中到能使心情放松的对象上，缓解紧张，减轻疼痛。
经皮电神经刺激（TENS）	经皮电神经刺激装置刺激腰部神经，切断向大脑传达的疼痛信号。
其他	使用按摩、热气或冷气、分娩用球、变更姿势等减轻疼痛。

♥ 注射镇痛剂前决定的事情

事先决定好在分娩前的阵痛过程中使用哪种类型的镇痛方法，另外，对镇痛的思考也很重要。

好像马上就能结束的分娩过程，如果持续30分钟以上，应考虑使用硬膜外注射。相反，想使用硬膜外注射，但到达医院时，宫颈已经打开8cm以上，那种方法可能就不适合了。

虽然最初决定不使用医学性的镇痛剂，但

灌肠与剃毛

大部分孕妇分娩时最不愉快的记忆就是灌肠和剃毛。办理入院手术后，护士就会把孕妇的阴毛剃除干净。从卫生角度考虑，这是担心分娩时感染，自然分娩的孕妇剃除阴道部位的一部分阴毛，但剖宫产的孕妇要剃除全部阴毛。这不仅考虑到卫生，还因为侧切，分娩孩子后，要再一次缝合会阴部，剃毛后更容易缝合。临近分娩的孕妇，无论是谁都避免不了剃毛，这是分娩前的程序。

另一种想避免的过程就是灌肠。为了排除可能留在孕妇体内的大便，人为地注入灌肠药物。分娩时，胎儿进入产道，压迫直肠，在分娩过程中有的孕妇会排便。此时，胎儿或孕妇的会阴部会沾上大便，所以要进行灌肠。

阵痛持续 24 小时以上，身体开始筋疲力尽，应考虑使用镇痛剂。

使用镇痛剂的重要性不在于用某种方法，而在于使用那种方法时，心情是否舒畅。别人的意见或想法并不重要，重要的是自己的心。

胎儿监测

胎儿监测用于查看胎儿对收缩的反应，记录胎儿的心跳和母体的收缩，了解状态。虽然有医院或医生对全部孕妇进行胎儿监测的情况，但大部分是在高危妊娠、胎便排泄到羊水内、阵痛特别严重、诱导阵痛的情况下才使用胎儿监测。

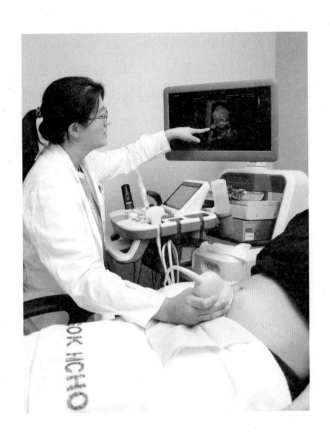

♥ 胎儿检查的种类和诊断

★ 外部胎儿监测

外部胎儿监测由围在孕妇腹部的高弹力腰带或高弹力内裤装置、感知胎儿心跳的超声波变化器、监测母体收缩的压迫感知装置等构成。监测结果出现在画面上或打印出来，能根据母体的状态继续观察胎儿或间歇地观察。

如果医院有移动式胎儿监测仪，孕妇就能在阵痛过程中活动，没有的话，孕妇就得在监测过程中待在房间里。

★ 内部胎儿监测

为了监测胎儿的心跳和母体的收缩，把装置插入阴道进行监测。通过宫颈把电极贴在胎儿的头皮上，然后感知胎儿心跳造成的电流冲击。母体子宫收缩的实际压力，可由通过宫颈插入子宫内的小导管末端的压力变化器测定。

如果出现孕妇的阵痛时间过长、有令医生担心的其他原因、决定用药物刺激收缩的情况，就有必要知道收缩的准确强度。插入这种装置会有暂时的不舒服或疼痛，但插入后，并没有任何感觉。

● 内部胎儿监测的危险

如果想通过阴道插入内部胎儿监测仪，羊膜就需破裂（如果还没破水），并且宫颈至少应打开 1~2cm。所以伴随轻微感染的危险。虽然少见，但把电极贴到孩子的头皮上，会引起斑疹或脓包，并且在那个位置会永久性不生长毛发。

♥ 监测期间发生异常情况

监测时，警报响起也不用害怕。装置连接松动或母体姿势特殊而妨碍感知心跳信号时，胎儿监测仪会发出错误警报。

真出现异常而警报响起时，医生会要求更换姿势，进行静脉注射和投入氧气后，再进行观察。

改变姿势，但警报持续不断，这是胎儿遇到困难的信号，医生为了查看是否有胎便而检查羊水，并评价关于声音和压力的胎儿的反应。并且，医生为了了解胎儿血液中氧气和二氧化碳的含量，从头皮采取胎儿的血液样本，测定胎儿的 PH 值。

如果这样做还没有出现确定的结果，就会进行紧急剖宫产。

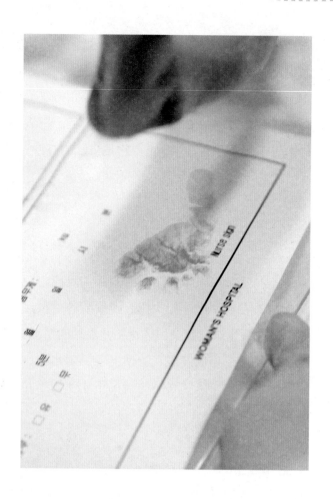

切开会阴

切开会阴是指胎儿的头部出来之前，为了扩大阴道入口而在会阴部进行外科切开。

♥ 切开会阴的原因

侧切一般在胎儿困难症、胎儿肩部分娩的肩胛难产、臀位自然分娩、柔弱胎儿分娩、钳子分娩等情况下实施。此外，如果不进行侧切会发生严重裂伤时，侧切也是一种预防措施。大部分的女性赞成必要时进行侧切。

♥ 切开会阴的方法

阵痛进行一段时间，胎儿的头推出的压迫感使会阴部无感觉时，进行局部麻醉，实施侧切。侧切经常给产后造成相当的不便，会引起像直肠问题并发症。

分娩时，孩子的头几乎都出来了，医生让停止用力时，如果停止用力，会减少会阴部裂伤或侧切的可能性。孩子的头几乎都出来了，医生托住会阴部组织轻柔地拉出孩子，分娩可以结束了。

静脉注射处方

有些医生为了应对分娩时的严重出血，会给所有阵痛中的女性打点滴或进行连接抗凝剂肝素的静脉注射。

♥ 需要静脉注射的情况

抗凝剂肝素（注射液没注入时，不让沾在针上的血液凝固的装置）直接注射到静脉上，不需要注射液的时候，孕妇不受输液袋和输液绳的束缚，能随意走动。

但有些医生只给产后出血、胎儿困难症、有剖宫产危险的女性，或阵痛过程中需要静脉注射的女性进行注射。

对于静脉注射的判断，根据医院或医生的不同而不同，所以和医生商议胎儿监测或静脉注射问题时，最好把这部分也一起谈一谈。与医生协商是否在阵痛中使用静脉注射，在分娩计划书上写出希望的事项。

臀位分娩

97%的胎儿在阵痛开始前，处于头部向下的头正位，剩下的3%属于臀位。下列情况中臀位分娩的可能性大，有过怀孕经历、怀多胎儿、羊水过多或过少、先天畸形导致子宫的样子异常、有几个大的纤维瘤、胎盘挡住子宫入口的一部分或全部、孩子早产。

♥ 臀位的3种类型

单臀位——孩子的腿向上展开。

全臀位——孩子的腿扭曲，坐在宫颈上部。

足位——孩子的一条腿或两条腿向下伸出。

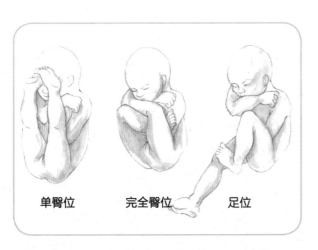

单臀位　　　完全臀位　　　足位

♥ 矫正臀位的方法

如果到了妊娠后期是臀位，分娩时胳膊、腿、全身先出来后，头部延迟出来的话，胎儿窒息的可能性大，并会造成难产，所以阵痛开始前做剖宫产是安全的。

但也有自然矫正臀位的方法，就是搓胸法和架桥法。每天早晚做10分钟，效果更佳。但太累或小腹严重下坠时，应暂时中断。

● 搓胸法

膝盖展开与肩同宽，趴下后，膝盖部位成直角弯曲，臀部抬起，胸部着地。

● 架桥法

用枕头或垫子垫高30~35cm，把腰放上去平躺，肩部和脚掌着地，立起膝盖。

♥ 臀位自然分娩

虽然大部分的臀位能事先被发现，但开始阵痛前，假定感知胎位时，医生在孕妇阵痛开始前尝试矫正胎位。这种尝试一般在怀孕36周时实施。在此之前，为了掌握胎儿的状态和位置，确认胎盘的位置，测定羊水量，需进行超声波检查。

以检查结果为基础，医生把两手放在孕妇的腹部，为改变胎儿的姿势轻柔地诱引。并给孕妇吃能使子宫事先松弛的药，会监测胎儿是否遇到困难。

这种方法有以下问题，过程痛苦、有可能失败，即使成功胎儿也有可能再次出现臀位。诱引也有危险，所以尝试这种方法的医生会建议，中途出现应急状况的话，应及时准备剖宫产。

运气好的话，臀位或侧卧的横位胎儿在怀孕36周后会变成头朝下的头正位。

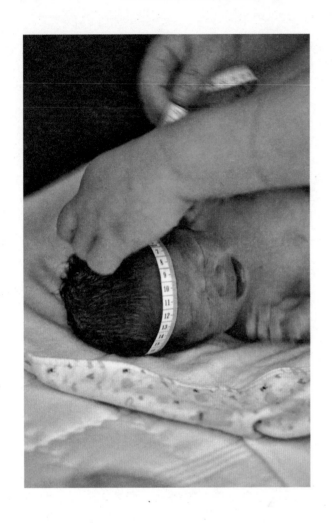

来看一看哪些情况下医生或助产士会决定诱导分娩。

💜 需进行诱导分娩的情况

怀孕 40 周以上的过度成熟儿在分娩中危险性大，尤其是时间比预产期靠后，胎儿有继续生长的危险。胎盘也逐渐退化，不能有效地发挥其功能，阵痛期间，不能保护胎儿，这时应进行诱导分娩。

怀孕前有糖尿病的女性，进行诱导分娩的情况也很多，超过预产期越长，其概率越高。非收缩检查或收缩刺激检查中，出现胎盘不能更好地发挥其功能应尽快分娩的情况时，也应进行诱导分娩。

24 小时前破水、仍未开始阵痛时，应进行诱导分娩；有子痫前症或其他严重并发症，为了母体和胎儿健康应进行诱导分娩；阵痛快速进行，到达医院前有分娩的危险时，也要进行诱导分娩。

胎儿单臀位时，自然分娩臀位胎儿的可能性最高，但不能保证能避免剖宫产。孕妇的骨盆窄、头过大、孩子早熟、出现胎儿困难症时，医生完全不会考虑自然分娩。

假设能自然分娩胎儿时，医生会使用钳子，以便掏出胎儿的头。胎儿的头部占全身的比重最大，如果胳膊和臀部先出来，头暂时处于阴道入口，就很难出来。

诱导分娩

不是所有的孕妇都会根据阵痛的顺序进行分娩。根据情况不同，会需要诱导分娩。我们

💜 诱导分娩前要做的检查

医生在实施诱导分娩前，会检查母体是否做好诱导分娩的准备。检查的内容有宫颈是否膨胀打开、胎儿是否开始向骨盆下降、宫颈是否开始变软或向前移动等。

如果母体还没做好准备，医生会诱导阵痛。此时，医生会确认胎儿是否做好出生的准备，看孕妇的定期检查记录，确认预产期是否准确。预产期计算错误，胎儿会早产，这样的话医生会通过羊水穿刺检查评价胎儿肺部的成熟度。

💜 诱导分娩的方法

如果医生决定进行诱导分娩，就会使用下列四种方法中的其中一种。

- 人为破水 宫颈部插入类似钩针的妇科器具，让羊膜破一个小孔。虽然宫颈已经开始膨胀，事实上不是很疼，但宫颈未膨胀到1cm时，会非常疼。

- 使用前列腺素E栓剂或凝胶 这种药物能使子宫膨胀。使用这种药品后24小时内开始阵痛的概率是50%。

- 插入米索前列醇 在阴道上部插入米索前列醇片，有助于宫颈膨胀，诱发阵痛。这种新方法还处于实验阶段，FDA（食品药品监督管理局）不承认此药物以这种目的使用。但很多医生认可其稳定性、效力、使用方便等优点。

- 使用宫颈扩张剂 人为使宫颈膨胀时使用。把压扁的干海草或合成物质棒放入宫颈里，能吸收水分膨胀，进而也使子宫膨胀。

- 注射催产素 催产素是诱发子宫收缩的天然激素催产素的合成物，它通过静脉注射注入，注入适当量能监测子宫收缩的强度。如果宫颈还未开始膨胀，就可以用催产素诱发阵痛。

- 其他 刺激乳头也可诱发阵痛。但这种方法不仅没被认证，而且还不能控制体内分泌的催产素的量，会导致严重的子宫收缩，妨碍胎儿和胎盘的血流，诱发胎儿困难症。

 解 疑

对顺产有利的运动

- **走路**

  每天走30分钟。走路不仅不会给孕妇的腰和腿带来压力，还能锻炼肌肉，帮助顺产。走路期间，会吸入平时2倍以上的氧气，对胎儿成长和大脑发育有益，是一举两得的运动。

- **瑜伽**

  开始做瑜伽前需要热身运动。按顺序放松颈部、肩部、手腕、脚腕等，然后开始做瑜伽。瑜伽有很多帮助顺产的动作，适合柔韧性不足的孕妇。

怀孕前没做瑜伽的孕妇，度过妊娠初期，在胎儿安稳的中期开始进行也不错。

- **游泳**

  游泳的优点是，几乎感受不到小腹的重量，能自由地活动。因为孕妇的子宫能起到鱼鳔的作用。

  对孕妇来说最容易的就是仰泳。即使怕水的人，也能容易地仰泳。游泳时，相对地多使用胳膊和腿，全身血液循环变得顺畅，可预防手脚水肿。有益于乳腺发育，肌肉也得到

锻炼，顺产的概率变高了。

- **上下楼梯**

  如果过了预产期，孩子还没有出来的想法，医生就会建议进行诱导分娩。但不想靠药物分娩的话，可每天上下楼梯30分钟以上，这样能诱发阵痛使分娩提前。

  但不要过度运动，运动前应咨询医生。

剖宫产

剖宫产指切开孕妇腹部和子宫分娩孩子的方法。实际上，相当数量的孕妇通过剖宫产分娩孩子。根据最新的统计显示，美国22%的产妇通过剖宫产分娩孩子。顺便说一下，韩国最近5年的剖宫产率达到37.2%。

正确了解剖宫产

乍看起来，剖宫产好像是最完美的分娩方法。能避免全身不适的阵痛，还没有必要担心妊娠末期小腹稍微疼痛是否是阵痛的开始。但剖宫产也不是完全没有疼痛。

♥ 剖宫产的优点

剖宫产救了无数的孕妇和新生儿的生命，预防了很多与分娩相关的并发症。并像计划自然分娩的大部分孕妇们一样，无须焦急等待阵痛的开始，在日历上标记手术日期，放松地等到日子的到来。

100%确认没必要进行剖宫产的女性，也要对剖宫产有所了解。因为可能发生意想不到的应急状况，应紧急进行剖宫产的情况。

♥ 剖宫产的缺点

剖宫产是人型腹部手术，恢复时间长。手术后因胀气而肚子痛，腹部有伤疤，因为麻醉直到见到孩子时还不是很清醒，困倦。

此外，会出现感染症、出血、麻醉剂相关问题、术后不能活动而凝血、膀胱和内脏创伤等各种并发症。剖宫产分娩孩子与自然分娩相比，在次数上会受限制。因为手术次数增加，子宫周围的器官和附属器官间的粘连变严重，手术时间和麻醉时间增多，血液量也增多，对胎儿有不好的影响。虽然不一定是那样，但反复3次以上的手术会有危险。

♥ 剖宫产前做的事

为了除去孕妇嘴中和呼吸道上部的分泌物，应服用药物。如果服用制酸剂，即使呕吐过程中吸入胃部的一部分食物，也能减少肺部的损伤。

为了预防感染，医生也会开抗生剂。清洗下腹部，剃毛，为了减少分娩过程中的伤害，在膀胱中插入导管，因为膀胱充满尿液，更容易受伤。

为了在分娩中注入药物和输液，在手或胳膊上插上静脉注射针，并使用硬膜外注射、脊柱麻醉、全身麻醉中的一种方法进行麻醉。

然后用防腐液擦拭腹部，用杀菌布盖住后，为保持手术部位呈无菌状态而挡住屏风。屏风是用于遮挡分娩场面的。

♥ 剖宫产时做的事

麻醉剂出现效果的同时，顺着腹部壁和子宫壁切开。虽然孕妇此时会感到轻微的压迫感，但不会感到疼痛。

随着羊膜打开，羊水流出，从子宫中拿出孩子。

硬膜外注射时，会出现稍微的拉拽感，但脊柱麻醉时，没有任何感觉。剖宫产中的感觉就好像在牙科麻醉嘴部后，脸和舌头麻木的感觉相似。很多女性因会阴部的拉拽感而恶心呕吐。

♥ 剖宫产后做的事

剪断脐带，在子宫中除去胎盘。并除去孩子口鼻中的异物，并用阿氏评分检查孩子的健康。

医疗小组缝合子宫和腹部，如果产妇和孩子状态不错，产妇就能暂时抱一抱孩子。然后产妇回到恢复室，检查是否出血过多或有其他产后并发症。

给孕妇注射抗生剂和镇痛剂，让产妇回到产后病房，等待恢复。

分娩过去6~8小时后，医疗小组除去导管，让产妇下床。直到产妇能吃食物时，要注射静脉注射1~2天。如果没有并发症，就可在分娩3~5天后出院。

♥ 进行紧急剖宫产的情况

虽然有照计划进行剖宫产的情况，但也有计划自然分娩，却在阵痛时发生紧急情况，突然要进行剖宫产的。

以下情况应进行紧急剖宫产，胎儿遇到困难，心跳不规律并无法忍受持续阵痛的压力；

因为脐带或胎盘的位置，影响通过脐带的血液或氧气的供给；因胎盘早期脱离，胎儿开始从子宫壁掉出来；宫颈中断，胎儿比母体的骨盆大，因其他妇科并发症判断胎儿很难从产道出来。

剖腹后顺产（VBAC）

在过去有这样的说法，如果进行一次剖宫产，以后还会继续进行剖宫产。但最近却不同了。剖宫产后，建议自然分娩，即"剖腹后顺产（VBAC）"的医生逐渐增多。孕妇为经历"真正的"分娩，不知道剖宫产后是否愿意自然分娩，但要记住剖宫产分娩孩子与自然分娩一样有意义。重要的是，分娩后产妇和孩子的健康。

♥ 剖腹后顺产的优缺点

VBAC没有剖宫产危险，恢复时间短，对孕妇的分娩起到更积极的作用，但也伴随危险。虽然不常见，但在剖宫产中出现的子宫手术疤痕有可能破裂，这对孕妇和孩子来说是致命的。发生这种现象的概率大约为1/100。

♥ 不可以进行剖腹后顺产的情况

出现下列情况，医生会建议孕妇进行剖宫产后，不进行自然分娩

- 剖宫产时，子宫没横着切开，而是竖着切开（子宫破裂的危险更大）。
- 妊娠多胎儿。
- 胎儿为臀位或横位。
- 胎儿很难通过产妇的骨盆。
- 胎儿出现胎儿困难症。

自然分娩

现在已经不是经历阵痛等待孩子降生的时代了。不仅有各种方法减轻阵痛，孕妇还能按照希望的方式，在希望的场所分娩。难以自然分娩时，不得不进行剖宫产，但按照自然规律分娩时，可以选择适合自己的方法。

自然分娩好的理由

韩国的剖宫产概率占世界第一。不能进行自然分娩时，当然需要做剖宫产手术，但最初决定做手术的孕妇很多，而且也有建议手术的医院。如果能进行自然分娩，最好避免手术。

自然分娩指以孕妇的力量进行的阴道式分娩。自然分娩比剖宫产的恢复速度快。不仅麻醉的危险负担和抗生剂引起的后遗症少，而且住院至多3天左右，分娩相关的治疗费用也低。

● 对产妇好的原因

自然分娩能合着孕妇的生理节奏进行分娩，所以分娩后的副作用少。分娩当日就能随意走动，疼痛也容易消失，恢复得快。留在子宫中的废物和孩子一起出来，所以身体变得干净，出现阵痛也能和孩子一起忍受，会感受到更强的亲密感和纽带关系。

自然份娩时，孕妇向会阴部用力，侧切等方式使阴道肌肉松弛，这是缺点，但分娩后努力做凯格尔运动，就能充分地恢复。

● 对孩子好的原因

自然分娩的孩子通过狭窄的产道，吐出支气管中的分泌物和羊水，能活跃地用肺呼吸。并且，渐渐地适应气压变化，所以出生时能哭会笑。

因为分娩中不使用镇痛剂或麻醉剂等，所以孩子能保持精神清醒，为了通过狭窄的产道，困苦地等待了很久，所以有人说这样的孩子相对来说有耐性。

♥ 为自然分娩而努力的事

如果想顺利地自然分娩，就要积蓄分娩所需的体力，保持心情愉悦。为此，孕妇在怀孕期间应保持身体健康。

● 有自信

想自然分娩，孕妇首先要有自然分娩的相关知识和自信。不要认为剖宫产能摆脱阵痛的痛苦，还比自然分娩更安全。

要知道，即使进行一次剖宫产，生第二个孩子的时候也可以自然分娩。

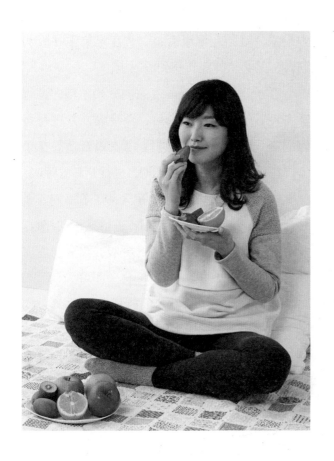

● 适当的运动

　　进入妊娠中期,最好开始有助于顺产的运动。开始做瑜伽、简单的体操、散步等简单的运动。运动过度时,会引起流产或早产,绝对不要勉强。利用分娩教室等,事先熟悉对分娩有益的呼吸法、按摩、骨盆运动法等。

定制分娩

　　自然分娩时,有很多分娩方法能边减少阵痛,边稍微舒适容易地分娩孩子。最近能进行定制分娩的医院渐渐增多,有必要事先找到适合自己的分娩法,了解相关事宜。下列为各种自然分娩法。

♥ 拉美兹分娩

　　拉美兹分娩把依靠剖宫产和使用镇痛剂等现代医疗技术的分娩权利交给孕妇,这种分娩方式,始于法国。之后,很多孕妇通过拉美兹分娩法调节呼吸,并获得精神鼓励,舒适地进行分娩。韩国在20世纪70年代初引进这种分娩法,它的优点是减少孕妇的疼痛,消除对阵痛的恐惧等,正是因为这些优点,现在很多医院都在实施。

　　拉美兹分娩法分为三种,减少精神压力的联想法、缓解身体肌肉的放松法和减少阵痛疼痛的呼吸法。

● 饮食均衡

　　怀孕过程中体重过分增加时,脂肪使产道变窄,分娩更加困难。因此,要均衡摄取高蛋白、低热量、富含铁质的食物等,保持适当的体重。为了预防怀孕中毒症,要注意盐分的摄取,还要避免快餐或含咖啡因的食物。

● 生活有规律

　　想健康地度过孕期,则需要规律的、正常的生活。上班的孕妇,要避免因加班或出差等引起的疲劳,需要调整日程。此外,因担心分娩或日后的生活等造成心里不舒服,就会影响身体,应尽量保持愉快的心情。尤其在妊娠末期,应特别注意有早期破水危险的夫妻生活,最好选择安全的体位或节制性生活。

★ 联想法　精神愉悦,身体会分泌类似吗啡镇痛剂一样的物质——内啡肽。进入妊娠后期,内啡肽的分泌量增多,连想法使精神愉悦,促进分泌更多的内啡肽,进而达到减轻疼痛的目的。

连想法用于阵痛出现时，如果平时没准备好，就不容易产生想法，应事先练习。在安静的海边自由快乐地想象，或回忆和丈夫一起度过的美好时光，凡是能感到自由和舒适的场面都可以。

★ 放松法 放松法的目的是让全身肌肉放松，身体放松，子宫就能快速打开，缩短阵痛时间。平时，我们的身体处于紧张状态，很难放松。

想放松的话，首先应练习放松身体的关节部位。按顺序练习放松手腕、脚腕、脚跟、肩关节、膝关节等关节部位。

★ 呼吸法 呼吸法是拉美兹分娩法的核心。拉美兹呼吸供给充分的氧气，进而放松肌肉及体内组织，对胎儿健康有益。优点是集中呼吸的同时，关心从阵痛转移到呼吸上。

在子宫门打开3cm左右的分娩1期，进行准备期呼吸。阵痛开始后，深呼吸，并进行缓慢的胸式呼吸。1分钟进行12次最合适。在子宫门打开7~8cm的分娩1期，进行开口式呼吸。此时，1秒钟吸气，1秒钟呼气。在子宫们完全打开7~8cm以上的分娩1期，进行执行期呼吸。此时，进行"吸—吸—呼"式呼吸，没必要发出声音，嘴做"吸—吸—呼"的样子即可。

这时，第三次"呼"的时候要深呼气，为了不让口腔干燥，应用鼻子呼出。在直到宫颈门打开，孩子出生瞬间的分娩2期，进行分娩期呼吸。

首先吸一大口气，再闭上嘴，用力，在心中

减少分娩阵痛的方法

● **呼吸**

告知分娩的阵痛开始后，平复心情，开始呼吸。阵痛弱的时候深呼吸，可以休息，但如果像开始正式阵痛那样，就要用鼻子吸气，用口呼气，反复这种缓慢呼吸。有规律地呼吸直到阵痛平息为止。如果阵痛变得强烈，先放松，再用鼻子吸气，用嘴呼出，反复这种浅、快速的呼吸。

● **减少腰痛**

进入怀孕末期，平躺睡觉很困难。这是因为在小腹凸起的状态下平躺，会压迫旁边的大静脉和神经，疼痛，所以两手攥拳，放在腰和臀部两边压紧，能减少疼痛。

● **想象美丽情景**

想起美好的记忆，或想象美丽的花朵、耀眼的阳光、蓝天中飘浮的白云等，对减轻疼痛有意想不到的效果。与舒适的呼吸一起进行，并和丈夫一起联想更有效。

● **减少阵痛的姿势**

坐姿 上半身挺直坐在床上，后背垫上垫子或靠垫，靠墙而坐。此时，后背伸展，手放在腹部，盘腿坐。

走姿 不要只是躺着，抓住走廊的扶手，慢慢行走有利于缓解疼痛，也对胎儿更快地向下和快速分娩有帮助。

卧姿 全身放松，躺下，膝盖轻轻弯曲，把枕头或靠垫放入其中，保持舒适的姿势。

数数。尽可能憋气，再吸一大口气后，忍住，再用力，反复如此。在阵痛时，反复此过程3~5次。

♥ Sophrology分娩

Sophrology 分娩训练精神和肉体处于舒适状态，减轻阵痛。此分娩法作为人类意识昏睡之前或睡醒之前的 Sophrology 阶段，进行诱导，在舒适的状态下进行阵痛，分娩孩子。特别是以盘腿坐姿为基本，有效地减轻阵痛，缩短时间。此姿势与躺着分娩的姿势不同，利用重力，让子宫快速打开。产道也充分松弛，会阴部出血或裂伤较少，即使不用侧切，顺利分娩的概率也大。

Sophrology 分娩分为联想训练、呼吸法、放松训练三部分，一般在怀孕14周开始联想训练，怀孕7~8个月后，呼吸法和松弛训练同步进行。

★ 联想训练 伴随安静的冥想音乐，孕妇想象胎儿和自己变化的模样、分娩场面等，对分娩有信心，并调整心理。

★ 呼吸法 Sophrology 分娩中，以腹式呼吸为基础。如果进行腹式呼吸，氧气会传达到全身各处，给胎儿提供充分的氧气，降低胎儿进入休克状态的可能。初期出现阵痛，腹部胀起，吸气。之后，尽可能慢慢呼气。如果子宫门打开，像按住肚脐一样，慢慢地呼气，再吸气，再次呼气之前，暂时屏气，向腹部肌肉下方压，然后再慢慢深呼气。

★ 放松训练 放松训练能使身体放松，促进分泌松弛素和内啡肽，减轻阵痛。选择 Sophrology

分娩法的孕妇，出现阵痛后在候诊室盘腿坐，持续冥想直到子宫打开 8~10cm 时。之后，进入分娩室，以半坐式姿势分娩。

♥ 勒博耶分娩

勒博耶分娩法是以孩子为中心的分娩法。此分娩法认为，孩子出生后马上哭泣的原因是对陌生世界的恐怖和压力，所以要营造最好的环境来迎接出生的孩子，致力于减少孩子的压力。

首先，生孩子之前要把灯光调暗，关掉室内不必要的灯，为防止因强光受到惊吓。并且，胎儿的感觉中，听觉最发达，所以要最大限度减少噪声。为了营造与 10 个月一直在母亲腹中相同的状态，现场的人们应用安静的声音对话。

♥ 球分娩

分娩用球最初用于整形外科，现在很多医院为了减轻阵痛而使用。

使用分娩球，阵痛时可采用各种姿势。妊娠末期,坐在椅子上不舒服,活动起来也很困难,这时最好用分娩球代替沙发使用。坐在球上可晃动骨盆和回转，孩子出来的过程容易进行，不仅帮助孩子在骨盆中矫正位置，也使骨盆更好地张开，顺利分娩。

适合球分娩的球的大小应根据孕妇体型的不同而不同，适合大部分孕妇的大小为 65cm。坐在球上时，孕妇臀部和膝盖成直角弯曲，膝盖放在脚腕上即可。

♥ 芳香分娩

从植物的花、叶中提取出精华油，把用于人体的芳香疗法应用到分娩中。用两种以上的精油按摩皮肤，促进血液循环，消除子宫肌肉紧张，有助于舒适地分娩。把芳香精油倒在手上，再按摩腰部以下臀骨部分、脊柱部位、腹部、踝骨内侧等处。

● 分娩中使用的芳香精油

- 薰衣草——有减轻疼痛的效果，按摩后腰处会促进分娩。低血压的孕妇用薰衣草精油按摩会出现感觉迟钝和困倦。
- 柑橘——使身体充满活力，能积极参与分娩。
- 依兰——有镇定作用，降压，消除对分娩的不安，放松心情。尤其能使子宫结实，有放松精神的效果。
- 茉莉——在分娩时，能加强子宫收缩，促进分娩，减少疼痛，能有效治疗产后抑郁症。

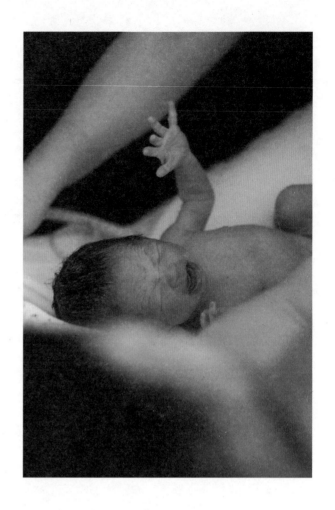

♥ 秋千分娩

秋千分娩是在特殊制作的秋千上进行阵痛和分娩的方法。阵痛中的孕妇以坐在秋千上的姿势前后左右摇晃骨盆来分散阵痛，通过操作机器，坐式分娩。

秋千分娩的优点是，孕妇能坐、蹲坐，用希望的姿势阵痛，身体可自由活动，分娩会更舒适顺利。

站直或蹲坐，中间骨盆直径和骨盆出口直径变宽，可缩短分娩时间。另一个优点是，家人可参与分娩过程。但其缺点是，阵痛时重力的力量被强化，会阴部可能肿胀。

♥ 水中分娩

水中分娩是坐在水中阵痛、分娩的方法。此方法能缩短阵痛和分娩的时间，因为在水中身体放松，感觉舒适。

水中分娩时，采取蹲下的姿势阵痛，所以分娩更容易，凭借水的弹性子宫入口快速松弛，可以不用侧切。水中分娩也会给出生的孩子提供好的环境。温暖的水给人以类似母亲羊水的感觉，不仅能消除孩子的不安，皮肤还会感受到水的柔和，感觉更加舒适。

但缺点是易感染，如果水被分泌物污染，会有危险。并且，根据孕妇的状态，也有难以进行水中分娩的情况。

以下情况不能进行水中分娩，孕妇的腹中有胎便、羊水破裂后时间过长、在一般性分娩中有并发症、使用子宫收缩促进剂、使用镇痛剂未超过 2 小时。

♥ 杜拉分娩

杜拉指在孕妇身旁帮助分娩的分娩副手。杜拉用拉美兹呼吸法和按摩减轻孕妇疼痛，并起到恢复气力的作用，医生、护士、事先受到培训的丈夫、家人等都能成为杜拉。

这种分娩法一直被菲律宾的妇产科医生所使用，目的是为了减轻孕妇疼痛，韩国医院很少用这种方法。杜拉分娩法的优点是，没有额外的费用，孕妇也无须经历其他的培训，但如果杜拉和孕妇不能很好地配合，就不会有太大的效果，这是其缺点。

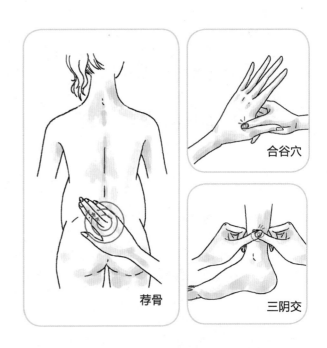

合谷穴

荐骨

三阴交

♥ 指压分娩

指压分娩是按压人体特定的部位，把治疗疼痛处的指压原理应用到分娩中的方法。如果在阵痛中进行指压，孕妇就能减轻疼痛。还能刺激穴位的神经，促进内啡肽分泌，安抚心绪。

指压时应小心，尤其不要直接按压脊柱骨上部。和子宫收缩同时进行的话，更有效，一个部位按 3~5 次最合适。另一方面，按压合谷和三阴交对诱导分娩有效，所以绝对不要在怀孕 38 周前按压这两个穴位。

● 指压调节阵痛

① 在分娩 1 期的活性期，如果子宫收缩，有的孕妇就会紧攥住手或物体，这种情况，可指压或按摩合谷部位。

② 在荐骨部位以逆三角形样指压或按摩 5 分钟。

③ 难产时，按摩三阴交。

④ 在孕妇的腹部转圆，按摩 5 分钟。

♥ 家庭分娩

不是孕妇自己一个人经历阵痛、分娩，而是全家人聚到一起，一起经历痛苦迎接新生命的到来。

进行家庭分娩时，阵痛和分娩可以在一个场所，产妇不仅不麻烦，还能得到家人的安慰和鼓励，所以能更顺利地分娩。并且，爸爸还能亲自剪断脐带，增加了孩子与父亲的亲密感。

♥ 吊绳分娩

吊绳分娩是在顶棚上系上绳子，孕妇依靠绳子忍住阵痛的方法。这种方法祖先们常用，阵痛来临时，孕妇比起抓住床或被子进行阵痛，会感觉更安全。

chapter

7

变得更健康的
产后调理

　　分娩后3~7天，可以说会影响女性一生的健康，非常重要。分为经历自然分娩和剖宫产的情况，确认分娩后身体变化和产后调理的方法，做有益于产后恢复的运动，准备好有益身体的产后保养食品。注意调整情绪，预防产后抑郁症，了解产后常见问题和疾病。也要在产后减肥上花心思。

分娩后出现的身体变化

怀孕，直到分娩前，即使再努力阅读怀孕和育儿相关的书籍，也不能完美地对分娩后几周内发生的事情做好准备。虽然在这一时期因成为人母而喜悦，但也会因被剥夺分娩前的自由而感到失落。大部分的女性认为这一时期是人生最辉煌的瞬间也是最糟糕的瞬间。

分娩后的身体变化

很多产妇在妊娠后初次照镜子看自己的容貌时，都会失望和担心。怀孕期间产生的身体变化，要想回到原来的状态，还真需要很多时间。下列为产妇分娩后前几天和几周后，身体出现的现象。

♥ 恶露（阴道出血）

分娩后，子宫内膜掉出产生的血液称为恶露。无论是自然分娩，还是剖宫产都会出现恶露。一般产后持续 10 天到 6 周，最初是鲜红色，颜色渐渐变浅或变黄。站着、走路、授乳时出血更严重。出血量和分泌的瘀血大小很惊人。

即使出血很严重，也没必要担心。但产妇用卫生巾 1 小时内全都浸湿，或出现柠檬大小的瘀血，或恶露味道难闻时，可能是产后出血或子宫感染的信号，应咨询医生。

♥ 会阴部疼痛

自然分娩时，即使没有侧切或裂伤，会阴部也会刺痛。疼痛严重时，把冰块放入塑料袋中或用布包裹后放在疼痛部位，也可以泡在热水浴池中或用吹风机吹干疼痛部位使其温暖。痔疮患者坐在中间镂空的圈形垫子上会缓解疼痛。

如果想降低会阴部感染的危险，至少 2 小时换一次卫生巾，并且排便后一定要从前向后擦拭。

♥ 阴道的弹性变化

自然分娩时，分娩后阴道拉长，感觉没有弹力。做凯格尔运动能使阴道恢复到产前状态，能有效预防尿失禁这样的其他妇科问题。母乳喂养时，阴道变干燥，性生活时会感到不适。

问题非常严重时，可以让医生开阴部雌激素乳膏使用。

♥ 尿失禁

努力做凯格尔运动，一般产后 6 周内就能解决尿失禁问题，但此前会不安、不舒服。

♥ 排尿疼痛

分娩后，排尿冲动会减少。其原因为，阵痛前或阵痛中的水分吸收减少；汗水、呕吐、

出血等引起的分娩中水分损失；阵痛中产生的
膀胱或尿道的伤口；分娩中使用的药物和麻醉
剂暂时降低膀胱的敏感性，或阻止感知排尿必
要性的能力；会阴部疼痛引起的尿路反应性痉
挛和排尿时疼痛增加，不想排尿等。

如果想顺畅排尿，就反复做收缩骨盆肌肉
再松弛的运动，并多喝水，若把暖贴或冷贴等
放在有排尿冲动的一侧，能再次自然地排尿。
此问题会随着时间的流逝而被解决。

产后不久身体恢复，为了除去怀孕中储存
的过多水分，会更频繁地去洗手间。排尿后感
到严重的灼热感，或经常感到疼痛并有强烈的
排尿冲动时，可能是尿道炎的信号，应进行治疗。

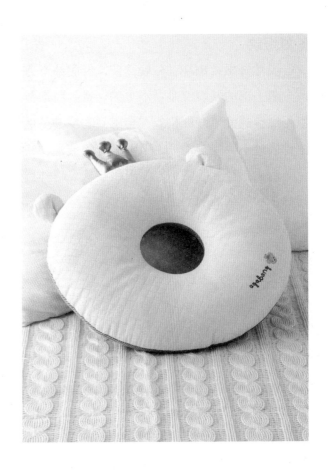

♥ 排便困难

阵痛中没吃什么食物，内脏肌肉弹性暂时
下降，可能分娩后几天不能排便。即使想排便，
碰到会阴部或痔核会疼痛，或担心侧切缝合部
位破裂，不能缓解紧张并轻松地排便。

解决此问题的最好方法是充分摄取水分、
新鲜水果和蔬菜、谷类等食物，增加纤维素摄
取量，避免食用咖啡、可乐、巧克力等含咖啡
因成分的食物和饮料，继续活动。这样就能有
规律并柔和地排便了。

♥ 产后疼

分娩后，从几乎感觉不到的轻微疼痛，到
严重的疼痛，程度不同，但谁都能感到轻微的
疼痛。产后疼，母乳喂养时最严重，因为孩子
每次吮吸乳头时，都会分泌收缩子宫的催产素。

分娩第一个孩子后，产后疼痛比较轻微，
但第二个、第三个孩子分娩后，就会相当地疼痛。

产后疼非常严重而感到痛苦时，可拜托医

生开母乳喂养中可服用的安全镇痛剂。产后疼
一般在产后几周后自然消失。

♥ 腹部下垂

分娩过后，腹部也不能马上恢复到怀孕前
的状态。分娩之后的腹部没有弹性，下垂，大
小类似怀孕 5~6 个月时的大小。这是因为子宫
已经开始向孕前的状态恢复了。但分娩 6 周后，
去做定期检查时，腹部弹性恢复，子宫回到原
来的状态。

♥ 腹直肌分离

有些女性从胸部直到荐骨结合部位展开腹
部肌肉（腹直肌）分离。

肌肉分离可以在产后调理期间做腹部运动
（拉伸腹部、抬头、骨盆倾斜等）矫正。

♥ 妊娠纹

虽然妊娠纹出现在分娩之前，但腹部下方或大腿上部的妊娠纹是看不见的。看到腹部类似用红色的油笔画的横线，会感到吃惊。虽然这种痕迹不会完全消失，但随着时间流逝，红色会变成银色。肚脐下方的黑线或从眼睛伸展到鼻子和脸颊周围的蝴蝶状斑点过了怀孕期会自然消失。

♥ 皮肤暗沉

生完孩子后，脸上的皮肤会脱落，或者胳膊和腿上出现类似被撒上一层白色粉末的情况。出现这种情况是因为受到荷尔蒙的影响，皮肤的代谢太快或太慢。也可能出现色素变化引起的斑点或雀斑。这时应该注重保湿。再忙也要在洗脸后涂抹补水的化妆水、乳液、乳霜。

修护皮肤后，会重新找回之前荷尔蒙均衡的水润肌肤。如果斑点和雀斑没消失，可以咨询皮肤科专家。

♥ 小便次数增多

很多产妇在分娩后小便次数增加。分娩后几日内会排出分娩过程中积攒在膀胱中的水分，小便量突然增加，这是正常现象，不必担心。

韩医认为小便频繁是因为女性的阴气降低，或者患有膀胱炎。

如果膀胱炎，会出现刺痛和不爽快的感觉，应及时就医。

解 疑

分娩后采用坐浴

从分娩后开始，身体排出和月经相似的称为"恶露"的分泌物，短的话要排2~3周，长的话要排6周。简单来说，恶露就是从因分娩造成的子宫伤口流出的血液。

坐浴能使因恶露感染的阴道和子宫的伤口快速痊愈，减少侧切部位的疼痛。

热水比温水更有效，热水能促进血液循环，让伤口更快愈合。

分娩后，每天进行3次才能有效，平时每天进行一次坐浴能缓解生理痛或腰痛等，还能使荷尔蒙分泌顺畅，所以对冷带下、生理不顺、手足冷、阴道炎等妇科疾病有效。

经常进行坐浴能使下腹部温暖，有益于内脏肥胖和便秘，还能减肥。

和一般的药物治疗不同，坐浴无副作用，是安全的分娩后必需的健康疗法。

● 在家进行坐浴的方法

从市场或购物网站买回坐浴器，如果没买，也可以准备能容纳臀部的小脸盆，放在马桶上，舒适地坐浴。如果马桶太高，也可以放在矮的椅子上。

盆中倒入42℃左右的温水（孩子洗澡水的温度），约占整盆的2/3，臀部张开，使会阴部完全泡在水中，泡10分钟左右。此时，臀部不要碰到盆底。

坐浴时，产妇根据自己的状态向肛门括约肌使劲，最好和缩进去、再张开的凯格尔运动同步进行。

♥ 脱发

分娩后，雌激素急剧降低，引起脱发。怀孕期间比平时掉发少，所以头发像洗发水广告中出现的头发一样浓密。

但分娩后头发重新生长，生长速度比脱落的速度要满，所以浓密的头发一夜间变得稀少。但此问题能马上被解决。虽然 6 个月后头发不能像怀孕时那样浓密，但比分娩后更茂盛。

♥ 乳房变化

分娩后乳房也变大。虽然分娩时，乳房中充满营养和免疫力丰富的初乳，但分娩后 2~3 日内开始出来真的乳汁。无论是否计划母乳喂养，初乳出来后 24~48 小时期间乳房都会肿起充血。

♥ 乳汁流出

授乳过程中，乳汁喷出也无须惊讶。一侧的乳房授乳时，另一侧的乳房会流出乳汁。这种现象 1 分钟后会停止，但最好垫上衬垫。即使不是吃奶时间，每次想起孩子的时候或授乳间隔时间特别长时，乳汁也会流出。

♥ 乳头刺痛

在母乳授乳的第一周，乳头会刺痛。因为乳头不适应每天几小时被使用一次。

治疗乳头刺痛的最好方法是让乳头暴露在空气或阳光下。为了让空气最大限度地接触乳头，最好穿透气性好的天然布料制作的内衣。不要穿塑料内衬的哺乳衬垫或合成纤维制作的衣服。

♥ 无气力

很多女性在分娩后一天或两天无气力。这是正常现象，因为怀孕结束后，体内液体数值突然变得不同，心脏血管体系需要一段时间适应。但连续几天以上都无气力的话，应去医院做贫血检查。

♥ 发冷

分娩后出现发冷并不是异常现象。专家称，随着怀孕终止，身体为了重新设定体温调节功能，才发生此现象。

♥ 发汗

汗液是除去怀孕中储存的多余水分的自然方法之一。特别是深夜严重流汗时，最好在床单和枕头上铺上毛巾，吸收汗液。专家推测，体内雌激素数值突然降低引发多汗。

♥ 体重减轻

在医院分娩孩子后回家时，有的产妇能穿上怀孕前穿的牛仔裤，但这种情况很少见。大部分产妇分娩后减掉几公斤体重后，才能回到怀孕前的身材。分娩后马上能减重 7~8 公斤左右。

怀孕中增加的体重中，剩下的部分能多块地减掉，还取决于分娩后的生活方式和是否是母乳喂养。

如果母乳授乳，每天需要消耗 500kcal 左右，虽然这对减重有帮助，但事实上，直到停止母乳授乳时，体重也很难减轻。因为为了授乳需要更多的能量，摄入更多的营养，吃母乳期间反而能增重。

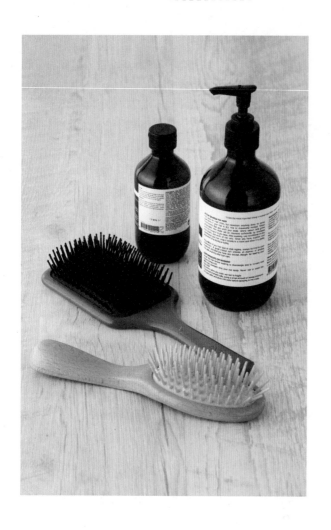

♥ 产褥热

用一句话概括就是炎症导致高热的症状。分娩过程中，在胎盘掉落的子宫壁、孩子出来的产道和阴道、会阴部等出现各种伤口，如果细菌进入伤口，会发炎，进而引起高热。接受剖宫产手术时，被细菌感染或产妇的体力变弱，分娩后恶露没处理好时也会出现高热。

从产后 2~3 天起突然寒冷，持续两天以上38℃~39℃的高热。症状轻微时，两天后退烧，严重时可能持续一周到十天。也会出现下腹部疼痛，阴道或会阴部等伤口部位溃疡。

➕ 治疗方法 治疗产褥热的最好方法是补充充足的水分，保持绝对安静，并把高营养的食物制成流食食用。如果使用这种方法还没退热，应去医院就诊。

预防产褥热，应在分娩前治疗阴道炎或蛀牙等，怀孕过程中也要通过运动增加体力。生孩子后，保持会阴部清洁最重要。

如果想分娩后恢复到孕前的身体状态，要做的事情很多。可能认为绝不会像以前那样苗条，但分娩 6 周后去做定期检查的时候，看到体重减轻了会很惊讶。虽然不能像模特那样苗条，但不难恢复到类似孕前的身材。

♥ 子宫恢复不全

怀孕期间增大的子宫，分娩后会再次回到原来的大小。分娩后子宫坚硬地收缩，生完孩子 10 天后，在外部抚摩，6 周后就会回到原来的大小。子宫长时间没有恢复原状的症状称为子宫恢复不全。

羊膜或胎盘的一部分留在子宫内、羊水已经破裂、怀双胞胎、分娩中阵痛弱等都会引起子宫恢复不全。

抚摩小腹时，感觉到柔软，有可能是子宫恢复不全。混合红色血液的恶露持续不断、贫血、腹痛时应进行检查。

分娩后的易患病

生完孩子后，体力下降，对细菌的抵抗力变软，容易患各种病症。当然，随着时间的流逝，恶露会消失，体力也能恢复，虽然能无压力地回到日常生活中，但分娩 1 个月后，最好去医院进行检查。要了解产褥期易患病都有哪些。

+ 治疗方法 使用子宫收缩剂或止血剂治疗。出血严重，有感染细菌的危险时，也配合抗生剂一起使用，治疗期间不宜沐浴或进行性生活。

♥ 胎盘残留

孩子出来20~30分钟后，胎盘掉出。此时，胎盘并未完全掉出，一部分留在子宫，这叫做胎盘残留。产后10天后仍有红色恶露或出血，则很有可能是胎盘残留。此外，也有可能是宫颈口裂伤或阴道壁有伤口而造成出血，一定要去医院。

+ 治疗方法 胎盘残留时，使用子宫收缩剂或止血剂让剩下的胎盘出来，或者使用器具把残留物取出。

♥ 乳腺炎

给孩子喂奶时，孩子的吸吮力太强的话，会使乳头的皮肤脱落溃烂。这样就会造成细菌感染，使乳房红肿、变硬，灼热疼痛。发热38℃以上时，有可能是乳腺炎。乳腺炎多发于初产的产妇，症状恶化，则腋下的淋巴结会肿胀，乳头会流脓。

+ 治疗方法 如果症状不严重，可以注射抗生剂后把剩余的乳汁完全挤出，冷敷即可。这样一来，乳汁流动变得通畅，细菌也不会进入乳头中，可以继续授乳。

但症状严重时，应事先把奶水挤出，进行间接授乳。想预防乳腺炎，应在授乳前清洁乳头和乳房。先用热毛巾按摩，再用干净的手巾擦拭，在清洁状态下授乳。

♥ 膀胱炎与肾盂肾炎

分娩中，膀胱受到压迫，若出现伤口或拉长，有小便也很难排出。有小便，会产生大肠菌或发炎。小便次数增多，并且排尿时也会出现疼痛、灼热。

如果小便出现与平时颜色不同的深黄色或白色等，应去医院检查。为了预防，应经常清洗会阴部，不要憋尿，及时去洗手间。

肾盂肾炎是因在膀胱中的细菌进入肾脏的肾盂引起的疾病。分娩前和分娩后，用尿道管小便，所以容易通过尿道感染细菌。肾盂肾炎的症状为突然发冷发热，会误认为是产褥热，但肾脏附近疼痛和严重的压力是不同于产褥热的症状。

+ 治疗方法 多喝水，冲洗小便和细菌，使其排出。重要的是想小便时，不要忍着。

分娩后的胎盘处理

胎盘是胎儿出来后，20~30分钟以内跟着出来的分娩副产物。过去，人们把胎盘视为胎儿的化身，非常重视。韩国的祖先有把胎盘洗净后卷入草席中焚烧的风俗。在欧洲，人们把胎盘埋在后院或树下，把大树视为孩子的化身，非常重视。人们相信这样做会给孩子带来福气和好运。

最近，胎盘的医疗效果广为人知，将全部废弃的胎盘中的一部分作为药物原材料，食品及药物管理局也参与了。

胎盘还能改善肝功能，对更年期障碍、抗氧化、美白等也有效。几年前，胎盘注射风靡一时。过去被视为医疗废物的胎盘作为治疗剂被使用，它的重要性变大了。

分娩后产生的情感变化

产后新妈妈很难适应身体的变化，因出现情绪混乱。有时对于成为无比可爱的孩子的母亲而开心，有时觉得连10分钟的洗澡时间都没有。此外，分娩后会经历各种复杂的情感状态。

分娩后百感交集

分娩后，孕妇被各种感情包围着。随着腹中胎儿的出生，清爽的同时也会心中不是滋味，还会担心作为母亲不知道应怎样照顾孩子。

♥ 满足或者不安

如果分娩按计划顺利进行，分娩后就会很满足。如果不是那样，分娩后就会对各种情况感到不安。

有些女性虽然计划自然分娩，但不得已进行了剖宫产，这令人很伤心。早于预产期分娩的女性也有类似的失望。

因这些事情对分娩不满时，可以向丈夫或其他保护者、医生、好友倾诉。最好释放关于分娩的问题剩下的不好的情感。

♥ 为人母的欣慰

对于初为人母的女性来说，分娩后感情上的最难点是，无法适应自己已经是孩子的母亲了。相反，某些女性瞬间就会爱上孩子。

并且，分娩是人生的转折点，会感觉到人生更加丰富。赋予更多的意义给自己所做的所有事情，工作、运动都是为了养育孩子，认为肉体上为孩子做的事情就是健康长寿。

♥ 怀孕结束后的虚脱感

也有女性在分娩后感到一种虚脱感。虽然这种女性分娩后会开心，但也会怀念孩子在自己腹中时的情景。相反，有些女性因怀孕终于结束了而畅快。

♥ 对变化的身体感到失望

分娩后初次洗澡时，会觉得变苗条了。因为持续几个月一直抱着走的大肚子消失了，又能看到自己的脚了。但试着穿怀孕前穿的裤子或照镜子看到侧脸的瞬间，才知道这种想法只是错觉。有些女性很难接受分娩后自己的身体看起开还像是怀孕的事实。

但也包括从怀孕前就开始对自己身材不满的女性，相反很多女性分娩后可以接受生出可爱孩子的身体。

产后忧郁症

产后出现身心上的巨大变化，也不是什么让人吃惊的事情，但一部分女性分娩后患上了产后忧郁症，就要引起注意了。

根据一项研究报告显示，在荷尔蒙回到产前数值的产后第一周，50%~80% 的产妇会经历短暂的轻微抑郁症。但分娩几周后，如果持续无力、不安、抑郁，就有可能是产后抑郁症。

♥ 产后忧郁症的症状

最近，5 名产妇中就有 1 名患产后抑郁症。产后抑郁症大致在分娩后 6~8 周内出现，但症状会持续几周或几个月，约 4% 的产妇情况会持续一年。产后抑郁症比概率为 1/1000 的产后精神异常的症状更严重。

如果患产后精神异常，会出现妄想、幻听、忧虑等症状，对产妇和孩子都有害。产后抑郁症多发于初产妇或过去得过产后抑郁症的女性。

♥ 产后忧郁症的原因

- 有产后抑郁症家族史。
- 过去得过抑郁症。
- 激素问题（尤其是生理症候群）。
- 孕前经历过不孕、习惯性流产、死产等。
- 早产或剖宫产分娩第一胎。
- 分娩多胎儿。
- 怀孕和怀孕间的年龄差太短或太长。
- 分娩后 24 小时内出院。
- 遇到经济上的难处。
- 夫妻间有矛盾。
- 辞去工作，不适应初次在家待很长时间。
- 独处的时间长或家庭成员不足。
- 小时候或青春期，父母死亡。

♥ 产后忧郁症的诊断

- 对某种方案难以做出决定。
- 觉得世界不合常规。
- 觉得孤单。
- 好像会遇到原因不明的灾难而害怕。
- 不想要孩子。
- 出现想逃走的强烈要求。
- 恐慌，极度担心。
- 感觉不能控制生活。
- 对平时喜欢的活动没兴趣。
- 失眠。
- 进食障碍。
- 经常做噩梦。
- 无力和自杀冲动。

♥ 克服产后忧郁症

如果担心得了产后抑郁症，应寻求医生的帮助。去医院，医生会开抗抑郁剂。接受心理咨询或参加产后抑郁症援助聚会，与受病魔折磨的其他产妇们进行交流，有助于恢复健康。

睡眠不足和营养失调会使心情更抑郁，所以应充分休息、均衡饮食，远离烟酒和咖啡因。

产后抑郁症的恢复率很高。95% 的女性开始治疗后，3 个月内病情好转，65% 的女性 1 年内恢复健康。早期发现问题是最重要的。也有研究报告显示，医疗小组错误地判断产妇的抑郁症症状，使很多女性对此问题产生了不必要的担心。

产后调理每日健康计划

产后调理影响一生的健康，怀孕的结束不是分娩，而是一直到产后调理。传统上，三七，即：产后3周对于产妇来说是最重要的时期。子宫恢复、变松的骨节恢复原位都需要时间，所以需要特别的保养。

	分娩后的身体变化	产后调理方法
分娩第1天	• 子宫恢复到孩子的头的大小。 • 小腹疼痛并开始出现红色的恶露。 • 体重减轻并暂时发冷。 • 剖宫产时的麻醉剂失效，疼痛严重，几乎无法动弹。	• 为了排除恶露和收缩子宫，可以轻微运动。 • 为防止产褥热，干净地消毒会阴部。 • 乳疮出现前开始按摩乳房。 • 分娩后6小时内小便，擦拭会阴部时，要从前向后擦拭。 • 若每天坚持按摩3次乳房，会更好地产奶并减轻疼痛。
分娩第2天	• 小便的次数和量增多。剖宫产时除去小便管，可以排尿。 • 开始产奶，吸吮的话，会有初乳。 • 脸或手脚的水肿有所减轻。 • 自然分娩的产妇，开始有食欲，剖宫产的产妇应禁食。 • 子宫收缩变活跃，腹痛更严重。	• 若每天进行3次坐浴，会阴部能更好地愈合，也能预防产妇易患的便秘。 • 开始做躺着也能进行的产褥期体操，在家中散步运动。 • 上体稍微抬高躺下，对眩晕症和头痛有益。 • 屈膝平躺帮助子宫收缩排出恶露。
分娩第3天	• 乳房肿起、充血，患叫做乳房瘀血的乳疮。 • 凸起的小腹变瘪，没有弹力，下垂。（怀孕5个月时的小腹） • 内脏肌肉的弹性降低，出现便秘。 • 继续分泌红色恶露。 • 剖宫产的产妇出现胀气，疼痛某种程度减轻。	• 产后一周内用漱口水漱口或用纱布擦拭牙齿。 • 用温暖的手巾擦拭身体，以擦拭的方式去清洁头发和头皮。 • 如果每日摄取三升以上的水分，乳汁会顺利流出并预防便秘。 • 分娩时流了很多血，所以应多吃富含铁质和蛋白质的食物。
分娩第4~5天	• 母乳分泌量增多，孩子越吸收乳头，奶量就越多。 • 红色的恶露渐渐变为褐色，稍有减少。 • 摸着硬硬的子宫明显变小，小腹也渐渐下垂。 • 剖宫产的产妇，手术后疼痛消失。 • 可能患产后抑郁症。 • 剖宫产的产妇因抗生素而不能分泌乳汁，但从此开始分泌。	• 房间温度比正常室内温度高一些，22℃~26℃最合适。 • 最好使身体温暖、出汗。特别要让下腹温暖。 • 不要向腹部使劲，避免让腰部受到压力的姿势，不要提重物。 • 不要做家务事，安静躺着休息。 • 剖宫产的产妇，应多走动以便更好地排便。

	分娩后的身体变化	产后调理方法
分娩 第6~7天	• 子宫恢复到拳头大小，摸起来不硬了。 • 肿胀乳房的乳疮有一定程度的减轻。 • 母乳的颜色由黄色变为白色。 • 分娩后增多的小便次数和量回到以前的程度。 • 乳疮大部分消失，授乳量增多。	• 做产褥期体操，增加运动时间和运动量。 • 照顾孩子很消耗体力，孩子睡觉时，产妇也一起休息。 • 孩子吃奶，产妇的乳头容易疼痛。不要让孩子咬奶头，让其咬到乳晕部位，乳头才不会被拽出来。 • 熟睡直至出汗为止，这样会消除产后水肿和压力，促进母乳分泌。
分娩 第2周	• 恶露的颜色变为黄色，量也减少。观察恶露的颜色和量就能知道子宫的恢复程度。 • 母乳定量。孩子越吸吮，乳汁越能更好地流出，即使累也要对母乳授乳上心。 • 子宫进入骨盆，再也摸不到了。 • 腹壁松弛，肠运动变弱，出现便秘。	• 最好每日坚持1~2次坐浴。 • 为了预防便秘，更积极地做产后运动并按摩腹部，摄取新鲜的水果和蔬菜。 • 感觉身体好像恢复了，虽然想外出，但暴露在冷气中还是不好的。 • 目前仍不适合沐浴，可在睡前稍微冲洗一下。冲热水澡有益于血液循环。 • 食物也要吃热的，让身体发热，才能更好地消除水肿。
分娩 第3周	• 黄色恶露几乎消失。子宫恢复得慢的人恶露会持续4周。 • 会阴部的水肿消除，产道的伤口也一定程度地愈合。 • 自然分娩的产妇，阴道弹性降低，会出现尿失禁。此时应做缩紧肛门又放松的凯格尔运动。 • 照看孩子很辛苦，非常疲劳。	• 不用总是躺着了。如果产后恢复很顺利，就可以外出和散步了。 • 晚上睡8小时，白天睡2小时。孩子磨人时，产妇无法睡觉。产妇最好在孩子睡觉时一起睡觉。需要充分睡眠。 • 这是自己开始照顾孩子的时期。要换尿布、哄孩子、给孩子洗澡等。 • 身体虚弱可以吃中药。建议恶露完全结束后再吃补药。
分娩 第4周	• 恶露完全消失，出现白色阴道分泌物。几乎恢复到孕前的状态。 • 分娩4周后，一定要做产后检查。检查会阴部是否愈合、是否无分泌物、子宫收缩是否正常等。 • 给黑白颠倒的孩子喂奶，产妇易疲劳。	• 终于可以洗澡了。担心感染，最好不要去大众浴池。泡在热水中洗澡有益于子宫恢复。 • 游泳对产后腰部变虚弱的产妇有益。但应在恶露停止、会阴部完全愈合后开始。 • 可以进行日常生活了，但做下腹用力的事情时，要寻求周围人的帮助。
分娩 第5~6周	• 虽然每个人都有差异，但此时月经会再次开始。母乳授乳的产妇，6个月左右月经正常。 • 下垂的小腹，分娩后因按摩和运动的作用渐渐复原。为了不使下垂的肚皮堆积脂肪，应坚持运动。 • 身体恢复到一定程度，如果没有特殊症状可以开始性生活。	• 括约肌运动能预防尿失禁。平躺，腿打开与肩同宽，屈膝后肛门和阴道紧缩10秒再松开。反复10次。 • 即使没开始月经，不避孕进行性生活也会怀孕。 • 能自由外出，也能和孩子一起散步。 • 不进行母乳授乳的话，此时可以烫发。 • 感觉头发脱落。产褥期结束后脱发现象消失。

分娩后的日常生活

产后应该好好调理变化了的身心。产后调理影响日后的健康，应重视并做好产后疾病预防。照顾孩子很辛苦，如果连为什么要孩子都想不起来，十分劳累，就要找到愉快生活的方法。

分娩后的身体恢复

都说生孩子后，如果产后调理得不好，一生都遭罪。因为分娩后身体大变样，如果不好好管理恢复，以后会后悔。我们了解一下远离冷饮、不吹冷风等传统的产后调理方法，以及让身体比分娩前更健康的方法吧。

♥ 适当活动身体

如果想让生孩子时张开、脱离的骨头再次回到原位，就要花费3周时间，过去称为"三七"，这段时间要特别注意。所以不能吹冷风、吃冷饮，也不能把手放入冷水中，要躺着，保持绝对安静。

但是如果每天不动，只是躺着，反而减缓恢复的速度。子宫肌肉也恢复迟缓，分娩后出现的恶露也会持续更长时间。因此，为了快速恢复，适当的运动是必要的。

产后2~3天正常用餐，充分休息；4~6天在家中轻微走动；一周后，只要不过分，可以像平时一样活动。

♥ 让身体温暖

产后吹冷风，冷风会进入被吹到的部位。即使是夏天，也要尽可能避免冷水浴或喝凉水。不要直接面对风扇，应穿能遮住关节的长衣服。

让身体温暖，若出汗，体内的废物会随着汗液排出，减少心脏负担。吹冷风，末梢血管凝固，废物不能排出体外，在原地凝结。天暖时，血管膨胀，感觉不到，变了后，其部位会更酸痛。

♥ 补充水分

分娩后感觉口渴，尤其是眩晕无力时，因体液不足而容易口渴。因此，每当口渴时，要随时饮用温凉的大麦茶，吃饭时，多喝海带汤补充水分。

♥ 避免硬的食物

若分娩后吃硬的食物，牙齿和牙床会变弱。不要吃硬的鱿鱼或萝卜。刷牙时要用软毛牙刷，但不要用力。

♥ 3周后可以沐浴

分娩时不能洗净汗液和分泌物等，分娩后很难忍受，迫切想洗澡，但分娩后至少3周不能洗澡。如果流汗过多的话，可以用热毛巾擦拭。供暖好的话，可以简单洗澡，但即使是夏天也要用热水。

♥ 保持身心舒畅

分娩后要做的事情很多，为了照顾孩子，整天没有休息的时候。家务事再多也不要一次性做完了再休息，孩子睡觉时，最好抽空和孩子一起休息。稍事休息对产后恢复有意想不到的效果。

并且要放松精神，尽量不发脾气。太钻牛角尖会造成瘀血，引起虚劳症，应多加注意。产后调理期间应降低体内的热，发火会积攒热气，有碍恢复。

♥ 做产褥体操

做适当的运动对腹部肌肉和骨盆底肌的恢复有益。产后6周期间规则地做体操是重要的。产后4~5天做躺着做的体操，此后最好同时做全身运动。产后，身体的重心向后移，弯腰提重物或抱孩子时要多加注意。

♥ 不要过度做家务

给孩子洗衣服或尿布会长时间低头，血液聚集到头部，会感到眩晕。并且，会因增多的家务而受到压力，尽量不要过分做家务。事情增多，可以向别人寻求帮助，把事情分开做或者慢慢地做。

剖宫产后的身体恢复

剖宫产分娩的孕妇在产后调理时会有一些不舒服的症状，如剖开的部位疼痛、胸部上部胀气、疲劳等。虽然产后第一周会很辛苦，但不会持续太长时间。

随着时间流逝，剖开部位的疼痛和疤痕等会渐渐消退，如果掌握几种要领，会更快地摆脱不适的症状。

♥ 充分休息

分娩后几天内应卧床休息。为了更快地从手术后遗症中恢复，有必要充分休息。至少产后几周内，产妇应照顾好自己的身体。

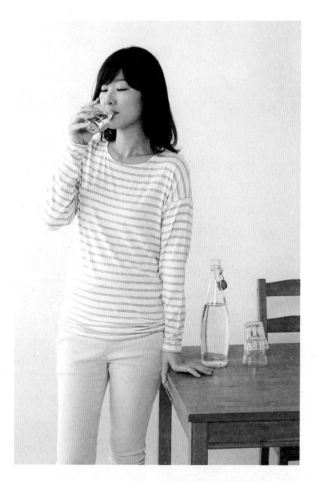

♥ 让剖开部位常接触空气

我们看一下怎样做能让切开部位的疼痛最大限度地减轻。咳嗽或打喷嚏时，或者笑的时候，要在切开的部位放上枕头，柔软地托住腹部中间部位。不要提重物，不爬楼梯。保持切开部位清洁，尽量让切开部位经常接触空气，这样能快速恢复。

♥ 不舒服的排尿感随着身体恢复而消失

神经再生时，大概到分娩6~9周后，切开部位都无任何感觉，并且，手术疤痕到1年左右还会留有微红。疤痕随着时间的流逝变得模糊，但时间比想象的要长。因手术后遗症，产后1~2周内都会有排尿压迫感或不适感。这会随着身体的恢复而自然消失。

♥ 身体活动，排出腹部的胀气

出现胀气相关问题。关于腹部手术的人体自然反应是，所有的内脏活动都会终止。因为剖宫产三天后，各个脏器会恢复工作，但此之前产妇会很痛苦。简单散步、常换姿势、在椅子上晃动身体，这样有助于排出腹部胀气。

产后调理在哪里进行

在过去，产妇分娩后会得到母亲或婆婆的帮忙进行产后调理，这很普遍。但这样，产妇很难得到充分的休息。

产妇让生母受累会感到抱歉，所以常帮忙做事，不知道为什么在婆家感到不方便，很难放心休息。

解 疑

产后疗养中心有什么不同

产后调理的风俗大有改变，现在有很多产妇选择产后疗养中心。这样比在家调理更省心，只照顾自己的身体，因此能充分休息，还能和其他产妇一起分享专业营养师配制的各种营养餐，恢复速度会更快，这些都是优点。

● 产后疗养中心的设施和项目
最近有单设个人洗手间和洗浴设施的产后疗养中心，也有护士经常在新生儿室，医疗

专员随时待命的高级产后疗养中心，这样的调理院在临近分娩的女性中很有人气，需要提前3~4个月预约。

需要产后疗养中心调理的产妇数量增多，服务也多种多样，但要找到适合自己情况的调理院还是需要花费些功夫的。

● 选择产后疗养中心的核对要点
产后疗养中心中有很多产妇和孩子，应考虑到感染这一

点。新生儿室是否清洁，洗手间、浴室、食堂等是否卫生，床上用品、毛巾、衣服等是否干净等，这些事项都要仔细查看。

确认是否有在突然的应急状况中联系妇产科和儿科的应急措施，还要打听好是否在照顾新生儿方面具备专业知识和经验的护士或工作者长期待在助产院中。

所以干脆选择产后疗养中心或者请专门的产后助手帮忙，在家中放心地进行产后调理的女性逐渐增多。但这种情况下应仔细挑选产后疗养中心或助手。听取有经验的人的意见或者收集各种信息，以便找到最适合自己的舒适的产后调理方法。

♥ 在娘家进行产后调理

不用看眼色，对身心恢复最理想的场所就是娘家。但即使关系再亲近也要遵守一定的规矩。首先，不经常走动，反而减缓恢复的速度。分娩3周后，产妇自己要进行适当的运动。和丈夫分开时，如果没有人照顾丈夫，产妇要尽量使丈夫生活得方便舒适，最好事先准备好小菜或衣服等物品。

在娘家进行产后调理，产妇不仅能每天和孩子在一起，还能吃到精心制作的海带汤，以及用绿色蔬菜等好的食材制作的食物，这是优点，但也有缺点。首先，食谱单一易吃腻。并且，为了坐浴而每天烧水也很麻烦。

都说给嫁出去的女儿进行产后调理会更老一岁，因为拜托母亲做所有的事情，所以产妇反而会感到抱歉，心中不快。

♥ 在产后疗养中心进行产后调理

选择产后疗养中心不用给母亲增添麻烦，可无负担地舒适度过。最近有很多干净、设施齐全的产后疗养中心，能满足各种条件，随意挑选。

产后疗养中心的护士能精心照料孩子和产妇，让人放心。并且，产妇能吃到各种营养食品和用多种食材制作的海带汤，充分摄取营养。为方便坐浴，单独设有坐浴室，能使会阴部疼痛快速恢复。还能和在相同时期分娩的产妇在一起，这样不仅不会无聊，还能交换各种信息。

但产后疗养中心是很多人共同生活的场所，受到感染的危险性高。所以要特别注意卫生，个人物品要亲自保管。

♥ 有月嫂帮忙的产后调理

聘请月嫂的最大好处是，产妇能和丈夫、孩子一起待在家里。月嫂经验丰富，受过相关培训，具备专业知识，所以能让产妇舒适地进行产后调理。

月嫂负责产妇的产后调理、管理新生儿、做家务等，所以要选择值得信任的人。最好选择由有经验的人推荐的人，或者从专门机构聘请受过培训的人。

月嫂的费用也由工作范围的不同而不同。如果是小时工，要定好工作时间，也要定好工作范围，是否照顾孩子的兄弟姐妹，是否做家务等。根据实际情况，如果做更多的事情要支付额外的费用。虽然支付费用，但月嫂是照顾产妇和孩子的人，所以要尊重其人格。

开心地过好每一天

有了孩子，生活也变得不同，刚开始很难适应。孩子的每件事情都需要照顾，所以容易劳累。

我们一起看一看快速适应产后生活的要领。

♥ 理解孩子

初次照顾孩子并和孩子一起生活时感到陌生、笨手笨脚很正常。解读孩子传递的信号，掌握孩子的喜好和讨厌的事情很费时间。即使是第二个、第三个孩子，也存在这样的问题。

每个孩子的个性不同，每次掌握新生儿的个性都会很伤脑筋。拿自己的孩子和别人的孩子作比较是常见的事情，但每个孩子不可能相同，即使自己的孩子和别人的孩子不一样，也没必要担心。

♥ 接受育儿现实

接受育儿的现实。孩子出生后，产妇没有一次能吃好饭，没有一次能睡好觉，虽然有不满，但如果做好准备接受这样的生活，心里还能舒服些。

孩子每天、每时每刻都不同，所以要有接受孩子变化的准备。理解孩子的饮食和睡眠模式，不知不觉间，孩子完全改变自身的模式。强求孩子适应不适合孩子的模式，孩子和新妈妈都会劳累。不要把体力白白浪费在那样的事情上，不如开心地度过人生中独一无二的时期。

♥ 制订育儿标准

养育孩子，新妈妈会听到各种言论。每种育儿的标准都不同，没必要过分相信别人的话。如果满足孩子的所有要求，就会有人说太宠孩子了，可以无视这样的话。对孩子的要求反应敏感，孩子反而会有安全感和信任，会很幸福。

根据约翰·霍普金斯大学的研究结果表明，哭泣时马上得到回应的孩子比没有马上得到回应的孩子，出生1年后会更少地哭泣。

♥ 分担家务

不要认为能完美地做家务。没有时间做清扫、洗衣服、做饭。这个时期应该最先做的事

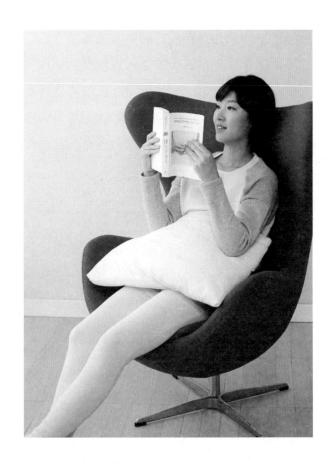

情就是照顾孩子和自己。

如果朋友、亲戚提议帮忙做家务，新妈妈不要推辞，心存感激地接受即可。列出做饭、洗衣服、清扫等必要的家务目录，如果有人帮忙，就让其做这些事情。

♥ 消除压力

每天和孩子待在家里可不是件容易的事情。尤其是和动不动就哭泣的孩子整天待在家里的话，会出现憋闷和抑郁情绪，最好去附近转一转转换心情。外出时可以带着孩子一起出去，条件允许的话，也可以自己享受外出的快乐。

外出时还能和其他父母交流。继续和在分娩教室认识的父母进行交流，互相交换孩子的睡眠、饮食、哭泣模式等信息。

♥ 不执著于母乳喂养

要接受母乳喂养会带来一些问题的事实。不要因为刚开始母乳喂养不顺利而感到受挫。

如果母乳喂养有困难，就要听取有经验的授乳母亲的忠告。母乳喂养有很多好处，要边忍耐，边尝试。但即使努力，也不顺利时，要果断放弃，改为奶粉喂养。医生说："心情愉快地喂奶粉比强喂母乳要好百倍。"

♥ 照顾大孩子的感受

如果想让大孩子和弟弟妹妹亲近起来，则需要一些时间。在学会把以前独占的母亲的爱分给弟弟妹妹的过程中，大孩子会做出令人失望的举动。大孩子希望自己和妈妈独处，所以需要产妇抽出时间经常和大孩子在一起，以便安慰他。

♥ 不能24小时爱孩子

作为孩子的母亲，即使不能 24 小时内都幸福，也没有必要有罪责感。即使是再优秀的母亲，也会有一两次想逃离孩子。随着时间的流逝，就会产生对孩子的无法抑制的爱。

♥ 少担心，快乐每时每刻

分娩后，所有的担心都涌过来了。现在，作为母亲要负责一个生命的健康和安宁，突然开始担心所有的事情。上班期间会担心照顾孩子的人是否能照看好孩子，担心出事故，害怕孩子是不是掉下来，脑中充满这些担心。但比起担心不能发生的事情，开心度过人生中最特别的时期才最重要。在这段时间内，需要多照照片并把所有的感受和想法用文字记录下来。

制订分娩休假计划

对于职场女性来说，90 天的休假如梦般美好。这时最重要的事情是调理因分娩而纷乱的身体，但进行 2 个月的调理后，剩下的一个月可以尝试做以前没能做的事情。

♥ 听想学习的领域的课程

最近，各种文化中心准备了多样的节目。虽然有趣，想学习的内容很多，但因工作关系，很难听到授课内容。如果有平时想学习的内容，可以利用这一阶段进行学习。

休假结束后很难听到授课内容，但串珠工艺或料理的基础课程认真学习一个月左右，自己也能充分进行。

夏季产妇的特别产后调理

穿长袖衣服和袜子 即使憋闷，直到产后6周的产褥期内也要穿薄的长袖衣服。

保持适当的室温 如果房间太热，最好用风扇或空调把室温调节到26℃左右。

7日后可洗澡 快速用热水冲洗不会降低体温。

盖薄的单被 盖被子时，稍微热一点最合适。

随时补充温水 产后喝冷水易患产后风齿。喝常温的水，从冰箱拿出的水果要等凉气散掉后才能吃。

不带腹带也可以 分娩后带腹带是为了托住腰部，出痱子就麻烦了。分娩后带2~3天即可。

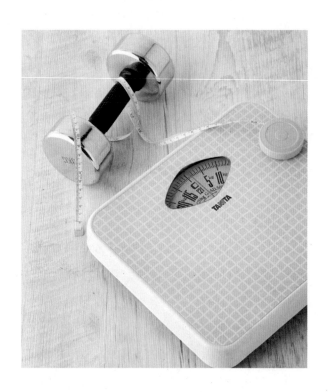

♥ 开始减肥

分娩后，女性最想做的事情就是减肥。但2~3个月内恢复到孕前的身材非常困难。最少3个月后才开始慢慢变瘦。但回归工作岗位之前最好能一定程度地修整身材。

无负担减肥的最好运动是走路和体操。每天抽出时间在家附近走30分钟，或者边看电视，边各种做产褥体操。此时要避免做对关节或肌肉造成负担的健身，也不要游泳，以免造成感染。

♥ 考驾照

这段时间对于忙于工作而没时间考驾照的人来说是绝好的考试机会。大部分是一个月就一个半月就能取得。有孩子后，外出时要带很多东西，有必要自己驾驶，所以不要错过时机，积极地利用吧。

♥ 制作育儿原则

休假结束后再次回归职场会很忙，那么会疏忽实行分娩前制订的育儿计划，很难找寻新的育儿信息。虽然自己在单位，但会有其他人帮忙照看孩子，最好母亲自己有一套关于育儿的原则和标准。在分娩休假期间收集各种育儿相关的信息，制订自己的育儿原则。

♥ 享受和丈夫的二人世界

如果怀孕10个月一直忙于工作和家务而疏忽和丈夫的关系，那么现在正是扭转局面的好时期。有经验的产妇建议在没有孩子的时候多和丈夫去旅行。因为休假后，即使在周末也要看孩子、做家务，没时间旅行。利用分娩休假，夫妻二人单独去旅行吧。期间可以倾诉惋惜遗憾之情，以全新的心情旅行回来后，夫妻关系会更近一层。

♥ 选定照顾孩子的地方

生完孩子后，再次回到工作岗位之前应事先定好由谁照顾孩子。虽然让公公婆婆或自己的父母照顾孩子没有问题，但让专业机构看孩子时，应查找各种信息，选择放心的地方。是否离家近，看孩子的教师或照顾孩子的人员是否充足，卫生状况怎么样，这些都应该仔细查看。

如果想雇保姆，应先查看好其性格或对孩子的态度等各种事宜后，再雇人。定好照顾孩子的人之后，再检查一次所需的儿童用品，尽量备足所需物品。

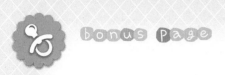

分娩后与丈夫的关系

产后调理时期也是入侵适应新情况的时期。二人作为孩子的父母，不仅要适应新的角色，互相对待的方式也要变得不同。

产妇分娩后会感觉自己和丈夫之间有什么东西挡着。因为要给小生命每2~3小时要喂一次奶，还要换尿布，生活被改变了。这是不可否认的事实。

在照顾孩子而睡眠不足的状态下，想把不熟练的事情做好而操心，产后几周内夫妻经常吵架。下列为解决产后夫妻矛盾的要领。

承认这是困难的时期

承认先是夫妻双方都很困难的时期。产后调理期是夫妇一起变化的时期。这一时期，夫妻二人都很疲劳，想到尽父母的责任就有负担，容易发怒和烦躁。虽然患分娩后遗症的是女性，但丈夫也会因为孩子而感到疲惫，被睡眠不足所困扰。

理解丈夫的产后抑郁症

产生关于育儿和家务活的重压产生矛盾时，丈夫和妻子都有压力。妻子认为孩子改变了人生，并难以接受这个现实，倾听妻子诉说苦闷，并在身边支持的丈夫也受到了压力。

妻子要接受丈夫患产后抑郁症的现实。一项研究结果显示，孩子出生后，3%的初次当爸爸的人出现抑郁症症状，如果妻子患产后抑郁症，那么丈夫也有患病的危险。

妻子感到抑郁烦躁，每天看到妻子那个样子的丈夫也会被传染患上抑郁症。虽然需要丈夫帮助妻子，但妻子也要考虑容易被自己影响的丈夫的立场。

温暖的眼神交流

为了保持二人的良好关系，要有意识地努力。如果二人几周都不进行一次温暖的眼神交流，心里都会不是滋味，关系也会疏远。

不急于性生活

直到能进行性生活为止还需要一些时间。医生说分娩6周后可以进行性生活，但因会阴部疼痛、剖宫产部位疼痛、严重的恶露、极度疲劳等，至少一段时间内不想有性生活。分娩后，母乳授乳期间产生的荷尔蒙催乳素有抑制女性性冲动的作用。

但不是所有女性对夫妻生活都是这样想的。有些女性分娩后对自己的身体产生敬畏，想快点和丈夫进行性生活。

共同照顾孩子

夫妻共同照顾孩子，夫妻关系会更加深厚。初次育儿，丈夫和妻子都会生疏笨拙。再加上丈夫和每天在家带孩子的妻子不同，见孩子的时间只能是晚上。不要因为丈夫对看孩子这件事情生疏而生气或者不相信他、不让他负责，不要自己包揽育儿的责任。互相探讨育儿知识，并继续学习，如果夫妻都能熟练地育儿，就会认为育儿是父母的共同责任，二人的关系能更深一层。

分娩和育儿是夫妻一起面对人生的最重要的冒险。快乐每时每刻，把分娩和育儿当做二人作为夫妻、作为家人紧密联系在一起的机会。

分娩后的营养食谱

分娩后最重要的是应该好好吃。首先以清洁血液、促进血液循环的海带汤为基础，再均衡摄入帮助子宫收缩、消除水肿、顺利产乳、恢复体力的营养食物。容易没有胃口，尽量吃增进食欲的食物。

产后代表饮食

♥ 有助于血液循环、清血的饮食

海带能清洁血液，促进血液循环，对产妇最好。分娩后不久每日吃一顿以上的海带汤能快速恢复。用牛肉、红蛤、蛤蜊等多种辅料制作各种味道的海带汤，样式多变，吃起来不腻烦。

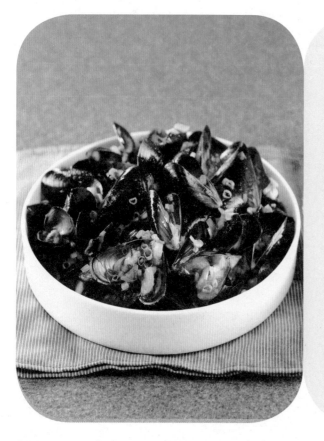

红蛤汤

红蛤 1kg，西红柿 1 个，大蒜 5 瓣，洋葱 1/2 个，芹菜 1 颗，干辣椒 2 个，橄榄油 2 大勺，黄油 1 大勺，白葡萄酒 1/4 杯，罗勒、食盐、胡椒粉若干

制作方法

1. 把红蛤放入同海水浓度相同的盐水中浸泡，盖上盖子，吐出淤泥后，减掉须子，揉洗外壳，放入冷水中浸泡。
2. 在西红柿蒂的反面切十字花后，放入开水中去皮，去籽，切成1cm大小的四方块。
3. 蒜切片，洋葱和芹菜切粗丝，干辣椒2~3等份。
4. 锅中放橄榄油和黄油，炒大蒜、洋葱和芹菜。洋葱炒出香味后放入红蛤翻炒。
5. 大火，倒入白葡萄酒，盖上盖子，改中火。
6. 红蛤开口后，放入西红柿、干辣椒、罗勒，煮一个开后再放入盐和胡椒粉调味。

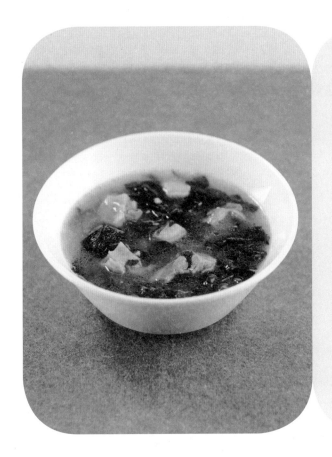

蛤蜊海带汤

干海带 30g，蛤蜊 2 个，酱油、香油各 1 大勺，水 4 杯，金枪鱼酱、碎蒜各 1 小勺，盐少许

制作方法
1. 把海带放入冷水中泡软。
2. 泡发的海带揉搓洗净，泡沫消失后挤出水分，切成适当大小。
3. 抠出蛤蜊肉，切得宽些，放在作料中腌制。
4. 把酱油和香油放入锅中，再放入泡发的海带，炒至作料入味。
5. 倒水，煮沸后加入金枪鱼酱、碎蒜、腌制好的蛤蜊，煮一个开后放盐调味。

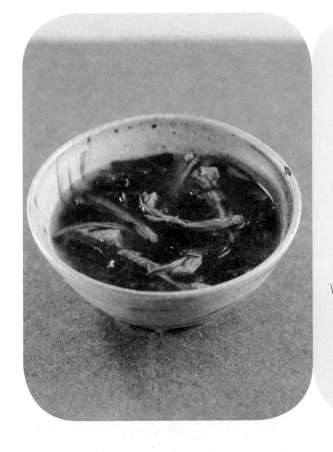

牛肉海带汤

干海带 30g，出汤汁的牛排骨 200g，酱油 2 大勺，香油 1 大勺，肉汤 6 杯，金枪鱼酱、盐各 1 小勺，
肉作料 碎葱 2 大勺，碎蒜、香油各 1 大勺，食盐 1 小勺，胡椒粉若干

制作方法
1. 把海带放入冷水中泡软。
2. 泡发的海带揉搓洗净，泡沫消失后挤出水分，切成适当大小。
3. 把牛排骨撕成适当大小，放入作料中。
4. 把酱油和香油放入锅中，再放入泡发的海带，炒至作料入味。
5. 放入3杯肉汤，煮沸后再放入剩下的3杯，中弱火煮至汤汁呈白色。
6. 放入腌制好的肉，煮一个开手放入金枪鱼酱和食盐调味。

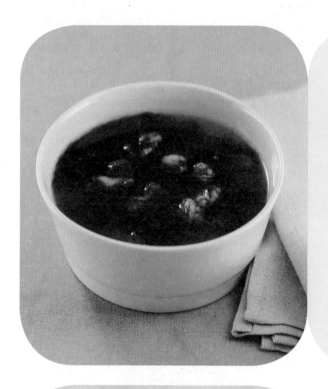

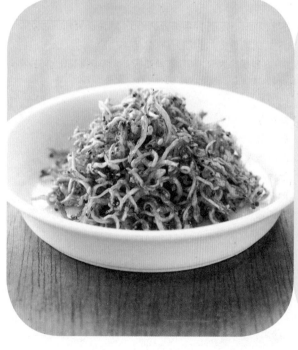

产后恢复饮食

♥ 消肿、预防贫血的饮食

　　分娩后，应摄取消除水肿、预防贫血、使骨头坚硬的食物。并且能帮助子宫快速恢复的食物也很重要。富含铁质的牛肉、富含钙质的鳀鱼、有助于子宫恢复的松子都对产后恢复有益。

海藻牡蛎汤

海藻 300 克，牡蛎 100 克，水 3 杯，酱油 1 大勺，梅子清酒 1 小勺，食盐若干

制作方法

1. 把海藻放入大碗中，倒入水中用两手摇晃，去除污水。换2~3次水，洗净，捞出。
2. 牡蛎上撒盐，水中泡至2~3分钟，再放入清水中晃动冲洗。
3. 锅中放入适量的水，煮沸，用酱油调味。
4. 煮水过程中加入梅子清酒和牡蛎，煮一个开后用盐调味。
5. 放入海藻，再煮一个开后关火。

炒鳀鱼

小鳀鱼 100 克，料酒 1 大勺，芝麻若干
作料　葡萄籽油两大勺，糖浆 1 大勺，白糖 3~4 小勺，酱油 2 小勺，辣椒粉、香油各 1 小勺，清酒 1/2 小勺，胡椒粉若干

制作方法

1. 小鳀鱼在平底锅上炒，洒入料酒，炒至金黄，再煸炒。
2. 搅拌作料。
3. 锅中放入作料。煮沸后，鳀鱼入锅搅拌均匀后，撒上芝麻。

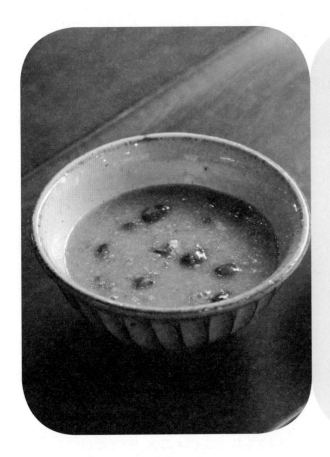

老南瓜粥

泡发的红豆 100g,泡发的黑豆 100g,水 4 杯,老南瓜(去籽、去皮)1.5kg,糯米粉 250g,盐 2 小勺,白糖 120g

制作方法

1. 把泡发一夜的红豆和大豆放入高压锅中,放入1杯水浸泡材料,煮制。高压锅阀开始转动,10分钟后关火,焖一会儿后,拿出煮熟的红豆和大豆。
2. 抠出老南瓜籽,去皮后切成适当的大小,放入高压锅倒入3杯水,煮制。
3. 开始出现高压锅阀转动的声音后,4分钟后关火。焖一会,气体完全放出。
4. 把粥放入深长的大锅中,倒入煮熟的南瓜,压碎南瓜块后拌入煮南瓜的水。
5. 把煮熟的红豆和大豆放入锅中,块儿慢慢化开,搅拌煮沸后再倒入糯米粉,搅拌至无小疙瘩,煮沸。
6. 粥搅拌均匀,放入盐和白糖均匀搅拌。

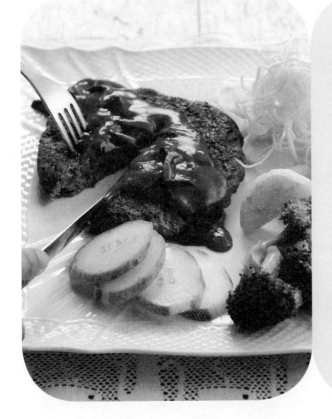

汉堡牛排

碎牛肉 600g,洋葱 1 个,鸡蛋 1 个,面包粉 1/2 杯,食用油适量
牛肉作料　清酒 1 小银勺,胡椒粉若干,食盐 1/2 小银勺,碎蒜 1 大勺,牛奶 3 大勺

制作方法

1. 牛肉去血水,切割器磨洋葱,或切碎。
2. 把所有的作料都放入牛肉中,充分搅拌,入味。
3. 把碎洋葱和鸡蛋放入腌制好的牛肉中,搅拌后放入面包粉,和面。把和好的面放入冰箱,发酵1小时。
4. 把和好的牛肉面做成圆扁形,让中间稍微凹陷些,做成牛排模样。
5. 热锅倒油后,放入牛排,盖上盖子,烤制。大火稍微做熟,把火调小,慢慢地烤。
6. 5分钟后,上面开始熟成白色,可以翻过来,用锅铲轻轻按压后,再次盖上锅盖,烤2~3分钟。

体力恢复饮食

♥ 有助于体力恢复的元气饮食

　　分娩后，有必要用恢复气力的食物增强体力。尤其是母乳授乳的情况，摄取能产乳的食物也很重要。

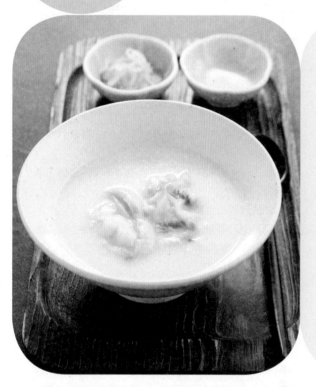

炖牛蹄汤

牛蹄2.3kg，充分的水

制作方法

1. 牛蹄在冷水中泡6小时，去除血水后，洗净。
2. 煮沸能充分没过牛蹄的水，再放入牛蹄，煮20分钟后，扔掉煮沸的水。
3. 把牛蹄放入炖锅中，锅中倒入充足的水后大火煮沸。大火煮3小时，改中火，再煮3小时，撇去油脂，煮出白色的汤汁。
4. 单独盛出汤水，再倒入水，以大火煮3小时，中火煮3小时的形式，煮3次汤水。
5. 把煮3次的汤水都混合在一起，煮10分钟。
6. 汤水完全凉凉，撇去上边的浮油，放入冰箱冷藏。

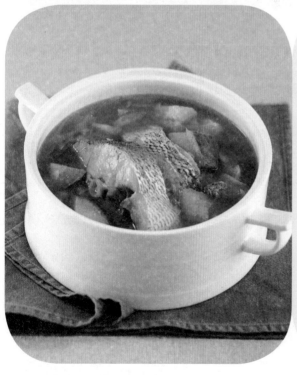

黄姑鱼辣汤

黄姑鱼（2kg）1条，洋葱、小南瓜各1个，大葱1颗，水3杯，辣椒酱3大勺，辣椒粉、酱油各1小勺，碎蒜1大勺，胡椒粉若干

制作方法

1. 黄姑鱼去鳞，去腮和内脏。
2. 黄姑鱼内脏中能吃的部分和鱼身洗净。
3. 洋葱切成1口能吃到的大小，大蒜切碎。
4. 小南瓜切成1cm厚的半月形。
5. 水倒入锅中，放入黄姑鱼的头和骨，再放入辣椒酱和辣椒粉，煮20分钟。
6. 放入黄姑鱼身、洋葱和小南瓜，用碎蒜、酱油和胡椒粉调味，再煮。撇去汤水表面浮着的泡沫，煮20分钟。

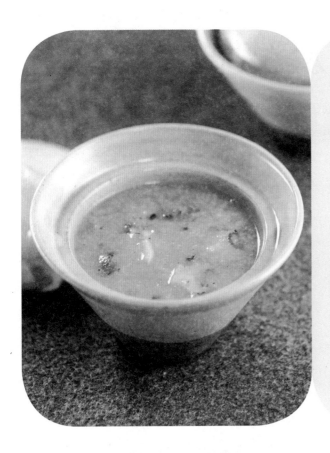

鲍鱼粥

大米、糯米各1杯，鲍鱼（中间大小）2个，白葡萄酒、酱油各1小勺，香油2大勺，水8杯，食盐若干

制作方法

1. 大米和糯米洗净，泡30分钟以上。
2. 把泡好的大米和糯米放入搅拌机中，磨成1/2程度的粗细。
3. 用刷子仔细揉搓清洗鲍鱼。
4. 处理好的鲍鱼，带壳放入锅中，让鲍鱼肉接触锅底，倒入白葡萄酒，稍微煮5分钟。
5. 去掉鲍鱼的壳后，把内脏单独取出，把鲍鱼肉切薄片。
6. 热锅倒入香油，放入鲍鱼的内脏，翻炒，倒入泡好的大米和糯米，翻炒。大米煮至透明，加水，用文火煮，煮稠。
7. 放入鲍鱼肉，用酱油和食盐调味，直到米破裂时为止，弱火搅拌煮沸。

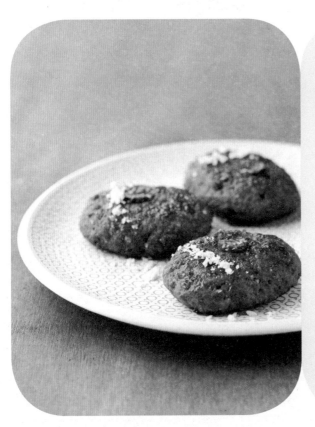

牛肉饼

牛肉（前腿肉）400g，洋葱汁、梨汁各2大勺，大枣6个，栗子4个，松子1大勺，糯米粉1/4大勺，葡萄籽油若干，蜂蜜适当
作料　碎葱、白糖、酱油各2大勺，碎蒜1大勺，胡椒粉若干

制作方法

1. 把一半牛肉绞碎，剩下的一半用刀切碎后，包上厨房毛巾，去除血水。
2. 拌入洋葱汁和梨汁，搅拌牛肉，腌制10分钟。
3. 把1个大枣旋转切成薄片，剩下的5个绞碎，栗子和松子也绞碎。
4. 把腌好的牛肉、糯米粉放入作料中，揉至黏稠，4~5等分后，包成圆扁形，放上大枣片。
5. 热锅倒油，肉前后面烤制金黄。侧面稍微涂上蜂蜜，放入盘中，再撒上碎栗子和松子。

分娩后的运动及减肥

最近很多女性在分娩后几周内变得苗条，紧箍在身上的衣服都变得宽松了。但也不是所有的女性都如此。有些女性想快点减重，分娩后就急着运动，但普遍来说，产妇们要想恢复到产前的身材需要比几周更长的时间。

分娩后减肥

最好进行一阶段产后调理，再慢慢开始减肥。太早开始减肥可能会给身体带来负担，相反，太晚开始也很难成功减轻体重。我们一起看一看分娩后保持少女身材的方法吧。

♥ 分娩后6个月之内完成

约70%的产妇分娩后4个月内恢复到原来的身材。当然，每个人都有不同，但最大限度到分娩6个月为止也会通过卡路里调节和运动结束减肥，对美容和健康有好处。如果分娩后6周体重比孕前增加了，这不是水分，可能是脂肪。产后6周到6个月这段时间可以说是身材管理的黄金期，因为过了这段时期，体重调节就变得困难了。

♥ 制订好能量食谱食用营养食品

如果母乳喂养，母亲应该吃得好些，但想起调节体重，就不能随心所欲地吃。均衡饮食保持适当的热量比随心所欲地吃更重要。应该吃富含优质蛋白质、钙质、胡萝卜素、无机质等有营养的食物。母乳授乳的产妇每天摄取约2 700kcal最合适，怀孕期间体重正常增加，给孩子喂牛奶的产妇，每日摄取1 800~2 000kcal即可。如果体重过分增加，低300kcal也没关系。

♥ 避免高热量、高脂肪的食物

最好节制糖类、米饭、面包、饼干等富含糖类的食物。尤其是母乳喂养的妈妈应远离高热量、高脂肪的零食或糖粉高的水果等食物。这些食物不能让乳汁顺利流出，只能让人发胖。

♥ 完全消除水肿

如果分娩后不能及时消除水肿，很多时候会保持原样地胖下去。靠利尿作用消除水肿，老南瓜能有效地恢复身体元气。虽然热量低，但富含维生素，是可经常使用的减肥食品。此外，黑鱼、玄米、薏仁、鲤鱼、菠菜、大头菜、海白菜、紫菜、海带也有助于消除水肿。

♥ 母乳授乳能减肥

不需要花费太多心思也能减肥的最好的管理身材的方法就是母乳授乳。因为母乳喂养的

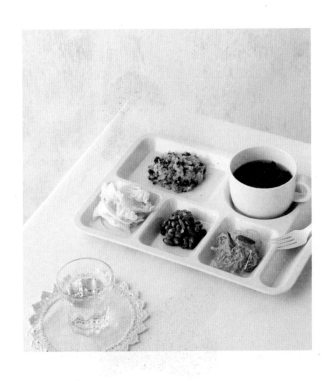

♥ 禁止过度减肥

分娩后过度减肥对健康有害。身体恢复需要充分的能量和营养，如果为了减肥而不好好吃饭，会减慢恢复速度，身体继续停留在虚弱的状态。

母乳授乳的同时，进行减肥的话，孩子也会吃到没有营养的乳汁，很难健康成长。母乳授乳的产妇可以在均衡饮食的同时，做适当的运动来减肥，即使不进行母乳授乳，也不要让身体有负担，一点一点地减少能量。

分娩后的安全运动

分娩后，如果马上运动，应慢慢地做动作。因为怀孕期间脏器或关节收到了过度的压力。我们来看一看产后安全有效的运动要领。

话，母亲的身体为了产奶而消耗能量，自然就减肥了。虽然需要多吃，但基本上会消耗很多能量，所以有助于恢复到怀孕前的体重。

♥ 有规律地散步

坚持简单的慢跑或走路，能减肥。走路时，腰挺直，肩膀伸展开来，向腹部用力，有意识地夹着走。并且，运动后一定要做颈部、胳膊、脚部的放松整理运动。

♥ 充分摄取纤维质

生完孩子后，产妇的运动量不如平时，容易引起便秘。如果便秘慢慢变硬，会出现小腹突出，胃部胀满，应及时解决。富含植物性纤维质的食物对便秘有效，如：牛蒡、莲藕、海藻类等。此外，多吃富含促进肠道运动的维生素 B_1 的食物。

♥ 慢慢开始

分娩后，产妇想马上开始运动，但不要着急。放松心情，慢慢地等待身体恢复到孕前的健康状态。并且有想减肥的冲动。尤其是母乳授乳的产妇有必要坚持摄取有营养的食物。

不要在乎体重器上的数字。一般认为至少到母乳授乳结束时为止，体重会稍微增加是正常的。重要的是，要积极看待自己的身体。

不要因身材走样而失望，认为自己的身体是分娩后没多久的女性的身材，非常完美。腹部肌肉无力地拉长，体重增加几千克，这都是有原因的。因为过去的 10 个月期间妈妈把子宫让给了孩子。

♥ 制订适当的运动目标

运动之前要制订现实性的目标。比起目标太高，几天内放弃，制订现实可达到的目标更明智。报告称，比起高强度运动，以适当的运动为目标时，更能坚持长久。

不要把运动看成是顾问。如果孕前没有规律运动的习惯，分娩后的运动就好像增加了一项日程。不要那样想，要为了身心健康真想做运动。

♥ 选择适合自己的运动

选择自己喜欢的运动。散步，室内骑车，慢跑，无论是什么样的运动，做自己喜欢的运动，这样既有趣，又有动力。最好能边带孩子，边做运动，代表运动就是散步。让孩子坐在婴儿推车中，边推推车，边散步；带孩子去有母亲和孩子能一起玩的地方的健身教室；把孩子放在安全椅上，室内骑车也不错。

分娩后，产妇应做适当的运动。运动专家建议在产后调理期不要做上身向下弯曲、上身起立、抬腿等运动。

♥ 产后运动需注意

★ 舒适地托住乳房　运动时要穿 2 个胸罩，运动胸罩和授乳用胸罩，这样能托住乳房。可以在运动之前给孩子喂奶，这样更舒适。

★ 应对尿失禁　在有尿失禁的情况下，运动前先排尿，再垫上以防漏尿的卫生巾。如果运动项目中包括凯格尔运动，就能快速治疗尿失禁。

★ 调节心跳　心跳保持在符合年龄的安全范围内。20~25 岁的女性每分钟心跳 150 次，25~30

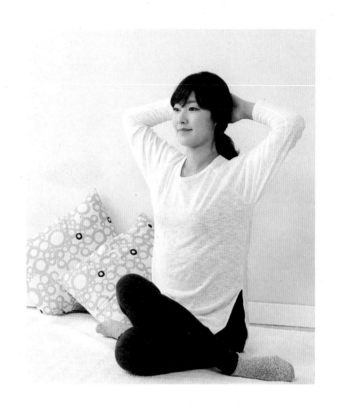

岁每分钟跳 146 次，30~35 岁每分钟跳 142 次，35~40 岁每分钟跳 138 次，40~45 岁每分钟跳 135 次，45 岁以上每分钟跳 131 次为宜。

★ 避免过度运动　不要过度运动。分娩后几个月期间，关节松弛。为了最大限度地避免受伤，运动时要注意所有动作，应避免跳、激烈的旋转方向、蹦、晃动、关节弯曲再张开等动作。

★ 调节状态　运动前后或运动中补充水分。如果运动中出现疼痛、无气力、眩晕、视力模糊、呼吸困难、心跳快、腰痛、耻骨痛、恶心、步行困难、突然阴道出血等症状，应及时停止运动并联系医生。尤其是疲惫时，不要运动。太累时运动易受伤。

♥ 坚持运动，恢复状态

想改善筋力和耐力，应养成1周有规律地运动2~3次的习惯。在健身房做运动，要多次反复同一个动作，这样容易厌烦，不能坚持长久。这时要周期性地更换运动内容，或和朋友一起出入健身房，以便继续保持做运动的兴致。坚持运动才能有效果。

即使减掉怀孕期间增加的体重，也要继续运动。那样不仅能保持身体最好的状态，还有益于消除分娩后日常性的压力。

♥ 找到适当的运动场地

不要轻率地加入健身俱乐部，要算计好实际1周内能去做几次运动。除了健身俱乐部有托儿设施或者有人1周来家里几次照顾孩子的情况以外，带孩子去健身俱乐部并不是件容易的事情。不能去健身俱乐部的话，就找到在家中能做的运动。

最近，斯坦福大学的研究报告表明，在家做运动的人比在其他地方做运动的人更能有规律地运动。佛罗里达大学发表的研究报告确定了运动专家的主张，即1年都在家里做运动的人比在其他场所做运动的人能减掉更多的体重。

♥ 称赞并鼓励自己

奖励积极运动的人。购买运动服、新出的运动视频、新运动器械等，鼓励自己更加努力运动。不管孩子，自己出门很困难的时候，可以在孩子睡觉时边看讲授视频边运动，这也是不错的方法。

有助产后恢复的瑜伽

如果因产后想恢复苗条身材的欲望而过度运动的话，身体很容易有压力。尤其是做给关节和骨头带来压力的运动，可能会出现后悔一生的事情。瑜伽不仅对身体无压力，还能保持产后身体的平衡，帮助快速恢复，所以瑜伽是最适合产后做的运动。平稳心绪后做产后恢复瑜伽能获得最好的效果。

产后恢复瑜伽以放松法和呼吸法为基础开始。最重要的是用自己的意志调节身体和呼吸，这样才能随心所欲地给身体力量并放松。

为了培养此能力，应注意身体感受到的刺激和呼吸。呼吸与孕妇瑜伽中的相同，进行自然呼吸，只是自己感觉到呼吸，不要进行人为的努力。这样能无副作用并安全地恢复身体的能量和血液循环。如果人为地停止呼吸，时间过长的话，会使血压上升，并因氧气不足和紧张引起头疼，运动效果减半。

♥ 帮助快速恢复的产后瑜伽

产后瑜伽能强化由分娩引起而张开的骨盆周边的肌肉、阴道、外阴部、腹部肌肉等收缩力，恢复正常机能。并且，能使子宫收缩和女性下腹脏器等的功能恢复原状，防止便秘，促进血液循环。无论何时，以何种姿势都能进行，抽空坚持锻炼会有明显的效果。

如果分娩前做过瑜伽，那么这些动作并不难，但初次做瑜伽,应先轻微些,再逐渐增加难度。

产后瑜伽还有一点好处，不仅能恢复身体健康，还有助于恢复心理健康。由冥想和呼吸法构成的瑜伽对产后抑郁症或无力症的治疗很有帮助。

分娩后一周内身体还未完全恢复，尽量慢慢做动作，不要过度。下列为分娩2天到1周内能做的运动

● 强化因分娩变弱的关节的运动

1. 盘腿坐在地板上，两手放在膝盖上。慢慢攥拳，再慢慢松开，感觉身体的变化。

2. 同样的姿势，慢慢地张开十指，再慢慢地松开，感觉身体的变化。

3. 两手十指交叉，掌心朝下，放在地板上。同时身体缓缓地向下按地板，伸展胳膊肘，感受手腕、胳膊肘、肩部的刺激。

4. 两手臂向前并排伸展后，手背靠紧，双手交叉十指交叉，翻过来伸展。

● 分娩拉长了腹部、骨盆和阴道的肌肉，使其恢复正常的运动

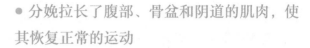

1. 躺正，两膝弯曲挺直后，随着呼吸慢慢地强拉下腹。

（a）从下腹拉拽到会阴部。（b）配合呼气，从下腹部拉拽到腹部上有肋骨的地方。（c）配合呼气，肛门缩紧后再缩紧至会阴部。下腹部和肛门一起缩紧时，有向上拉拽的感觉。

配合呼吸的规律，做5次（a）的紧缩后休息。（b），（c）各做5次后，休息。每天可以反复做几次。

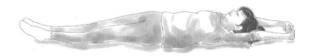

2. 平躺，两手十指交叉后，推脚尖，伸展开来，伸懒腰。

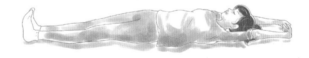

3. 平躺，两手十指交叉后，脚尖向身体方向勾，全身伸展，伸懒腰。

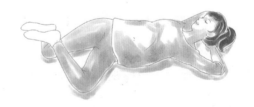

4. 立起膝盖，脚打开与肩同宽，两膝左右倾斜。向右倾斜时抬起右脚，压住左边的膝盖，向左倾斜时抬起左脚，压住右边的膝盖。

分娩一周后正是需要保持安静的时候，要以恢复身体的态度做运动。运动有助于身体恢复，也有助于收缩拉长的阴道。

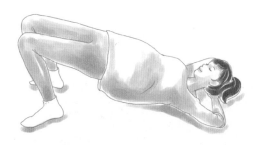

1. 躺下，立起双膝，抬腰

平躺，两手交叉放于头下，支撑头部，立起膝盖，双脚分开与肩同宽。然后缓缓抬起腰部。此时，双膝向里侧收，肛门缩紧，感受臀部、会阴部、小腹的同时收缩。继续进行，膝盖慢慢夹紧，感受腿部更内侧、会阴部、阴道的同时收缩。

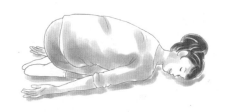

2. 婴儿姿势

跪下，上体向前趴，两手手背触地，向侧面垂下身体。然后更换两侧脸颊，触地休息。边休息，边随着呼气缩紧肛门、小腹及阴道。

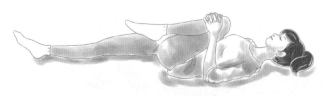

3. 一侧膝盖弯曲，拉向胸部

平躺，一侧膝盖弯曲，慢慢拉向胸部。

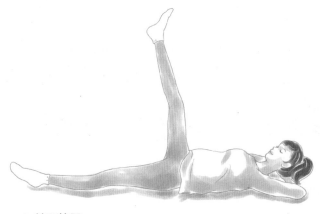

4. 躺下抬腿

腰部紧贴地板，躺正，一条腿慢慢抬起90°，再慢慢放下。每10次反复2次。

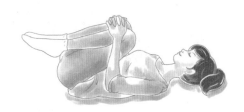

5. 两膝弯曲，拉向胸部

平躺，两膝盖弯曲，慢慢拉向胸部。

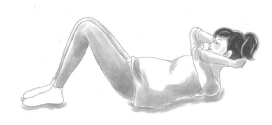

6. 躺下抬上体

平躺，双膝立起后两手交叉放在头后，像上身起立那样抬起上体。

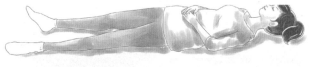

7. 躺下放松，呼吸

产后瑜伽的各个动作都结束后，躺正，两手放在小腹上，休息。此时，感受随着呼吸运动的小腹，放松全身。

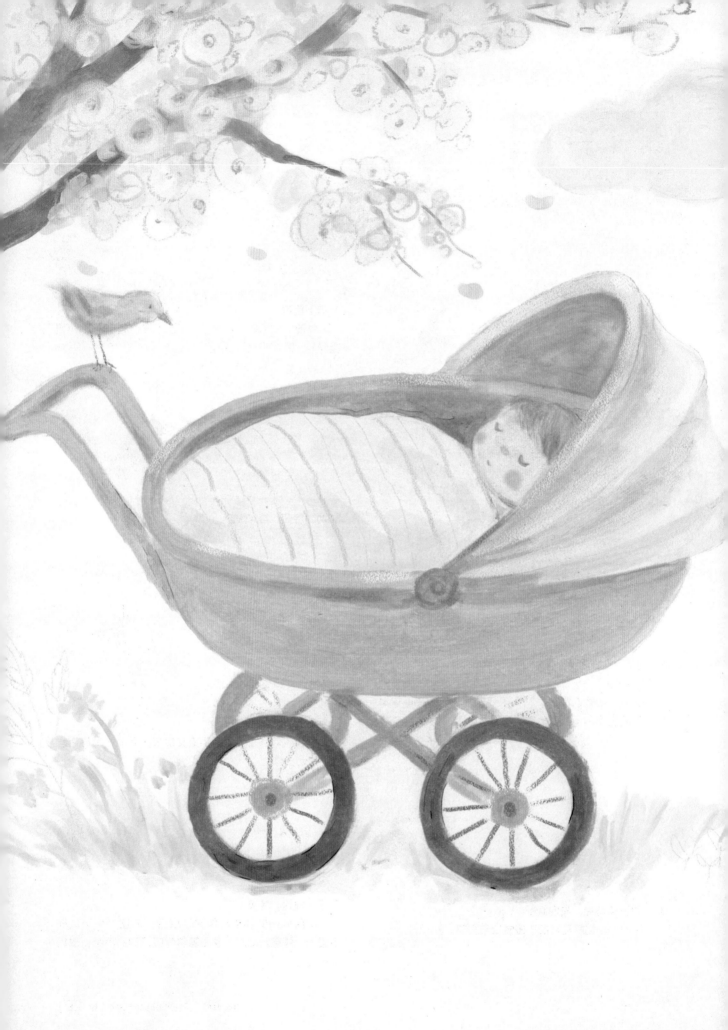

育儿

　　孩子的长相和睡觉的样子都像极了爸爸、妈妈，看着这样的孩子会很新奇。谁也没教他，他就会吃奶，尿布湿了就会哭，看着这样的孩子会不禁发出感叹。但哄哭泣的孩子、给孩子洗澡、哄孩子睡觉等，对于第一次当爸妈的人来说可不是容易的事。照顾孩子从现在开始。

chapter

8

照顾每天都在
成长的新生儿

怀抱新生儿的父母心中充满感动，每天都是新的。但照顾好像风一吹就会飞走的孩子可不是件容易的事。喂奶、换尿布、给他洗澡等，这些事情都要小心，并且费力。如果孩子突然哭闹起来，会不知道怎样应对，战战兢兢。我们逐一学习一下从初学父母到职业父母的窍门吧。

初见新生儿

经历痛苦的阵痛和分娩，终于能见到孩子了。一次都没见过新生儿的人，一提到孩子，可能会联想到育儿书中出现的出生后几个月的胖乎乎的孩子，但新生儿的初始样貌和那样的孩子是不同的。

新生儿的初始样貌

新生儿的初始样貌没有想象的漂亮。但皱纹会逐渐展开，胎脂消失，变胖，并漂亮地成长。新生儿大致有以下的样子。

♥ 红色斑点

可能出现中间是黄白色的一连串的红色斑点。这些斑点主要出现在出生后，但 1 周后会消失。能看到皮肤的红斑，以及皮肤或眼睛上破裂的血管。这是由分娩时的压力造成的痕迹，大概几天内就能消失。

♥ 头发

有些孩子出生时头发很多，有些孩子事实上没有一点头发。和出生时的头发多少无关，在母亲腹中长出的头发慢慢脱落，长出新头发，孩子的成长过程中头发会变得浓密。

♥ 肚脐

脐带是给胎儿提供氧气或营养的生命线，孩子出生的同时，它的使命也结束了。出生后，脐带中的血液停止流动后就可以减掉脐带了。脐带在孩子出生 10 天后左右干瘪，自然脱落。

♥ 生殖器水肿

通过胎盘被传递的母体的荷尔蒙会使孩子的生殖器和胸部胀大。女婴通过阴道排出乳白色或带血的分泌物。这种症状出生 10 天以内消失。比预产期提前出生的男婴，睾丸在阴囊入口附近，过一段时间后下降到阴囊中。女婴的小阴唇比大阴唇看起来大些，能自然地调节。

♥ 蒙古斑点

在韩国，大部分婴儿的臀部附近都有绿色的斑点，这叫做蒙古斑点。随着孩子慢慢长大，斑点也逐渐消失。

♥ 圆柱形的头

阴道式分娩的孩子为了通过狭窄的产道，头可能是圆柱形的。如果孩子的头部触碰到没有充分膨胀的宫颈部，会出现像产瘤一样的块儿。圆柱形会持续 2 周以上，但产瘤一两天后就会消失。

♥ 汗毛

孩子的肩膀、后背、额头、太阳穴上出现汗毛。像胎脂一样，早产儿的汗毛更多。

♥ 胎脂

孩子在子宫内期间，胎脂如同覆盖孩子皮肤的保护膜。在皮肤的褶皱部分还留有胎脂痕迹。不要硬刮掉胎脂，它也会自然消失。早产儿覆盖很厚的胎脂，超出预产期出生的过熟儿事实上一点胎脂都没有。

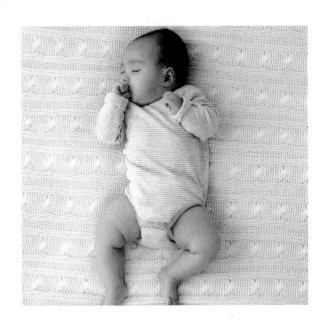

新生儿的特征

新生儿的样子大部分相似，但体型稍有不同，也会看到只有新生儿时出现的特别现象。

♥ 体重和体型

一般新生儿的体重为 2.8~3.5kg，平均约3.2kg，男婴比女婴多少重一些。长约50cm，头围平均34.5cm，胸围33.5cm，头围比胸围大。因为头大，身体整体的比率是4等分。但这种体型，每个孩子会稍有不同。

♥ 胎儿时的姿势

孩子出生后也保持在母亲腹中时的姿势。出生不久，背部卷缩，胳膊肘弯曲，手攥拳放在脸颊旁边，膝盖弯曲，蜷着睡觉。

♥ 体温为37℃~38℃左右

分娩当时孩子的体温是37℃~38℃左右。出生2~3小时后因水分不足引起的发热现象使体温暂时下降。但2~3小时后重新稳定在37℃前后。

♥ 婴儿睡觉时笑或口鼻眼的动作

新生儿睡觉时眼睛或嘴会动，还会皱眉，这些都是新生儿特有的样子。1~2周后还会自己眯眯一笑。

♥ 24小时睡眠

新生儿在吃奶或换尿布时会暂时睁开眼睛之外，几乎整天都在睡觉。一般每天睡20~22小时，尤其在吃奶后或洗澡后一般不会睁眼。新生儿的生活就是睡觉，最好安静地不管他，1~2周后开始出现个体的变化。

♥ 又黏又黑的胎便

孩子出生后12~24小时内会排出又黏又黑但无味道的大便。这叫"胎便"。胎便是孩子在母亲腹中时形成的，由羊水、消化液、表皮细胞、胆汁等构成。

排胎便后，再过3~4天大便的颜色变为绿色，有味道。每个孩子的排便次数都不同，吃母乳的孩子每天排5~6次。

♥ 新生儿黄疸

大部分出生不久的孩子皮肤呈黄色，这叫做新生儿黄疸。孩子的肝功能尚未成熟，叫做胆红素的色素不能排出体外，储存在血液中形成新生儿黄疸。

新生儿黄疸在孩子出生后 4~5 天左右最严重，10 天后自然消失，但症状太严重或持续时间过长就该去医院做检查。

♥ 微红的小便

新生儿的小便中含有很多尿酸盐，偶尔尿布会被染成微红色，这不是疾病，无须担心。一般在孩子出生后 2~3 天内其小便量并不多，每天 15~60cc 左右，若母乳或牛奶吃得多，则量会增多，每天排尿 10~20 次左右。尿液的颜色比成人的颜色浅并几乎无味道。

新生儿接触到的环境

终于从母亲肚子里出来的孩子马上由医生做各种处理。先减掉脐带，再除去可能留在口中和气管等处的羊水或异物等，让孩子呼吸。孩子从产道出来时肺部受到压力，异物通过嘴和鼻子内部继续上升，所以需要插入细管清除异物。然后把减掉的脐带留出 3~4cm 左右，再剪短一次，用镊子夹出。

胎儿闭着眼睛出来，他的眼中会进入羊水。用消毒水清洗干净眼中的羊水后，涂抹眼膏。孩子能自己呼吸后，先洗净孩子身上的血、羊水残渣、胎脂等物，然后测身长、体重、头围、胸围，最后把肚脐再次消毒后用小毯子包好。

新生儿反射运动

新生儿反射指对于某种刺激的反应，这是判断孩子的神经或肌肉的成熟度的重要资料。

♥ 迈步反射

让孩子的两脚踩在平地上站直，使上体稍微向前弯曲，孩子的脚会太高并迈步。实际上，孩子在一岁左右才能迈步，但出生后就有迈步反射能力。

♥ 觅食反射

轻轻刺激孩子嘴唇附近，其头部会转向那个方向，嘴唇向前够，想吸吮那个物品。这也叫做"嘴唇反射"，把妈妈的乳头放在孩子嘴唇附近，孩子就想吸吮。这种反射在孩子肚子饿时表现得更强烈。

♥ 提升反射

提升反射能告诉我们孩子的肌肉是否能活动自如。握住孩子的双手假装向上提，孩子也会起身用力。

♥ 莫罗反射

把孩子的头向枕头上方抬高 5cm 再突然放下，触碰孩子或孩子被大声惊吓时，会出现保护自己的动作，这就是莫罗反射。

孩子张开双臂和腿，双臂像抱着什么东西似的向胸部靠拢，膝盖也弯向胸部。不同的情况下孩子也会哭泣。这种反射在出生后 3~4 个月期间一直都有，如果之后继续出现，就有可能是大脑异常。

♥ 蜷缩反射

这是迈步反射的一种，孩子的胫或脚背触碰到桌边就会出现类似上楼梯把脚抬高的动作。孩子在悬空的不安状态下寻找垫脚的物体，并找到自己能站住的位置。

♥ 掌抓握反射

轻轻刺激孩子的手掌，孩子会无意识地用力握住对方的手指。此时的抓力很大，若拉拽，可能将孩子提升在空中。比起抓起物体的行为，这种反射与想缠住妈妈的欲望有更深的关系。

♥ 身躯弯曲反射

把孩子放在左手上托住，用右手手指刺激孩子的背骨，身体向受到刺激的方向弯曲，像弓箭一样，同时缩进反方向的大腿。这种反射一般在出生2个月后消失。如果以后继续出现反射，有可能是脑源性麻痹。

这种反射不会在孩子健康状态不好、肌肉无力，以及生病时出现。

新生儿健康检查

越早发现新生儿异常，治疗越容易，新生儿检查非常重要。孩子出生后，医生仔细观察裸体婴儿的身体，也能细微地观察到神经学性成熟状态。

♥ 新生儿基本检查

刚出生后不久能听到从孩子心脏传出的心杂音，这种症状大部分会马上消失，不会出现心脏障碍。并促进腹股沟大腿动脉的脉络，一

且脉络弱或消失，就意味着下行大动脉堵塞，能进行精密检查。

抚摩孩子的腹部能判断主要脏器是否存在异常。孩子平躺，大腿抬起成直角，两腿张开几乎成180°为正常，如果不能很好地张开，就有可能是脱臼。

♥ 新生儿的感觉器官

听觉 莫罗反射指出生后的孩子对强音会出现眨眼或身体蜷缩的反应，由此可知孩子能感受到刺激。

视觉 新生儿视觉发达的基础是区分明暗，虽然模糊，但出生后用强光照射，孩子的眼睛会紧紧闭上。新生儿能模糊鉴别20cm以内的事物的轮廓或颜色。活动眼睛的神经调整尚未平稳，直到出生8个月才能出现类似斜视的眼神。

嗅觉 能分辨母亲乳汁的味道，对刺激性强的味道也有反应。

味觉 味觉虽然不能明确区分甜味、苦味、酸味等味道，但能区分自己喜欢和不喜欢的味道。尤其是感受味道的味蕾在孩子出生前就已经发育完成了，出生后能区别味道。

触觉 相比其他感觉触觉更发达，能感觉到母亲皮肤的感受，对温度也很敏感，即使温度稍有不同也不喝牛奶。

新生儿的哺乳

在母亲腹中通过脐带获得营养的孩子现在可通过奶粉或母乳获得营养。母乳喂养对产妇和孩子都有好处，这一点尽人皆知。但不是谁都能进行母乳喂养的，即使不是母乳喂养，也能养育健康的孩子。

母乳喂养

孩子是吃母乳长大，还是吃奶粉长大，最重要的是喂奶时的环境。既然如此，为了孩子的成长，最理想的授乳方式是吃比奶粉更有营养、优点更多的母乳。

♥ 提高免疫力，促进生长

母乳比奶粉好，因为母乳中含有使孩子不受感染的特殊物质。这种物质是免疫球蛋白A（IgA），其特点是保护胃黏膜和肠黏膜。特别是初乳中 1ml 含 100mg，成熟乳中 1ml 含 1mg。母乳喂养的孩子的肠中有抑制肠内微生物生长的物质，能让孩子不容易患病。此外，还含有起到成长促进剂作用的牛磺酸。

提及的母乳中的成分和未提及的物质都能保护孩子的胃肠系统和呼吸系统。

♥ 富含蛋白质和抗体

产妇生完孩子后的第二天到第五天分泌"初乳"，即使是不想母乳授乳的产妇，最好也给孩子喂初乳。含有能攻击有害病毒的白细胞的浅黄色初乳富含蛋白质，并且糖分和脂肪较少，作为孩子的第一顿饭最理想。

新生儿出生后的一小时内感觉最敏锐。如果有给孩子喂母乳的机会，这时最好让孩子吃奶。

♥ 有助大脑发育的孩子的最初营养食物

通过了解母乳的营养构成，可知母乳比牛奶的蛋白质含量低。但构成母乳中的蛋白质的氨基酸和构成孩子身体的蛋白质的氨基酸的结构非常相似，与消化酶作用容易分解。也就是说，比牛奶的蛋白质容易吸收。

母乳中低级脂肪酸和不饱和脂肪酸的含量高，这种形态的脂肪酸在体内发挥的效果是牛奶的二倍。

母乳比牛奶含有更多的乳糖，这种乳糖对孩子的影响相当重要。能促进吸收钙质、镁和氨基酸，并且构成大脑时不可或缺的半乳糖也只能从乳糖中获得。

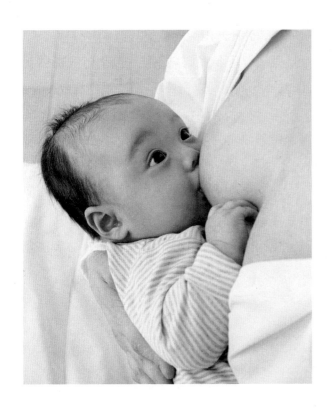

♥ 有助孩子的情绪稳定

孩子和妈妈身体接触吸吮乳汁的同时还能聆听母亲心跳，这和在母亲子宫内的时期相似，能让孩子感到舒适。通过这样的过程，孩子能有安全感和满足感，并且母亲和孩子之间能产生温馨的情感。这对以后保持母亲和孩子的关系也有重要的影响。

♥ 感染危险性低、经济实惠

吃母乳比吃奶粉更经济实惠。奶粉价格高，若吃母乳，就不需要购买其他的相关产品，准备起来也很简便，还能减少因奶粉不卫生引起的感染。

♥ 促进产后恢复并能自然避孕

孩子吸吮乳头会刺激母体分泌催产素，进而促进子宫收缩，使产后恢复更快。并且，喂奶期间不会排卵，能起到自然避孕的效果。

♥ 对产后减肥有效

据调查显示，母乳授乳的母亲比不是母乳授乳的母亲能更快地减掉怀孕后增加的体重。怀孕后增重的原因是为了分娩后给孩子喂奶，如果喂奶，则体重自然会减轻。

并且，母乳喂养比奶粉喂养更需要热量。即使吃相同的食物，喂奶时也会更消耗热量，所以能自然地减肥。

母乳喂养的姿势与方法

若想授乳时母亲和孩子更舒适，就要记住几点要领，了解方便叼住奶头的姿势和预防瘀血的方法等。

♥ 叼住乳头的方法

大部分的健康孩子反射作用也强，张大嘴，找乳头，嘴唇使劲活动。用乳头轻轻触碰孩子的下嘴唇，刺激孩子的反射作用，孩子就会在怀中张大嘴找乳头。

孩子咬到乳头时，别让其下巴接近乳头，而是接近乳晕（乳头周围有色素的扁圆部位）。把大拇指放到乳晕上，用其他手指和手掌抓住乳房，轻按乳房，能提起孩子。这时把乳头放入孩子的嘴中即可。乳头水平或稍微向下倾斜才不会顶到孩子口中的上部。

一侧的乳头让孩子吃个够之后，再让孩子咬住另一侧的乳头喂奶，直到停止为止。下列是不让孩子玩弄乳头，而是确定孩子正在吃奶的方法。

- 感到母乳流出时引起的乳头疼痛或因拉拽引起的松弛反射作用。

- 听到吞咽奶水的声音就表示孩子不是不认真地吃奶，而是很努力地吃奶。
- 感到子宫痉挛。只是产后几天内能感受到子宫痉挛，初产妇几乎感受不到。
- 吃完奶后，孩子出现因吃饱而感到满足表情，再次进入梦乡。

♥ 正确的授乳姿势

应该在母亲和孩子都舒适的情况下给孩子喂母乳。最理想的方法是抱着孩子，用中指和食指夹住乳头轻轻按压，再送到孩子的嘴唇附近。

这时孩子完全咬住乳头的黑色部分，不要被孩子的鼻子挡住。

有时孩子不在正确的位置，会导致乳头疼痛。乳头只有深深进入孩子的口中，嘴和乳头间才不会产生摩擦，乳头也不会疼痛。

♥ 母乳授乳的时间和次数

大部分的孩子平均每 3~4 小时吃一次奶，一天要吃 6~7 次。吃一次奶的时间大约为 15~20 分钟。开始的 5 分钟内授乳很顺利，之后就慢慢不行了，最后的 5 分钟孩子一边吃一边玩。喂完奶后抱 10 分钟，充分交流感情。

要让孩子充分吃饱，吃奶时间各有不同，没有绝对的时间。

♥ 混合授乳

根据母亲的状态，生完孩子 2~3 天后没有母乳，但过了 4~5 天可能突然出现母乳。有的妈妈认为乳房小，产出的乳汁也少，担心到喂奶的时候不能充分地产乳。在初期，即使乳汁多少有些不足，也没必要担心。因为孩子越吸吮乳房，乳汁产出的就越多。

但乳汁不足或妈妈不能在其他时间提供乳汁时，不足的量可以由奶粉补充，最好混合授乳。

混合授乳有两种方法。一种是每次喂完母乳后再喂奶粉，如果孩子不喜欢奶粉，就先喂奶粉后喂母乳。

另一种是每次母乳和奶粉替换着喂。这种方法在每相隔一两次不喂母乳，积攒母乳的情况下使用。这时要注意若不喂母乳分泌状态会变得更差，每日一定要喂 3 次以上。

哺乳问题

分娩 2~3 天后，开始产出真正的乳汁。乳汁流出，会感觉乳房发热，肿胀。如果乳房出现过分肿胀瘀血的现象，可在洗澡时用手挤出乳汁缓解疼痛。热的洗澡水使有些女性的乳汁自然流出。当然，经常给孩子喂奶就不会出现瘀血问题了。

但挤出太多的乳汁，大脑会错误地认为孩子需要更多的乳汁而继续生产乳汁，进而产生更多的乳汁，这样问题会成为顽疾，要多加注意。

♥ 预防瘀血的方法
- 佩戴适合自己的授乳用胸罩。
- 间隔 1~3 小时喂奶，每次喂奶时让孩子分别吃两个乳房的乳汁。一边乳房喂 10~20 分钟以上。
- 乳汁流出时，为了缓解拉拽感和不适感，并让乳汁更好地流出，应轻轻按摩孩子吃奶的那侧乳房。
- 乳晕特别硬时，给孩子喂奶之前挤出一些奶水。这样能防止乳头疼痛。

- 不适感严重时，可以吃医生开的对乙酰氨基酚缓释片。

　　最初给孩子喂奶的那几天，孩子会拉拽乳头放入口中，1~2分钟后乳头就会灼热疼痛。疼痛难忍，害怕孩子咬住乳头，这可能是因为授乳姿势不正确。

　　若乳头尖疼痛、裂开、出现伤口，可能是因为授乳期间乳头和孩子口中的上部引起摩擦造成的。相反，如果乳头下方出现以上症状，可能是因为孩子的嘴没充分张开、脱离乳晕叼住乳头（瘀血时经常发生）、鹅口疮（需要抗真菌剂治疗的霉菌感染）引起孩子的牙床按住乳头而造成的。下列为应对乳头疼痛的一般性要领。

♥ 应对乳头疼痛的方法

- 孩子吃奶前挤出少量乳汁。这样做能稍微缓解乳头破裂。
- 孩子饥饿时会更用力地吸吮乳头，所以应先用不是很疼的乳房喂奶。
- 授乳专家建议最好不要使用乳头伤口保护器，但那个是唯一能减轻疼痛的方法，可以考虑暂时使用一下。但要记住乳头伤口保护器能恶化伤口并减少乳汁的分泌量。
- 喂奶前或喂奶期间，为了让乳汁更好地流出可以按摩乳房。
- 让孩子离开乳头前，把手指放在孩子的牙床上，再使孩子离开。
- 喂奶后让乳头暴露在空气中干燥。

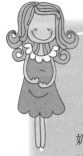

 解疑

新生儿的授乳规律

　　不管孩子是吃母乳还是喂奶粉都要花很长时间。新生儿的胃小，为了吸收所需热量就要经常吃奶。最好养成每天晚上叫醒孩子吃奶的生活规律。

● 授乳方式

　　母乳授乳的孩子每天要吃12次奶，奶粉喂养的孩子每天要吃8次奶。吃奶、打饱嗝、换尿布一个周期结束后，需要花费一小时，这样每天需要大量的时间给孩子喂奶、看孩子。

● 夜间授乳

　　如果喂母乳，考虑到深夜也要给孩子喂奶，应睡在一张床上。如果喂奶粉，最好在深夜和丈夫替换着给孩子喂奶。妈妈午夜起床给孩子喂奶，爸爸凌晨3点起床喂奶，这样至少二人能连续睡4~5小时。

● 授乳时间

　　如果在一定的时间内给孩子喂奶，妈妈揉揉困倦的眼睛，不起来也没关系。首先讨论一天的安排，选择闲暇的时间，试着一天一次按时喂奶。

　　孩子在那一时刻醒来是幸运的事，如果孩子继续睡觉，可以把他弄醒后再喂奶。这样一来，孩子每到那时都会饿，因为已经形成习惯了。

　　问题是孩子比预定时间醒得早就会哭闹磨人，猛地抱起喂奶不会有太好的结果出现。首先需要培养孩子的耐性。

　　家人中无论是谁和孩子一起玩耍都是不错的，工作时可以背着孩子。但尝试了各种方法，孩子还是哭闹磨人，那天也可以放弃规则。

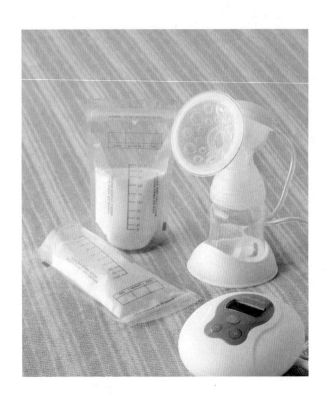

亲的乳头 1~2 分钟后才能流出乳汁，所以孩子想回避母亲的乳头。

♥ 母乳的保管方法

母乳在零下 19℃ 的环境中能保存 6 个月以上，0℃~4℃ 为 5~8 个月，15℃ 为 24 小时，19℃~22℃ 为 4~8 小时。母乳保管时要在瓶子上写上挤奶日期和时间，先喂时间较早的奶。

挤出的奶水在使用前都要放入冰箱的冷藏间或冷冻间保管。冷冻母乳会丧失其中的一部分抗体，尽量用冷藏的方法保存。并且，用玻璃瓶或特殊冷冻袋保管。普通的塑料容器不能用于温度过低的情况。用冷冻袋保管母乳时要使用两层以防破裂，或者放在大瓶中。

若不想浪费母乳，每份最好是 60~90cc。如果一次性保存 240cc，孩子吃完剩下的母乳就得扔掉。不要把新挤出的母乳和冷冻保存的母乳混合，应分开保存。因为冷冻母乳的上面会被温暖的母乳解冻。

冷冻母乳会使颜色变为黄色。颜色改变不代表母乳变质。不要再次冷冻已经解冻的母乳。母乳放入冰箱能保存 9 小时。解冻母乳会使沉淀物分离，如果出现这种现状，可晃动奶瓶混合沉淀物。

应用流动的水解冻母乳。因为用微波炉或煤气灶加热会导致过热，能破坏一部分珍贵的营养。

- 喂奶后在乳头上贴一会乳贴。
- 乳头霜能使问题恶化，没有太大的效果，不要使用。
- 每次喂奶时要换授乳衬垫。
- 喂奶期间要穿棉乳罩或棉 T 恤衫。合成纤维有碍空气循环。
- 洗澡时不要让香皂水流入乳头中。

♥ 禁止使用奶嘴

大部分新生儿不需要摄取母乳以外的其他营养。若打算给孩子喂母乳，刚开始的几天注意不要让孩子叼奶嘴。

孩子习惯奶嘴后嘴就不会大大地张开，直到感受到口中的硬奶嘴之前是不会吸吮乳头的，并养成与吃奶时的所需动作相反的舌头向前伸的习惯。

习惯用奶嘴的孩子会不想吸吮母亲的乳头。奶瓶放在口中会自然流出牛奶，而用力吸吮母

♥ 奶粉喂养

母乳比奶粉的营养成分和优点多，若决定不给孩子喂母乳，喂奶粉就成了完美的方案。

尤其是因疾病或工作而不能母乳喂养的母亲，喂奶粉可以说是最好的方法。为了奶粉授

乳应遵守彻底的卫生管理原则和具有积极的姿态等。

把孩子抱在怀中喂奶

　　母乳喂养时孩子和母亲有身体上的接触，这种接触能增进母子间的纽带关系。奶粉喂养时，让妈妈抱着孩子，母子间有身体接触，这样也能充分地表达爱意，进行眼神交流。偶尔让爸爸抱着孩子喂奶，也能增进爸爸和孩子的亲密感。

　　孩子吃奶时有父母陪伴的话，他能充分感受到父母的爱意，健康成长。

♥ 需要彻底的卫生管理

　　奶粉喂养时最担心的事情之一就是卫生问题。母乳中含有孩子所需的抗体，能使孩子不受细菌感染。但吃奶粉的孩子抵抗疾病的抵抗力低，应经常给奶瓶和奶嘴等授乳工具消毒。

♥ 授乳工具消毒后放入杀菌容器中保管

　　应彻底对授乳工具进行消毒。消毒时一般采用水煮的方法，也可以使用消毒器。

　　首先，把奶嘴从奶瓶上拿下来之前，用清水洗净奶瓶和奶嘴。然后拿下奶嘴，把奶嘴翻过来洗净其中的残渣。凉水清洗奶瓶的内部，把洗洁精倒入有热水的奶瓶中，摇晃，再用长刷子仔细擦拭后，清水冲洗。

　　把奶瓶完全浸泡在盛有凉水的容器中，盖上盖子，至少在100℃以上的沸水中煮5分钟。其间放入奶嘴，开水煮2~3后拿出放入杀菌器中保管。

♥ 调配好水和奶粉量

　　冲奶粉时按照各个奶粉标示的使用方法搅拌水和奶粉。

　　奶粉冲得太浓，孩子会变胖或者消化不良，相反，奶粉太稀对发育不利，所以冲奶粉时要根据月龄和孩子的体重用规定容器准确计量。

　　把一定量的凉白开倒入奶瓶中，再放入定量的奶粉，充分搅拌后再喂孩子。

♥ 按月龄准备奶嘴孔的大小

　　如果奶嘴孔太大或太小，孩子吸吮起来会很费劲。

　　把奶瓶倒扣过来，奶滴3~4秒内滴一滴，这种奶嘴孔的大小最合适。孔太小可以用烧红

乳头问题

　　乳头疼痛是母乳授乳的产妇遇到的问题之一。如果乳头破裂，每次给孩子喂奶时都会疼痛并流水。每次授乳时都很痛苦，需要抓紧治疗，但每次咬乳头的同时就应治疗，会耽误治疗。这时，授乳结束后涂上凡士林以保持皮肤的自然湿度。如果疼痛严重，涂上医生开出的软膏更有效。

　　孩子咬乳头，所以为了使破裂处快速恢复，应用不是很痛的另一个乳头喂奶，乳头痊愈，也可用吸奶器挤出乳汁放入奶瓶中喂奶。

　　乳头感染会流脓，不容易痊愈。这时应让医生开抗生剂处方，确定在用药期间是否可以喂奶后再授乳。

的针扎开。让牛奶的温度和体温相同，奶滴滴到手腕或手背上是温暖的，不要太烫。

♥ 果断扔掉剩下的牛奶

冲奶粉时会多冲一些，够孩子吃但会剩下一部分，这很常见。这时不要把孩子吃剩的牛奶再给他吃一次。牛奶比任何食物都容易繁殖细菌，所以要果断地扔掉剩余的牛奶。

♥ 授乳后一定要让孩子打饱嗝

不管是喂母乳，还是喂牛奶，吃完奶后一定要让孩子打饱嗝，以便排出空气。让孩子打饱嗝的方法有 3 种。

● 竖直抱着孩子，使其打饱嗝 竖直抱着孩子，让其头越过母亲的一侧肩膀，轻拍后背。这种方法很普遍，新生儿或稍长大一些的孩子都适用。

● 倒扣着孩子，使其打饱嗝 把孩子倒扣在母亲的膝盖上，轻拍孩子的后背。这种方法适合颈部支撑不起来的孩子。

● 让孩子坐在膝盖上，使其打饱嗝 把孩子放在膝盖上，对着自己，再用两手托住其头部和后背，轻拍。这种方法最好在孩子能挺起身子的情况下使用。

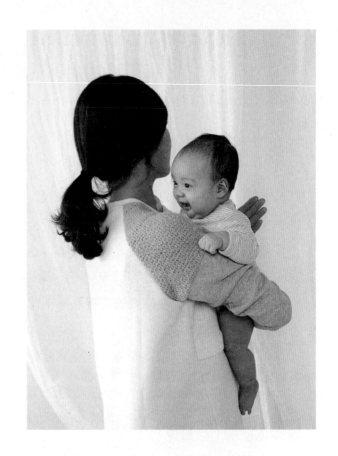

消毒奶瓶冲牛奶

① 为了洗净奶瓶中的剩余残渣，应倒入洗涤剂，再用长刷仔细地洗刷。

② 用洗剂和小刷子清洗奶嘴，洗净外表后再翻过来清洗内部。用流水冲刷奶瓶和奶嘴。如果这时用热水洗涤，牛奶残渣会结块，一定要用凉水冲洗。

③ 把凉水倒入奶瓶消毒器中，为了使擦净的奶瓶瓶口向下，反着套在奶瓶圈上。

④ 把奶瓶正过来后，分别取下奶嘴和盖子，冲洗后再在奶瓶之间整齐地装好。

⑤ 在温度为 100℃以上的水中煮 5 分钟后，用消过毒的镊子夹出，把奶瓶和奶嘴装好，使用时会很方便。

⑥ 一定让开水凉到 60℃左右后，再对准已消毒的奶瓶的刻度倒入一定量的水。冲奶粉时，使用规定的勺子，按照勺子上的量度计量。

⑦ 把奶嘴安装到奶瓶上，盖上盖子，上下晃动奶瓶，以便奶粉更好地溶入水中。

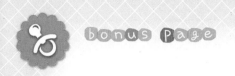

新生儿6大疑惑

如何抱着新生儿？深夜醒来哭泣的孩子不是得了什么疾病吧？初为人母的人对这些都很疑惑。这里收集了抚养新生儿的母亲们最疑惑的一些问题。

1. 可以趴着睡吗？

趴着睡，孩子的后脑勺不会变得扁平，很多女性为了让孩子有漂亮的脑形会让孩子趴着睡。孩子出生3个月后，脖子才能挺起来。即使那样，趴着睡也令人担忧，有窒息的危险。孩子的床垫不要太软，平坦硬的才安全，不要把毯子、枕头等其他物品放在床上。

2. 孩子的头上有柔软的部分

新生儿头上柔软的部分叫天门，在头顶的天门是稍大一些的菱形，头后的天门是稍小一些的三角形。这是由于新生儿的头盖骨的骨头在没有完全结合的状态下连接而造成的，感觉很柔软。头顶上的天门在出生18个月后合拢，头后的小天门在出生6周后合拢。

天门是反应孩子健康状态的信号。如果头顶的天门深陷，就说明孩子脱水了；如果鼓起来，就是大脑疾病的信号。

3. 什么时候开始用安抚奶嘴？

孩子在吸吮母亲乳汁的行为中获得安全感，不吃奶时，孩子会想吸吮手指、脚趾或其他物体。这时让孩子吸吮安抚奶嘴能一定程度上满足孩子的吸吮欲望。但最好在孩子出生2个月，熟悉母乳后再使用。因为太早使用安抚奶嘴，会与母亲的乳头相混淆。出生6个月后，孩子开始出现幼齿，为了幼齿的发育，从那时起要停止使用安抚奶嘴。

4. 深夜不睡觉，哭泣

出生一个月左右的新生儿大部分每天睡12~18个小时，因为孩子出生后几周内不能连续睡3~4小时以上，所以妈妈们会感到孩子不睡觉，哭闹缠人。若理解新生儿的睡眠模式就没必要担心了。孩子白天睡觉，妈妈最好也和孩子一起睡。因为睡眠时间不足，妈妈会对孩子或丈夫发火。

5. 生殖器变红

换尿布时会发现男婴的生殖器溃烂。这时，每次换尿不时最好用水冲洗孩子的生殖器，若条件不允许，可以用湿巾或沾水的纱布擦拭。这样可以预防大小便引起的皮肤溃烂。没有必要翻开新生儿的生殖器包皮进行擦拭。因为弄不好会使孩子的生殖器受伤。

给女婴换尿布时也用相同的方法，应从生殖器前边向后擦拭。也就是从阴道和尿道的入口向肛门方向擦拭。这样能降低肛门部位的细菌感染尿道和阴道的概率。

6. 腿经常弯曲，正常吗？

新生儿的腿呈M形弯曲是正常的，不能完全伸直。长大后会自然伸直，4~5岁时，腿会长直，不用担心腿会长弯曲。还是担心的话，可以平时轻轻按摩孩子的腿部给予一定的刺激，这样能防止罗圈腿。

新生儿的睡眠管理

新手妈妈为了照顾孩子而整天忙得不可开交。忙碌地度日，不知不觉太阳落山了，连晾衣服的气力都没有，马上躺在床上。刚要睡着，孩子又醒了！因为孩子白天黑夜颠倒的睡眠模式而筋疲力尽的新手妈妈可不是少数。

哄睡

新生儿睡眠的 50~70 是叫做 REM 睡眠的浅睡眠，深睡眠和浅睡眠反复进行。REM 睡眠状态下身体是睡着的，但大脑却处于醒着的状态，所以轻微的外部刺激就能让孩子醒来。孩子睡觉时笑、轻微活动都是 REM 睡眠状态。

很多妈妈担心自己的孩子比其他孩子少睡或者睡得太多，其实没必要担心。大人也是那样，但孩子的睡眠时间个人间的差异大。所以孩子多睡或者少睡都没关系，只要吃好、玩好、长得好，就没必要刻意增加或减少睡眠时间。

专家称，新生儿大约每天睡 16~17 小时，但也有一天内只睡几小时的孩子。幸运的是，孩子的睡眠模式会随着时间的推移而稍有改善。

♥ 让孩子区分白天和晚上

虽然孩子出生后几周内其睡眠模式变化大，但 3~6 个月后大部分的孩子会转换为晚上睡觉的 24 小时周期规律。

孩子整晚睡觉就始于这个时期。儿科医生阿伦·格林博士称，孩子在出生后头几周内，如果父母好好诱导，就会更容易地改变孩子的生活模式。

格林博士称，在孩子醒着的白天给孩子听日常的生活噪声，并和孩子进行眼神交流，教会孩子区分白天和晚上非常重要。因为孩子会从眼神交流中获得很多刺激。

孩子醒着时能做的最有效的行为就是眼神交流。孩子的眼睛和父母的眼睛相对视，孩子的心跳加速，血压也会稍微上升，能让孩子继续保持清醒。

格林博士指出，在白天轻轻敲打孩子的脚刺激其脑上腺，对于改变为 24 小时周期规律有效果。相反，晚上应最大限度地减少刺激量，并且为了哄孩子睡觉，要做一连串的事情。

♥ 等到恢复睡眠模式为止

有些孩子自己能在夜晚睡觉，但有些孩子会固执地抵抗父母改变其夜行性习惯的做法，不想晚上睡觉。

每天晚上因为孩子而睡不好并不能使人疲倦，照顾晚上不想睡觉的孩子却很累，但不要这样想。

晚间能补偿白天不能和孩子在一起的时间，要珍惜和孩子在凌晨充实度过的几小时。

庆幸的是，孩子并非失眠而不睡觉，要接受孩子晚上不睡觉的事实，等待孩子睡眠模式改变的同时，要尽量积极接受这种状况。

♥ 出生6个月后再培养孩子晚上睡觉的习惯

大部分的睡眠专家对尝试让孩子晚上睡觉的事情应在孩子出生 6 个月以后进行的意见都相同。托马斯·杰斐逊大学的小儿睡眠中心的所长查尔斯波尔称，孩子出生后 6 个月内，其大脑和神经系统尚未发育完全，因此不能晚间睡觉。

不想因睡眠不足而昏昏沉沉并能机智地度过此时期的秘诀是，孩子睡觉时，妈妈也跟着睡觉，并告诉自己这样的生活不会永远继续下去。研究报告表明，90% 的新生儿出生 3 个月后就能连续睡 6~8 小时了。

♥ 营造愉快的睡眠环境

新生儿每天睡 16~20 小时。孩子每天睡觉的时间很长，有必要提供愉快的睡眠环境。孩子喜欢的室温为 22℃~23℃左右，湿度约为 50% 最佳。最好选择光或噪声刺激低、变化不大的地方。

哄孩子睡觉，最重要是保持房间内的湿度适当。在冬天有暖气的情况下，应打开加湿器或晾晒洗干净的衣服，以防止孩子的鼻黏膜干燥。

即使是夏天，也不要让室内温度太低。应注意室内外的温差不要在 5℃以上。不要让孩子直接对着风扇吹，最好把风扇对着墙，让孩子吹反射过来的风。

♥ 营造安全的睡觉环境

根据父母的生活环境决定孩子是在婴儿床上睡觉，还是在婴儿用被褥上睡觉。

首先，孩子在婴儿床上睡觉时，为防止孩子翻转或活动时掉落应立起保护栏，不要把湿巾或毛巾等物品放在床上。这些物品会在孩子翻身时盖住孩子的脸，有可能造成窒息。

在婴儿用被褥选择上，应考虑到孩子会长大，需要买大点的床上用品。但太柔软时，被褥压住孩子的脸可能会导致窒息，应多加注意。

情况不同，哄睡方法也不同

● 平躺哄睡

让孩子平躺哄睡的方法与孩子的成长无关，是最容易的方法，但孩子刚吃完奶不久或因感冒而容易呕吐时不要用这种方法。

平躺呕吐会使呕吐物阻塞呼吸道，这时应把头转向旁边。如果想让孩子的后脑勺长得漂亮些，最好使用南北头枕头。

● 趴着哄睡

孩子的颈部能挺起来，就可以趴着哄睡。趴着哄睡能使孩子循环器官的活动变柔和，腿部可以随意活动，孩子能酣睡不醒。

但趴着哄睡时，妈妈要多加注意。孩子在睡梦中翻身，鼻子会触碰到底部，有窒息的危险。孩子醒来后最先看到被褥的底部，会感觉精神空虚，有可能吸吮手指，形成咬合不正。

● 左右翻转哄睡

想让孩子的后脑勺长得漂亮，可以使用侧卧或斜躺的方法。妈妈应在孩子睡觉时间隔段改变孩子头部的方向。如果孩子喜欢某一边，妈妈最好在那一边垫上手巾或垫子。

新生儿的排尿和排便管理

新生儿吃多少就会排泄多少，这才是健康的表现。越是这样的孩子，越能健康成长。所以孩子的大小便量会随着吃奶量的不同而不同。把大小便的状态视为孩子健康的标志也是这个原因。

观察排便

为什么新生儿1次用尿布多为大包装？因为新生儿出生后的头几周内会经常排泄，并且排泄量惊人。新生儿不会说话，所以要观察大便的状态了解身体是否存在异常，因此观察大便很重要。

♥ 确认排泄次数

新生儿们大概每天排便6~8次，但也有一天足足排便15次的孩子。排尿为一天20~30次，所以意味着每天都要忙于换尿布。

但孩子的尿布一天用5~6个就够了，没必要担心。因为小便量少，没到达完全浸湿尿布的程度。

孩子出生后48小时内会排出第一次大便。刚开始每天排便6~8次，随着吃奶量逐渐增大，出生后14天左右，排便是以前的2倍，每天约15次。

♥ 检查大便的形态

孩子大便的样子在出生后几周内大有不同。

出生后一两天内排出深绿色的胎便，之后几周其间排出绿褐色的软便。所谓"转换期的大便"是指亮绿色充满凝乳和黏液的大便。

出生后3周左右，孩子的大便又有新的变化。吃母乳的孩子的大便变为朱黄色，稍微出现酸酸的奶味。吃奶粉的孩子的大便为浅褐色，味道强烈并坚硬。

♥ 根据授乳方法不同而不同

吃母乳的孩子和吃奶粉的孩子的大便存在差异。

● 吃母乳的孩子的大便

吃母乳孩子的大便有特殊的味道，2~3周后颜色变为浅黄色，像和好的面。偶尔也会出现混合浅绿色黏液的大便，这是正常的，不必担心。

出生6周后，母乳喂养的孩子一周可以排便一次。因为母乳几乎不剩下孩子的消化系统要除去的固体废物。

不用担心吃母乳的孩子会便秘。并且，吃母乳的孩子的大便比花生奶油的黏性还要差一些。

● 吃奶粉的孩子的大便

吃奶粉的孩子比吃母乳的孩子更容易便秘。吃奶粉的孩子大概一天排便一次。孩子一天以上没排便，身体紧张，这可能是因便秘而痛苦的信号。

这时应咨询医生，听取建议。吃奶粉的孩子的大便颜色为灰黄色，有时是绿色，像黄土一样硬。出生2~3周后，有时候一天，长的话一周都不会排便，然后突然排便量增多，也有这种情况。

♥ 尿布上会粘有红色的斑点

尿布上粘有粉红色斑点也不要惊慌。这只是小便高度浓缩而出现粉红色。

一天拿出浸湿的尿布4次以上，不必担心，但继续出现粉红色斑点或粘有像鲜血一样的斑点，就要带孩子去医院检查。

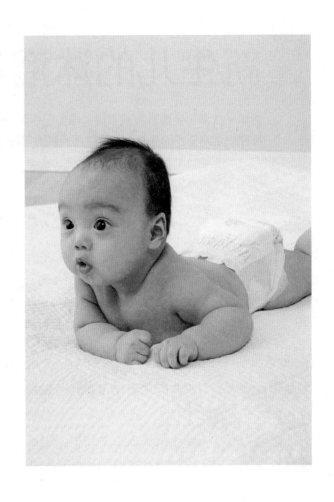

根据大小便判断孩子的健康

● 小便颜色深

孩子小便的颜色根据浓度不同稍有不同。特别是早晨的小便比其他时间的小便要更浓一些，但总是很浓，则是水分不足的信号。这时应补充充足的水分后观察小便的颜色。

● 一点儿一点儿地排小便

特别是男婴，如果小便不顺畅，一点儿一点儿地排出，就说明排泄器官可能存在障碍，一定要带孩子去医院检查。

● 排便时引起痉挛

肠道有异常的孩子在排便时，头会突然向后倾斜，胳膊和腿出现痉挛。如果直肠不舒服，会出现脸变红、喃喃自语、紧皱眉头等身体反应。

● 大便太频繁

新生儿的大便水分大，达到浸湿尿布的程度，次数也比平时多，黏稠，呈绿色，这样就意味着孩子的胃肠出毛病了，应去医院检查。

● 排出豆粒般的大便

不管是吃母乳，还是吃奶粉，如果出现像豆粒般的硬大便，就是水分不足的信号。这时应该喂凉凉的大麦茶或果汁，充分供给水分。

新生儿的沐浴和皮肤管理

给孩子洗澡需要准备很多事情，很重要。洗澡能促进血液循环，有助睡眠，还能增进食欲。并且，能仔细观察孩子的身体，发现健康问题时可快速应对。

沐浴

♥ 视情况给孩子洗澡

给孩子洗澡，不要刚开始就一天洗一次全身。直到脐带脱落时为止，出生后 10 天左右容易被感染，所以不要把孩子放入澡盆中，也不要打香皂，只用沐浴巾擦拭即可。给他洗澡费劲时，可以让孩子穿着衣服，清洗局部即可。不过，在洗澡之前最好把洗澡必备品都事先准备好。

♥ 10分钟以内结束洗澡

给孩子洗一次澡用 5~10 分钟最佳，时间太长孩子会累。妈妈有时间的话，什么时间给孩子洗澡都行，但要避免在喂奶后洗澡。吃奶前最适合洗澡，尤其是孩子不想睡觉时，洗澡后再喂奶更容易睡着。比起妈妈每天给孩子洗澡，爸爸也一起加入的话有助于增进纽带感。

♥ 水温为37℃

适合洗澡的水温为 37℃~40℃ 左右。虽然用温度计能正确测出水温，但没有温度计时可以把胳膊肘放入水中，不冷也不热的水温最佳。

♥ 在温暖的室内给孩子洗澡

首先使室内温暖，把手巾铺在地板上。把温水倒入婴儿浴盆，旁边放好香皂和专用沐浴巾。然后用手巾裹住孩子，露出要清洗的部位。先用弄湿的沐浴巾，擦拭孩子的脸，不要打香皂。清洗沐浴巾后，再打香皂仔细清洗孩子的身体。最后清洗垫尿布的部位。

♥ 状态不佳时，清洗局部即可

孩子状态不太好时，不要脱掉孩子的衣服，清洗局部即可。特别是肚脐掉落之前容易通过肚脐感染，最好进行局部清洗。或者妈妈自己很难给孩子洗澡时，也可以进行局部清洗。方法是不脱掉孩子的衣服，在凉凉的水中弄湿纱布，挤出适当的水分后擦拭孩子全身。

`1 擦脸` 左手托住孩子的头部，让孩子坐在膝盖上，用适当纱布巾擦脸。眼睛从里到外擦拭，再擦拭耳后、脸、下巴、脖子的褶皱部分和口水或牛奶残渣。

2 擦手 小心地打开手之后，再擦拭手掌、手背和手指之间。

3 擦屁股 脱掉下装和尿布，左手抓住孩子的双脚，擦拭腹股沟。还要擦净屁股上的大便。

4 结束 擦拭完身体后，用柔软的毛巾擦去身上的水，再在脖子、腋窝等处涂抹婴儿用乳霜或爽身粉。

♥ 避免感冒或授乳后洗澡

孩子有感冒症状，心情看起来不好的时候，最好不要给他洗澡。发烧 37.5℃以上，咳嗽、流鼻涕，状态不好，这可能是感冒了。并且不要在吃奶后 30 分钟内洗澡。孩子肚子饿，洗澡时会哭泣，但吃完奶不足 30 分钟时会呕吐，所以稍事消化后再洗澡。

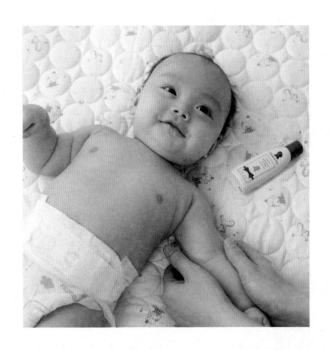

生后 2 个月内自然消失。尿布斑疹是下腹部、屁股、生殖器、大腿等处泛红或者稍微肿胀，垫潮湿的尿布，长时间和小便或排泄物接触而形成。症状严重时应去医院治疗或涂抹药物进行治疗。

皮肤管理

最好的婴儿皮肤管理法是擦拭干净后晾干。实际上没必要使用乳液、婴儿油、爽身粉、香皂等物品。孩子皮肤太干燥是因为洗澡太频繁。应减少洗澡的次数，一周洗一次，这样能对干燥症有所改善。

♥ 新生儿容易出现皮肤病

出生 4~5 周后，即使孩子脸上出现"婴儿痤疮"，也不必惊讶。这是由于怀孕时通过胎盘传递的荷尔蒙刺激孩子皮肤的皮脂腺造成的。

另一种常见的新生儿皮肤病是叫做"牛屎"的幼儿头皮角质。头皮上出现的角质大概在出

♥ 各个部位的皮肤管理

手指甲、脚指甲 新生儿从出生时开始就有长指甲，这令人无法相信。出生后，指甲快速生长。尽量防止孩子用自己的指甲划伤脸部，应剪短孩子的指甲并打磨平整。

剪指甲时，不要让孩子活动将要修剪的一侧的手和胳膊，用手按住并用另一只手抱住反方向的胳膊，再用指甲刀剪。准备末端是圆形的专用剪，让刃末端向上的一侧朝上，再慢慢分为两三次修剪。这时，弄不好就容易受伤，应小心谨慎。大孩子会学着妈妈的样子剪指甲，所以应在孩子看不见的地方进行。

鼻子 固定脸部，用棉棒擦拭。鼻子旁边稍微凹进的部分有出血点，应小心不要碰到。把棉

棒棉头的一半伸入鼻中，转动棉棒，随着鼻翼入口的壁移动，再轻轻拔出。即使鼻中有鼻屎，也会和鼻涕一起出来，不要把棉棒插入太深。

嘴 嘴周围容易被口水和奶水弄脏。孩子的皮肤抵抗力弱，不擦干净就会起红疹。因此，喂奶后应及时擦掉粘上的残渣。

肚脐 肚脐在孩子出生1个月后才能开始清洗。在此之前，要滴上一两滴酒精消毒液进行擦拭。如果脐带脱落，肚脐完全晾干，就可以在洗澡时简单清洗肚脐。

耳朵 耳郭容易粘上污垢，要好好擦拭褶皱部位。很多情况是耳后潮湿，或者与耳朵连接的部位裂开出血。让孩子侧卧，轻轻按住头部，再把棉棒棉头的一半伸到耳朵里，在入口处转圈擦拭 2~3 次。

眼睛 用沾了热水的柔软干净的纱布巾从里到外擦拭眼睛。擦完一侧后，把纱布换个面儿，再擦拭另一侧。不要硬抠眼屎，要用纱布轻轻擦拭。

手指、脚趾 抓住孩子的手掌，打开手指，再用潮湿的纱布擦拭手指间的污垢。尤其要仔细擦拭手指和脚趾弯曲的每个关节。

解 疑

预防新生儿的皮肤问题

● 新生儿面色多样很正常

　　新生儿的面色在出生2周后渐渐呈粉红色，脸和身体上出现斑驳的红色斑点，然后消失。这种症状叫做毒性红斑，大约一个月后消失。

● 肚脐消毒很重要

　　给孩子洗澡时，最费心的部位就是肚脐。直到肚脐自然脱落为止，都要细心地管理。没愈合的肚脐容易被细菌感染，所以洗澡后一定要用消毒用酒精仔细擦拭，晾干后穿上衣服。一周后肚脐自然掉落，但之前剪掉脐带的部位出血或流脓，可能是细菌感染，应及时就医。

● 新生儿的皮肤问题处理

　　新生儿的皮肤薄弱，轻微的摩擦都会受到刺激，汗腺不通畅，容易出现皮肤疾病。在易出痱子的后脖颈、额头、手脚及腋下的弯折部分，涂抹植物性婴儿爽身粉，保持干爽状态。一定要在干燥的状态下涂抹。

　　胎热是与过敏症状相似的疾病，但只出现在脸部和颈部。不用特殊治疗，孩子的热也会在百日后消失，两岁前大部分都会消失。

　　胎热严重时不要使用香皂，洗澡后，在皮肤湿润的状态下涂抹保湿剂。对于有过敏或脂溢炎的婴儿，应坚持用婴儿油按摩，并随时涂抹保湿剂防止皮肤干燥。

新生儿的尿布和衣服管理

新生儿的喝奶量影响其排泄量，在出生3~4天左右，每天排尿3~4次，7天后，排尿量是原来的2倍，10天后，每天排尿12~20次。出生后几天内，每天排大便2~3次，一般都在吃完奶后排便。

换尿布

不能单纯机械地换尿布。要对孩子微笑，说话交流，让他感受到温暖、爱意。拿掉孩子的尿布时，孩子可能会马上小便，应准备额外的尿布。

♥ 选择尿布

不仅孩子的衣服透气性要好，尿布也要透气、吸水性强，最好选择纯棉制品。旅行、外出时，或者在晚上使用一次性尿布会很方便。

纯棉尿布 最大的优点就是对孩子的柔软皮肤刺激性小。但新生儿每天要使用20~30个尿布，使用布尿布时，需要洗涤、消毒、干燥，很费时间。棉尿布比纸尿布的吸水性稍差些。

纸尿布 纸尿布使用起来很简便，吸水性好，但费用贵一些。种类分为一字型和内裤型两种，一字型适用于大小便的量不多并活动较少的新生儿，比内裤型的价格低廉，但没有胶带，穿着感降低。内裤型的纸尿布两侧有胶带，能把孩子的屁股包裹住，所以大小便不会流出来，吸水性好。不过孩子容易憋闷并且在夏季臀部容易溃烂。

♥ 拿出湿尿布

● 收起上衣 换尿布前，上衣会沾染上污渍，要把衣服卷到腹部以上再放下。

● 擦拭大小便 抓住孩子的脚腕上部，把手放在屁股下面，抬起。抓住脚腕或者展开两膝，太使劲拉拽容易造成脱臼，应多加注意。抬起腿后，用湿巾擦拭大小便，拿出尿布。

● 擦拭肛门 擦完屁股后，折叠纱布巾，仔细擦拭肛门间的大便残留物。因为此部位如果有残留物会造成皮肤溃烂，应多加注意。

● 擦拭腿和小腹之间 新生儿的大便很稀，腿和小腹的褶皱部分容易残留大便。因此，先打开褶皱处，再用潮湿的纱布或湿巾仔细擦净。不要太用力揉搓轻柔仔细擦拭即可。

● 晾干屁股 擦干净大小便后，稍微和孩子玩一会，等屁股晾干后再涂抹上软膏，以防出现斑疹。

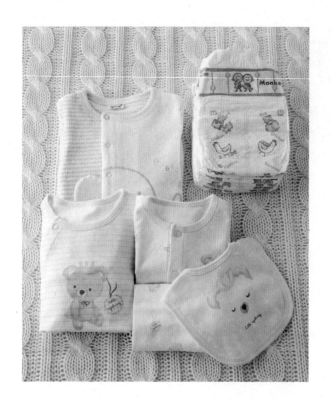

● 固定腰部 固定尿布时，不要让后背和尿布间有缝隙。这样大小便才不会从后背漏出来。但孩子的腹部旁边和纸尿布间要留有能插入3~4根手指的空隙。

换衣服

给水嫩柔软的孩子穿衣服可不是件容易的事儿。家长担心弄不好会折断孩子的胳膊，怀疑自己能否给孩子穿好衣服。如果着急给孩子穿上衣服，他会哭，应慢慢仔细地穿衣服。

💙 垫上新的尿布

● 垫尿布

把手放在孩子的屁股下面，托住腰部提起屁股后，换上新的尿布。换尿布时，比起把孩子的屁股放在尿布中间，稍向前放置更好，这样大小便就不会漏出了。

● 对齐尿布 在接触尿布的部位涂上爽身粉，再把尿布的中心放在孩子两腿之间。然后把尿布的前部分向旁边展开，像抚平皱纹那样抓住，不要遮住肚脐，对齐尿布末端。

● 固定尿布 固定孩子腰部的胶带的位置以尿布上的标记为基准，是左右对称的。对称好了才不会漏出大小便。

扣尿布时，要让男婴的生殖器向上，这样能降低出现斑疹的概率。

💙 洗涤新衣服

买新衣服的话，要先把衣服上的商标撕下来，即使是衣服，也会沾上灰尘或异物，一定要洗过一次后再给孩子穿。这时不要用洗剂，用水清洗就可以了。

💙 选择容易穿的衣服

出生3个月后，孩子会变得活跃，这时最好穿上下连体的衣服。孩子翻转时不会露出腹部，衣服也不会向上蹿，抱孩子时身体也露不出来，优点颇多。前边有扣子的衣服穿起来也很方便，还便于换尿布。

💙 前开衩的衣服方便

前开衩的衣服对于新手妈妈来说也很容易给孩子脱掉或穿上。孩子也喜欢妈妈能给自己方便地脱穿衣服。

● 叠放外衣和内衣 把内衣叠放在孩子的外衣上，并把袖子弄得能让胳膊顺利通过。

● 让孩子躺在衣服上 让孩子躺在叠放好的衣服上。妈妈的手伸入袖子里外两方向，在袖口拉拽，让孩子的胳膊容易进来。妈妈的手插入袖子中的同时，放入孩子的胳膊。

● 把胳膊放入袖子里 用一只手托住孩子的胳膊肘，把孩子的手拽到袖子口后，拉拽衣服。只有抓住胳膊肘才安全。把孩子的手集中到一起，在袖子中抓住。用一直抓着胳膊肘的手轻轻地拉扯衣服，插入胳膊。

● 整理好内衣后 系上扣子或衣带。妈妈的手垫在扣子下方，系好扣子，不要压到孩子。

♥ 撑开衬衫的领口，再给孩子穿上

婴儿衬衫的领口处都有摁扣，把领口撑开后再脱穿衣服就会非常方便。撑开领口时，妈妈的手放入衣服的脖洞中，注意不要让衣服盖到孩子的脸上。

穿衣服时要托住孩子的头部和颈部。

● 打开领口 把整个衣服都聚到领口处，大大地撑开，注意不要让衣服挡住孩子的口鼻，把孩子的脸放进去。

● 把头放进去 像搂住孩子的头一样，两手放入衣服里，再用一只手轻轻提起。然后用另一只手抓住衣服，准备向下拉。

● 把胳膊放进去 把袖口卷到肩部，拿住，再放入妈妈的手。用另一只手托住孩子的胳膊肘，把孩子的手拽到袖口处，拉伸胳膊。

● 把衣服放下 抽出胳膊时，不要拉扯孩子的手，把衣服向下拉，插进袖口。用相同的方法把袖子穿在另一条胳膊上，然后稍微拉下衣服至腰部，用手托住孩子的臀部，整理衣领。

♥ 熟悉穿裤子的要领

● 卷上裤腿 两手抓住卷上的裤腿，靠近腿部。

● 把腿伸进裤子里 用一只手抓住孩子的膝盖，一只手放入裤腿中，抓住孩子的脚。抓住脚后，把裤子提到脚腕处，用相同的方法把另一只脚放入裤腿中。

● 提上裤子 裤子套在两脚上以后，分别提起两边的裤腿，再用手托住孩子的臀部，稍微向上提一些。

沐浴后的陪伴玩耍

每次沐浴后换尿布的时候，边和孩子玩耍，边做按摩，孩子会非常开心。

● 按摩腿部
换完尿布后，给孩子抻抻腿，做做按摩。这时边说"快快长大"边按摩，轻轻舒展膝盖下的部位。

● "啪啪"拍脚掌
抓住孩子的双脚，膝盖弯曲后把双脚的脚掌相对，"啪啪"拍脚掌。

● 舒展双手
抓住孩子的双手，左右打开，或者把双手弯曲在胸前后伸展开来。但注意不要用力拉扯。

新生儿的哭泣管理和拥抱方法

某处疼痛或不舒服，尿布潮湿会引起孩子哭泣。想和妈妈玩耍或困倦时也会哭泣。无法用语言表达的孩子用哭泣表达饥饿、痛苦、愤怒等情感。所以，理解孩子的哭泣模式就会找到处理的方法。

不会说话的孩子用哭泣表达饥饿、痛苦、愤怒等情感。只要正确理解孩子的哭声，就能实现母子间的交流。确定孩子哭泣的原因，再进行安抚。

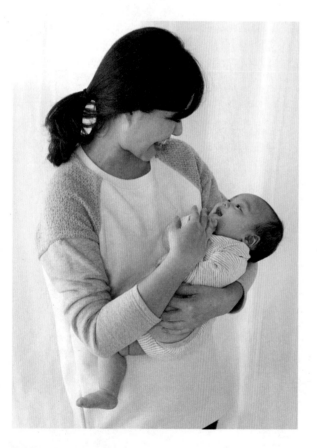

安抚哭泣婴儿

孩子因哪里不舒服或疼痛而哭泣，也会因肚子饿、潮湿的尿布，或想和妈妈玩耍而哭泣。我们应先了解孩子为什么哭泣。

♥ 找出哭泣的原因

● 潮湿的尿布 如果尿布潮湿，但未及时更换，孩子会心情不愉快而哭泣。孩子为传达不舒服的感觉而哭闹缠人，这时应检查尿布。把潮湿的尿布换成清爽的尿布后，孩子会马上笑起来。

● 肚子饿了 每个孩子都有不同，肚子饿的孩子大部分都会深吸一大口气，稍事停顿后大哭。这时就要给孩子喂奶。孩子停止哭泣，边吃奶，边感到满足。

● 想玩耍 孩子吃奶了，也换尿布了，但还是继续哭泣的话，就是想和妈妈玩耍而撒娇。这时，抱着孩子哄一哄，玩一玩，孩子高兴了就会停止哭泣。

● 困倦 大部分的孩子在困倦时若不能睡觉就会放声哭泣。这时，抱着孩子轻轻摇晃，唱催眠曲就行了。

睡觉时，孩子体温容易上升并头痒，用手掌轻拍身体，手指轻轻抓挠头部，这样孩子会开心地睡去。

拥抱

第一次抱孩子时，不知为什么会感觉别扭，觉得孩子会不舒服。但稍加练习，妈妈和孩子就都会感觉舒适了。

♥ 孩子的脖子挺起来之前，抱着时应注意

孩子的脖子挺起来之前，抱着时应注意。重要的是支撑颈部和安全托住孩子的体重。使用另一侧的胳膊和妈妈的身体支撑孩子体重，不能只用胳膊抱着孩子。这样不仅孩子不舒服，妈妈也容易疲惫。

新生儿自然的腿部样貌是屈膝，腿部成 M 字样张开。保持这种姿势抱着孩子，这样孩子才能感到舒适。

♥ 让孩子感觉舒适

抱孩子不熟练时，手指或肩部不要太用力。别扭地抱着反而会让孩子感觉不舒服。

也不要为了想看孩子的脸而抱得太高，这样的姿势会使胳膊马上疲惫。在能倚着孩子下半身的较低位置抱着会舒服些。如果孩子在怀里哭泣，先不要慌张，可以轻轻拍打屁股哄一哄，和孩子说话一起玩耍。

♥ 竖着抱孩子

竖着抱孩子时，孩子的胳膊能搭到妈妈的肩膀上最佳。托住孩子的颈部，抱高一些，像搭到妈妈肩膀上那样倚着。像用胳膊抱住孩子的屁股那样托住，很安全。

♥ 侧着抱孩子

妈妈用经常使用的那只手托住孩子的颈部，用另一只手托住孩子的屁股后，抱住向上。然后，让孩子坐在妈妈的大腿上，把孩子的头放在妈妈的胳膊肘上，用托住头的手托住腿部。

♥ 使用婴儿带抱孩子

使用婴儿带抱孩子时，首先应根据孩子的发育情况调节大小。若婴儿带太紧了，孩子会不舒服，最好调宽松些。

妈妈要注意托住孩子后背的垫子是否太硬，放腿的部分的胶皮带是否太紧，妈妈抱着时是否舒适。

抚摩是最好的按摩

对于孩子来说，最好的按摩就是母亲的抚摩。抚摩身体可以促进母子间的交流，孩子也能感受到母亲的爱和安宁。抚摩有助孩子的成长，有益大脑发育，提高免疫力，对消化功能也有好处。

给孩子做按摩时，妈妈应洗净双手，在孩子洗澡时按摩更有效。沐浴后，把按摩油倒入手中，搓热后进行按摩。从下向上（心脏的方向）按摩，为了保持身体匀称，最好左右替换着按摩。一边与孩子进行眼神交流轻轻抚摩，一边观察孩子的状态继续按摩。

儿科疾病护理方法

孩子逐渐长大，家长会面临想象不到的问题。尤其是新手妈妈，这种时候更容易惊慌失措，如果事先了解应马上去医院的情况和无须去医院的情况，这时就能快速地应对。

小儿疝气

每天睡得香并且不哭不闹的孩子在出生1~2周后突然无理由地不停大哭，把父母搞得手足无措，医院中常有这样的事情发生。叫做小儿疝气的这种哭闹一般始于出生后2~3周，6周后其长度和频度达到最高潮。

♥ 小儿疝气的主要原因

原因不明的这种哭闹一般为每天一次，一次持续15~50分钟。主要发生在父母吃晚饭时，或晚饭结束后想躺在床上看书的晚间。小儿疝气激烈到父母不得不及时应对孩子的要求的程度。这也是大部分的成人一听到新生儿的哭闹声就感到心烦的原因。

虽然安抚患有小儿疝气的孩子是很难的，但儿科专家阿伦·格林博士指出，孩子这样哭是有原因的。

小儿疝气是与为了形成家庭生活的新模式的必经程序相同。出现新生命诞生的奇迹之后，如果孩子安静平和，那么孩子的父母和家人就会回到以前的理想生活和活动。但孩子磨人吵闹，告诉大家自己的存在，那么家人就会脱离以前的生活，形成包含新生命的新的生活模式。

小儿疝气唤起了周围的注意。寻找安抚哭泣婴儿的对策，同时父母要与新的需要一起关心新生命。父母本能地对哭泣的孩子倾入更多的关心，和孩子说更多的话，给予孩子更多的拥抱。

♥ 小儿疝气的其他原因

有些孩子因食用敏感性食物而突然狂哭起来。喂母乳的产妇应避免食用能诱发孩子突然哭泣的食物。这些食物为乳制品、咖啡因、洋葱、大头菜等。

喂奶粉的产妇把牛奶换成豆奶会有助于解决问题。

如果说食物敏感性是造成孩子突然哭泣的原因，那么就不吃造成问题的食物，一两天后孩子就会停止哭泣。

感觉安慰哭泣的孩子有困难时，可以让别人照顾1~2个小时，自己稍微休息一下。把孩子交给别人照顾，自己却休息，会产生罪责感，还会担心别人是否能照顾好孩子，但想照顾孩子，妈妈也要补充体能。

♥ 安抚患病婴儿的要领

　　小儿疝气给父母创造花费更多的时间来陪伴孩子的机会，但为了安抚孩子，要抱着孩子3小时以上，站在手足无措的父母的角度上考虑，其优点很容易被忽视。

　　小儿疝气严重，尤其是孩子出生后3个月内每天都哭泣几小时，这种情况下，父母为了哄孩子都会拼命。下列是为父母准备的安抚孩子的有效方法。

* 把孩子放入摇篮中摇晃，或抱在怀中左右轻轻摇动。
* 把孩子扣放在膝盖上，轻揉背部。（压迫孩子的腹部有助于缓解不适症状。）
* 轻轻拍打孩子的头部、背部或胸部。

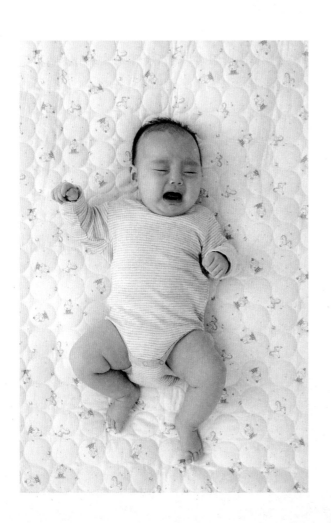

* 用温暖的毯子包裹孩子，舒适地抱着。
* 给孩子听歌曲、故事或轻柔的音乐。
* 抱着孩子或把孩子放入婴儿车中溜达。
* 汽车载着孩子外出兜风。
* 让孩子坐婴儿秋千。
* 让孩子打饱嗝，除去腹中气体。
* 用热水给孩子洗澡。

　　使用以上的方法还没有效果的话，可能是因为孩子太累了，把孩子放在床上，1~2分钟内会睡着。若孩子在5分钟内还没睡着，可能是出现其他问题了。

异常症状

　　孩子出现和以往不同的症状，父母只能手足无措。平时多观察孩子的状态，如果出现异常，应及时就医。

♥ 高热

　　如果孩子出现高热，就用体温计测量体温，再把准确的体温告诉医生。

　　若出生不满2个月的孩子，其体温超过37℃，或出生后2~6个月的孩子，其体温超过38.3℃时，应及时就医。

　　并且，孩子出生后第一次受风（身体变硬，两目上视，四肢无力下垂），痛苦地哭泣，出现呼吸困难，脖子变硬（例如，妈妈想抱孩子，但孩子抵抗），出现脱水或有日晒病现象时，一定要联系医生或去医院就诊。

💛 腹胀

孩子的腹部硬硬地鼓胀，2天以上没有排便，严重呕吐，如果出现这些症状，应咨询医生。大部分的情况是，这些问题由胀气或便秘造成，但也可能是严重的肠道问题引起的。

💛 呕吐

出生后没几天的胎儿易呕吐。但一般为头几天连续呕吐，后又停止了。虽然每天吐好几次，但孩子仍心情舒畅并胃口好，就无须担心。但每次喂奶时都呕吐，并且吐出的奶中有绿色物质，出现这种情况就应该去医院检查。

胃和小肠间的瓣膜被堵是引起把呕吐物喷出很远的严重呕吐的原因。出现这种症状应及时就医。

💛 呼吸困难

孩子呼吸急促（1分钟内呼吸60次以上），每次呼吸时肋骨突出，呼吸时出现咯咯的声音，皮肤颜色发黄，以上症状可能是呼吸困难的信号，一旦出现应及时就医。

患肺炎就会呼吸急促，此外，肺出血、大脑疾病、心脏病、隔膜异常也会出现呼吸困难。有时咽喉畸形或咽喉中有肿瘤时，呼吸也会不匀称。

💛 无气力

如果孩子出现不活动，没有精神，吃奶时也睡不醒，不想吃奶等症状，应及时就医。孩子可能出现脱水。

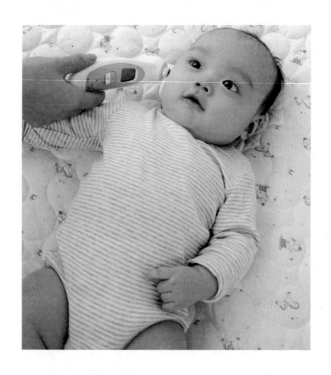

💛 脐带部位异常

如果在剪掉脐带的部位流脓，周围皮肤发红，或者用手指触碰脐带时孩子会蜷缩哭泣，有可能是剪断脐带的部位被感染了，应及时就医。

💛 咳嗽

孩子咳嗽不一定是坏事。因喉咙、气管、肺部炎症而多痰或闻到恶臭想吐出这些而咳嗽。但发烧或一个劲儿地咳嗽；像窒息那样咳嗽，并脸部水肿；像心脏不好的孩子那样停止呼吸时，应及时就医。

💛 腹泻

新生儿的大便容易溏稀。感冒或吃新的食物时，或环境稍微变化时，就会引起大便溏稀。成为问题的腹泻，不仅大便变稀，次数也增加，颜色为绿色，气味也和平时不同。

如果腹泻伴随呕吐、恶臭、发烧等其他症状，应及时就医。孩子出现腹泻，请做以下几点。

● 补充水分 常喂孩子喝凉白开或大麦茶，以防脱水。即使孩子刚刚吐了，也要先喂一点儿再去医院。

● 检查大便 引起腹泻有多种原因，应记下大便的状态、多久腹泻一次、气味等事宜。腹泻严重，止不住，次数也增多时，应及时就医。

● 母乳授乳 腹泻症状轻微时，可以像平时一样喂母乳或牛奶，但要稍微稀释一下后再喂。母乳不受时间或量的制约，孩子能吃奶的时候就可以喂他，但喂牛奶要间隔 3~4 个小时。

♥ 痉挛

若孩子的身体突然僵硬、两眼上斜、全身抖动，首先要确定痉挛的持续时间，再做应急处理。持续 5 分钟以上时，应及时就医。一般称为"引起痉挛"的热性痉挛伴随高热的同时还会出现痉挛的症状。虽然这是由于突发性斑疹、扁桃体炎、麻疹等引起，但感冒或上呼吸道炎也是发病原因。

但出生后 6 个月内出现痉挛并不常见。相反，如果不发烧而出现痉挛，则可能是癫痫。

痉挛时常伴随高热，所以一定要测量体温。如果没发烧而出现痉挛，反而是出现危险的信号。应解开扣子，让衣服宽松些，让孩子的头向侧面低，使其躺下。

保持身体温暖，如果发烧，可以枕冰枕头或用毛巾降温。退热后应补充水分。

♥ 皮肤疹

如果孩子全身出现红色的皮肤斑疹，应先观察出现斑疹的部位或样子，确定是否有发烧等症状。皮肤斑疹的原因有很多，大小便引起的尿布斑疹，汗液引起的痱子，食物引起的过敏性湿疹，被细菌或病毒感染的斑疹等。孩子出现斑疹，应先按压斑疹部位。

用塑料袋按压皮肤斑疹，如果颜色消失，就可以安心了，但颜色继续出现，应多注意观察。

孩子的体温是诊断病症的最重要的证据，一定要测量体温。间隔 2 小时测量 2~3 次，观察是否出现变化。一旦体温增高，孩子没精打采，或者咳嗽严重的话，要做好去医院的准备。

有时斑疹上会出现硬疖或瘙痒严重，这时应剪短孩子的手指甲。这是为了防止孩子用力抓挠加重症状。包住孩子的手也是不错的方法。

baby tip

和新生儿玩耍

● 说话

初次和孩子说话时，可以说一些简单的话语，同时做手部动作。虽然孩子不知道妈妈在说什么，但会出现看着妈妈，倾听话语，好像要做出回答的样子。比如，"嘘嘘吗？""换尿布啦！""清爽吧？"，换尿布时和孩子说这些话，他能听懂，还会很开心。

● 慢慢说

和孩子说话时要慢慢说，不要说得太快，像把尾音拉长那样说话。说得太快会使孩子疲惫，所以无论说什么都要慢。

● 自言自语要出声

虽然孩子听不懂妈妈在说什么，但只要不说粗鲁的话，说什么都行。"今晚吃什么呀？""天气变冷了哟！"自言自语也可以。

幼儿猝死症候群

幼儿猝死症候群（SIDS）指，即使彻查，也无法知道原因的突然的幼儿死亡。发生率为 1/1500。虽然我们对幼儿猝死还不是很了解，但专家已经找出了几点危险要因，以及几点预防要领。

♥ 幼儿猝死的主要原因

- 体重不足 2kg 的低体重早产儿。
- 多胞胎。
- 非正常或不规律的呼吸。尤其是孩子周期性地中断呼吸。
- 轻微的呼吸器官感染。三分之一因幼儿猝死死亡的幼儿在死亡 2~3 天前出现流鼻涕和轻微咳嗽。
- 孕妇怀孕期间吸烟。
- 出生后 2~4 个月最危险。
- 多发在冬季。
- 孕妇怀孕期间，胎盘出现问题。

♥ 幼儿猝死的预防要领

● 安全的睡铺

除了因医学性的问题需要趴着睡觉的情况以外，应让孩子平躺睡觉。孩子趴着或侧卧睡觉时，幼儿猝死的危险性增大。为了孩子，需营造安全的睡眠环境。

比起柔软的床垫，使用硬床垫更佳，并且要除去在床上或摇篮中像枕头这样能引起窒息的物品或释放大量二氧化碳的用品。氧气不足和二氧化碳过多被视为幼儿猝死的主要原因。

和孩子使用一张床的情况时，需要特别注意。孩子的妈妈或爸爸太胖，若睡觉时翻身不当，会压住孩子，所以有报告称，不要使用一张床睡觉。

● 禁止吸烟

孕妇在怀孕时不要吸烟，并且分娩后也不能使孩子吸二手烟。如果孕妇在怀孕时吸烟，会使幼儿猝死的概率高 3 倍。若母体间接吸烟，幼儿猝死的概率会高 2 倍。

● 注意药物和咖啡因的摄取

分娩前后不要服用药物。也就是说，怀孕期间或授乳期间应避免含有酒精、咖啡因的摄取，不要让孩子间接吸收。

专家指出，怀孕期间每天喝 4 杯以上咖啡等过多摄取咖啡因的女性所生出的孩子比起其他孩子幼儿猝死的概率高 2 倍。

● 保持适当的体温

不要让孩子的体温过高。报告指出，穿太多衣服或用毯子层层包裹的孩子，幼儿猝死的概率更高。了解孩子体温的最好方法是把手放入孩子的脖子后面。如果这时孩子流汗，就说明太热了。孩子大致比大人多穿一层衣服即可。

● 母乳授乳

喂母乳。一部分科学家发现喂母乳能降低因幼儿猝死而失去孩子的危险。

虽然不想去想，但即使因幼儿猝死而失去孩子，也不要责怪自己。幼儿猝死的原因尚未查明，不要下父母对孩子的死应负责的结论。

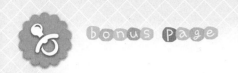

婴儿必要的疫苗接种

孩子的免疫功能尚未成熟，抵抗力低，容易患病。其中也有孩子容易得的疾病。了解疾病的症状和原因并按照不同时期接种所需疫苗，这样能摆脱疾病的危险。

BCG (结核)

这是预防结核的预防接种，应在出生后4周内接种。在左胳膊的三角肌处接种。但预防结核的效果并不明显。只是能降低患结核后可诱发的脑膜炎这种并发症的危险性。接种BCG，2~3周内会化脓，4周后结痂。若接种BCG后出现淋巴结肿胀，应及时就医。

B型肝炎

各种肝炎中，B型肝炎会对肝脏造成致命的影响，所以被定位必须预防接种项目。如果患有B型肝炎，会出现身体易疲劳、头疼、食欲减退等症状。若不及时治疗，会出现慢性肝炎症状，严重时导致死亡。80%的B型肝炎感染者，分娩时从母体直接被感染，剩下的大部分感染症在小时候被感染。B型肝炎共有3次追加接种。

DPT

这是能一次性预防白喉、破伤风、百日咳的疫苗，要进行5次接种，用全体都相同的接种药接种，所以在相同的医院管理起来很方便。在出生后2个月、4个月、6个月、15~18个月，4~6岁接种。11~12岁只接种白喉和破伤风（Td）即可，以后每10年追加接种。

年龄	预防接种的种类	参考事项
0周~4周	结核（BCG皮下用）	出生后4周以内接种
0周~6个月	B型肝炎	3次接种（0、1、6个月）
2周~15个月	脑水膜炎（Hib）	3次接种（2、4、6个月）追加接种（12~15个月）
2个月~满6岁	小儿麻痹（脑髓灰质炎）	3次接种（2、4、6个月）追加接种（满4~6岁）
2个月~满12岁	白喉/破伤风/百日咳（DPT）	3次接种（2、4、6个月）追加接种（15~18个月，满4~6岁，满11~12岁）
2个月~满6岁	白喉/破伤风/百日咳+脑髓灰质炎（组合疫苗）	3次接种（2、4、6个月）追加接种（满4~6岁）
12个月~15个月	水痘	1次接种（12~15个月）
12个月~满6岁	麻疹/流行性腮腺炎/风疹（MMR）	2次接种（12~15个月，满4~6岁）
12个月~满12岁	流行性乙型脑炎（死疫苗）	3次接种（12~36个月）追加接种（6岁，12岁）
6个月~满4岁	流行性感冒	鼓励首先接种对象
24个月~满12岁	肠伤寒	限于高危险群接种

2013年标准，基本接种及鼓励接种/疾病管理本部提供

新生儿断奶食品

开始给孩子吃断奶食品的父母无论是谁都会苦恼什么时候给孩子吃、吃什么、应该怎样吃。由于父母的疏忽会让孩子过敏，或者产生对成长发育不好的影响，他们担心应该怎样做才最好。实际孩子比父母想象的要坚强。父母留意观察孩子对食物的反应，自然跟随普通断奶食品的潮流即可。

断奶期食品分为初期-中期的流食和后期-结束期的固体食物，吃母乳或牛奶的孩子为了吃大人吃的食物要经历断奶期。出生后3~4个月内一直吃奶的孩子为了吃小粒食物，需要舌头、嘴、消化器官有一个适应的时期。

孩子开始吃断奶食品的时候，虽然从母乳中摄取必需营养，但月龄越大，通过断奶期食品摄取的营养也越多。所以经过后期，越靠近结束期时，越应该活用各种食材制作断奶期食品，以便孩子能吃到不同的口味并均衡摄取营养。

婴儿的饮食习惯

断奶期食品不仅给孩子提供营养，还对成人后不挑食并形成正确的饮食习惯有重要作用。

断奶期食品能使孩子在有规律的时间内吃到一定的量。如果自己能调节自己的饭量，那么成长后也不会出现暴食或肥胖。

并且，自己使用工具吃饭，慢慢嚅动嘴和舌头，学习各种味道和质感，这样有助于孩子的五感和大脑的发育。自己能吃饭的孩子成长为自尊心和独立性强的孩子的可能性很大。

♥ 了解分阶段的断奶食品

一般从出生后4个月后开始吃断奶食品。断奶食品的进行阶段为初期出生后4~6个月，中期7~9个月，后期10~12个月，从一周岁到15个月为结束期。本基准为一般性的统计，根据孩子的成长或发育速度，妈妈可以灵活调节。

● 初期断奶食品

断乳食品从吃大米糊（10倍粥）开始。孩子在母亲的腹中长大，所以喂孩子吃妈妈平时常吃的食物最安全。把米糊的浓度调成母乳那样稀再喂孩子，断奶食品间隔2~3天给孩子吃，观察过敏反应。

从出生后6个月起，孩子体内的铁质变得不充足，进入5个月中期，可以稍微喂一些牛肉汤让孩子适应。

● 中期断奶食品

长下牙时，最好给孩子喂能用其牙床捣碎的食物。即使孩子能嚼碎，食物也不能都被消化，应用易消化的食材制作断奶食品。孩子的手也能稍微活动，可以让他拿着用具。其间孩子自己也能喝用婴儿杯盛装的饮料或果汁。

避免用太甜的食材制作饮料，选择不含添加剂的商品。

● 后期断奶食品

对孩子吃的食物很关心并想亲自制作，出现这些好奇时，后期断奶食品就登场了。孩子能吃的食物增多，可以准备质感、颜色、味道多样的食物。

不要食用蛋清、面粉、海鱼、鱼贝类、草莓、橙子等能引起过敏的食物，也不要用盐调味。制作能拿着吃的零食，放入无细管的杯子里，用手指也能拿到。

● 结束期断奶食品

指一岁后能走路的孩子吃的食物。孩子像大人一样每日三餐，要定时给他吃零食，补充营养。虽然量不多，但要喂他有块状的食物，孩子和家人一起吃饭会精神安稳。一岁后，孩子的活动范围变广，会经常生病。这时用好的食材制作的柔软的断奶食品会成为好的治疗食品。

♥ 为了婴幼儿饮食生活的实践指南

下列为各年龄阶段的宝宝饮食指南。遵循所有的指南很难，但这些会对孩子的成长有着很大的影响，要记住它们并进行实践。

1. 孩子出生后 6 个月内都应喂母乳。
2. 孩子吃母乳，最好吃到一周岁。
3. 不能吃母乳时，吃调制乳。
4. 用水冲开定量的调制乳，父母抱着孩子喂奶。
5. 孩子不要叼着奶瓶睡觉。
6. 给孩子喂符合各成长阶段的断奶食品。

7. 在家中制作断奶食品。
8. 用新鲜的食材制作断奶食品，要保证食物的卫生。
9. 制作断奶食品时，不要调味。
10. 用手拿着吃断奶食品。
11. 给孩子吃谷类、水果、蔬菜、鱼、肉等各种食品。
12. 用多种烹饪方法制作。
13. 口味清淡。
14. 使用安全的食品。

营养满分的断奶食品

● 卫生管理

孩子的免疫力比大人低，肠功能不强，若食物中稍有细菌，孩子就会拉肚子。因此，妈妈在做饭之前一定要用肥皂把手洗净，触摸肉、

baby tip

孩子4个月大之前 不要喂断奶食品

虽然很早以前就开始关心研究断奶食品，但孩子4个月大之前不要喂他吃固体食物或汤水。

喂孩子食物因多种原因受到影响。但不管外部原因是什么，都应考虑到孩子的个人差异。对于断奶食品的某些标准并不是都很明确。并且要注意不要硬给孩子吃断奶食品，应等到孩子自己能吃的时候。

孩子太小，体内仍未形成酶或免疫系统尚未完善，所以不能消化吃掉的食物，并且长大后可能对那种食物过敏，应多加注意。

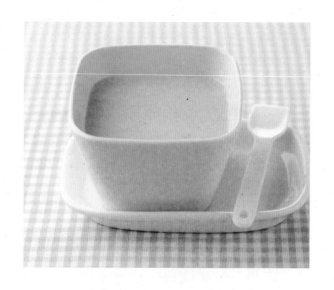

以把肉和鱼贝类每份分成一次能吃完的量放入冰箱冷冻。

● 冷冻&解冻管理

在使用的前一天把冷冻食品从冰箱中拿出，慢慢解冻是最好的方法。如果解冻时间不够，可以放入流水中解冻。不要用微波炉解冻，也不要把解冻过一次的食材再冻上。这样容易变质，还会降低口感和营养。

● 剩余的断奶期食品管理

断奶食品每顿都不剩是最理想的，但根据孩子的状态，有时会剩得很多。所以，喂孩子时要少盛一些喂给他并果断地扔掉沾在手指上的食物。因为父母的疾病会传染给孩子。剩下的食物放入玻璃或用硅制作的密封容器中，放入冰箱冷藏或冷冻。

● 洗涤管理

盛装断奶食品的器皿要根据材质，一周进行一次杀菌消毒。用婴儿专用的洗剂擦拭，再和大人的餐具分开洗涤。大人餐具上的食物或油会沾到孩子的餐具上。用热水清洗孩子的餐具后，完全晾干保管。炊具要经常加热，不水煮也没关系，但要把刀、菜板、筛子、臼、托板等放入沸水中消毒。

● 蒸馏管理

加热断奶食品时，要把食物放入陶瓷或不锈钢锅中用中火加热。如果想稀释食物的浓度，可以在锅中加入少量的水，水开后搅拌食物，再加热即可。不要放在密封容器中在微波炉中加热。

鱼、鸡蛋等食物后一定要再次洗手，然后再继续做饭。应剪短手指甲，不涂抹指甲油，这样才可以制作断奶食品。

● 菜板管理

买婴儿专用的小菜板。目的是限定孩子能吃的食物的量，并防止与大人的食物混合。处理鱼或肉时，先打开喝完牛奶的奶盒，再洗净晾干，然后放在菜板上，使用起来更卫生。

没必要买婴儿专用刀，和大人用一个就行，但切蔬菜时尽量用陶瓷刀。因为金属材质的刀会使蔬菜的营养和水分受损。

● 材料处理和管理

孩子的饭量很小，制作断奶食品的材料只能剩下了。虽然这些能用于制作大人的食物，但若剩下，应处理后放入冰箱保存，蔬菜最好在无水分的情况下食用。若剩下煮熟的蔬菜，要先挤出水分，再把每份分成一次能吃完的量，最后放入冰箱冷冻。这样做虽然不错，但会降低食材营养和味道，所以尽量避免冷冻。也可

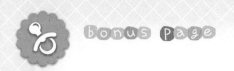

断奶食品问题

孩子吃得香，但会引起几小时后皮肤上出现红点或身体起风疹等问题。孩子在一周岁前，其肠功能弱，对特定食物反应敏感，会出现过敏。因此，初期一定要给孩子吃用一种食物制成的断奶食品，并观察是否出现异常反应。

Q 吃断奶食品后一定要吃奶，是量不足吗？

A 可能这孩子的体重低，不减奶量也没什么。低体重儿或期间生病的孩子大概都如此。因为孩子仍然需要吃奶，所以不用减少奶量。

但孩子的体重超过正常值，就说明奶吃多了。这时应稍事调节。如果孩子一岁后仍然吃奶，就无法摆脱"吸吮"，应多加注意。如果孩子嘴里叼着奶瓶就能安静不哭，继续喂奶，或者希望孩子长得大一些，多喂点奶，这都不对。

Q 断奶食品吃得好好的，但体重却不增加，是营养不均衡吗？

A 充分吃断奶食品，但与吃奶时相比量非常少，这样体重就不容易增加。并且，在这段时期体重不能像1~3个月那样快速增长。保持7~8kg，好不容易能超过9kg，这都是正常现象。7~8个月后，孩子的活动量增大，再怎么吃也赶不上能量的消耗量，所以体重不能明显增加。

孩子多运动，但体重仍不减少，也无须担心。但若孩子看起来无力，可能是生病了，应及时就医。

Q 孩子喝橘子汁后大便变稀，可以继续喂断奶食品吗？

A 柑橘、橙子等橘类食物能使大便溏稀，所以孩子的大便只能变稀了。确认是不是第一次给孩子吃的时候量太大了。孩子非常想吃，第一次喂时，也只能控制在1/4勺内。喝果汁时，先稀释3倍，再慢慢变为稀释2倍，最后再喂原汁，应按这个顺序。这样大便就不会溏稀了。但还是担心的话，就用苹果汁代替橘子汁。苹果有整肠作用，能把硬的大便变稀，把稀的大便变硬。

Q 孩子进入第8个月后能更好地吃断奶食品，食物也被做得硬一些，但孩子却吐出不吃，怎么办呢？

A 舌头的触感异常，孩子处于惊异状态，在食物提高一个层次时，孩子拒绝这样进食是常见的。如果孩子不喜欢，就先喂以前状态的断乳食品，2~3天后再重新尝试。如果孩子还是不吃的话，就喂熟软的断奶食品，几天后再次尝试。喂煮熟的蔬菜，孩子能咀嚼吞食，所以在心情好的时候为了养成咀嚼的习惯，可以把熟的蔬菜拿在手里。

Q 制作断奶食品的鱼肉非得是白鱼肉吗？

A 白鱼肉的味道清爽，脂肪量低，还不容易过敏，适合作为断奶食品。但不是非要给孩子吃白鱼肉，红鱼肉也不错。但海鱼容易引起过敏，没必要非得食用。

无论用什么样的鱼做料理，做得柔软，孩子能没负担地食用才最重要。

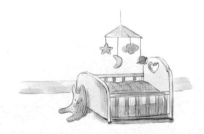

初期断
奶食品

不是所有的孩子都在一定的时期内，开始吃定量的断奶食品。根据孩子的发育速度或健康状态，开始吃断奶食品的时期会不同。最初的断奶食品很重要，孩子要熟悉除母乳或奶粉以外的其他食物，所以要掌握孩子的状态来制订开始吃断奶食品的时期和量。

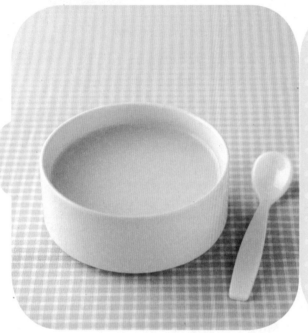

米糊

大米 15g（1 大勺），水 1 杯

制作方法
1. 大米洗净，在净水中泡30分钟。
2. 把泡好的大米和1/4杯的水倒入搅拌机中，搅拌至呈现出奶白色。
3. 把磨好的大米和剩余的3/4杯水倒入锅中，用饭勺轻轻搅拌，大火煮3分钟。
4. 改小火，再煮10分钟后过筛。

point 因为食材是被打磨后水煮的，所以筛网不用太细。

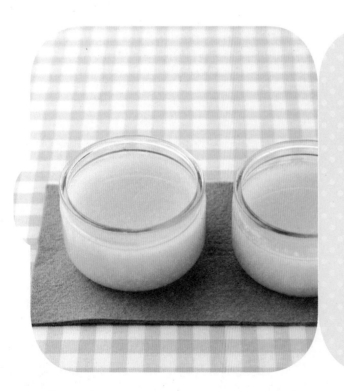

地瓜糊

泡好的大米 15g（1 大勺），水 2 杯，地瓜 10g（煮熟捣碎的 2/3 大勺）

制作方法
1. 把泡好的大米和1/4杯的水倒入搅拌机中，搅拌至呈现出奶白色。
2. 地瓜去皮后放入锅中，倒入1杯水，煮熟捞出后，趁热用勺子捣碎，过筛。
3. 把磨碎的大米、捣碎的地瓜和剩余的3/4杯水倒入锅中，用饭勺搅拌，大火煮3分钟。
4. 改小火，再煮10分钟后过筛。

point 不要给孩子吃筛子上剩下的残渣。

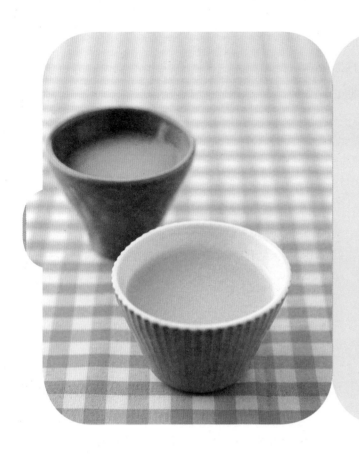

甜南瓜糊

泡好的大米 15g（1 大勺），水 1 杯，甜南瓜 10g（煮熟捣碎的 2/3 大勺）

制作方法
1. 把泡好的大米和1/4杯的水倒入搅拌机中，搅拌至呈现出奶白色。
2. 南瓜去皮、去籽，煮熟后趁热用勺子捣碎，过筛。
3. 把磨碎的大米、捣碎的南瓜和剩余的3/4杯水倒入锅中，用饭勺搅拌，大火煮一个开儿。
4. 改小火，再煮10分钟后过筛。

ⓟⓞⓘⓝⓣ 需要很少的量，用小的甜南瓜即可。

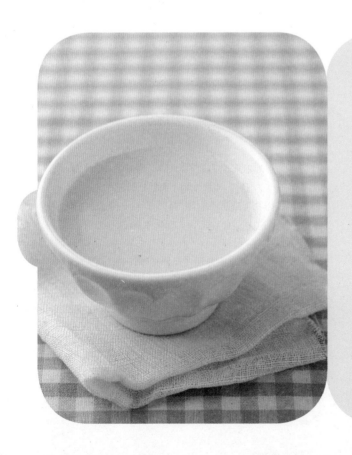

西蓝花糊

泡好的大米 15g（1 大勺），水 1 杯，西蓝花 5g（焯过的西蓝花朵 1/2 大勺）

制作方法
1. 把泡好的大米和1/4杯的水倒入搅拌机中，搅拌至呈现出奶白色。
2. 只处理西蓝花的花朵部分，在水中焯3分钟后洗净，滤水后弄碎。
3. 把磨碎的大米、捣碎的西蓝花和剩余的3/4杯水倒入锅中，用饭勺搅拌，大火煮一个开儿。
4. 改小火，再煮10分钟后过筛。

ⓟⓞⓘⓝⓣ 西蓝花几乎不会在筛子上留下残渣。

孩子边看着大人们吃饭，边咂嘴流口水，自己也想吃饭，出现这种情况就说明孩子到了吃中期断奶食品的时候了。开始对食物产生欲望的这个时期也是开始出牙的时期。现在中期断奶食品逐渐登上菜谱了。孩子手中拿着奶瓶或勺子都不错。

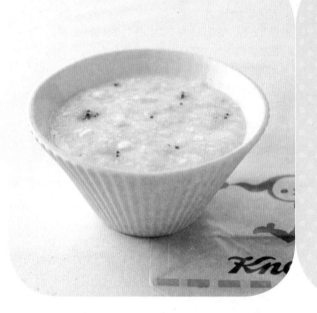

豆腐西蓝花粥

泡好的大米 20g（1/3 大勺），水 1 杯，豆腐 10g（捣碎的 1/2 大勺），西蓝花 10g（焯过的西蓝花朵 1/2 大勺）

制作方法

1. 把泡好的大米和1/4杯的水倒入搅拌机中，打磨3秒钟，直至大米粒剩下一点儿。
2. 只处理西蓝花的花朵部分，在水中焯3分钟后切成0.3cm大小的正方形，用勺子捣碎豆腐。
3. 把大米、西蓝花和豆腐放入锅中，用饭勺搅拌，大火煮沸。
4. 米展开后改小火，用饭勺搅拌，煮一个开儿。

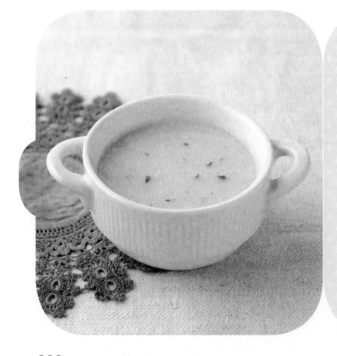

土豆蘑菇汤

土豆 40g（煮熟捣碎的 2/3 大勺），杏鲍菇 10g（焯后切碎的 1 大勺），洋葱 10g（煮后切碎的 1 大勺），水 1 杯，母乳（或奶粉）1/4 杯

制作方法

1. 土豆去皮，沸水中煮熟，捣碎。
2. 蘑菇在水中焯后拿出，汤水另放。
3. 把焯后的蘑菇切碎，洋葱煮熟后切碎。
4. 把土豆、蘑菇、洋葱放入煮蘑菇的水中，大火煮一个开儿。
5. 改小火，放入母乳，用饭勺搅拌煮开，直到黏稠为止。

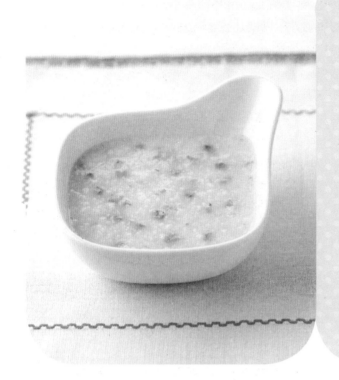

牛肉胡萝卜粥

泡好的大米 20g，水 1 杯，牛肉（里脊）15g（煮熟后切碎的 1 大勺），胡萝卜 10g（焯后捣碎的 1/2 大勺）

制作方法

1. 牛肉泡在凉水中30分钟，除去血水。
2. 把泡好的大米和1/4杯的水倒入搅拌机中，打磨3秒钟，直至大米粒剩下一点儿。
3. 锅中倒入剩下的3/4杯水，煮沸后放入牛肉，煮3分钟左右，捞出后用纱布过滤。
4. 把煮熟的牛肉切成大小为0.3cm的正方形，再切碎。
5. 胡萝卜切薄后放入水中焯一下，再切成大小为0.3cm的正方形，放入臼中捣碎。
6. 牛肉、大米和滤出的肉汤放入锅中，饭勺搅拌，大火煮沸。大米熟后改小火，放入胡萝卜，再用饭勺搅拌，煮一个开儿。

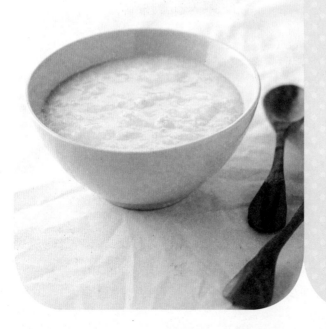

鸡肉土豆粥

泡好的大米 20g（1/3 大勺），水一杯，鸡肉 15g（里脊，煮熟后切碎的 1 大勺），母乳或奶粉适当，土豆 10g（煮熟捣碎的 1/2 大勺）

制作方法

1. 把泡好的大米和1/4杯的水倒入搅拌机中，打磨3秒钟，直至大米粒剩下一点儿。
2. 除去鸡肉表面的薄膜、脂肪和筋，片成薄片后在母乳中浸泡10分钟，消除异味。
3. 锅中倒入剩下的3/4杯水，煮沸，放入鸡肉，煮熟捞出后用纱布过滤。
4. 把鸡肉切成0.3cm大小的正方形，切碎，土豆削皮，切薄片，再放入沸水中煮5分钟，捣碎过筛。
5. 把大米、鸡肉和步骤3中的肉汤倒入锅中，搅拌，大火煮沸。
6. 大米熟后改小火，放入捣碎的土豆，再用饭勺搅拌，煮一个开儿。

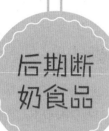

后期断奶食品

这个时期是通过断奶食品获得热量和营养的时期。孩子开始能吃、能咀嚼、能吞咽米粥或制成的像香蕉一样柔软的各种食物。这时孩子能稍微具体地感受到食物多样的质感，所以要让孩子吃到食材本身的味道。

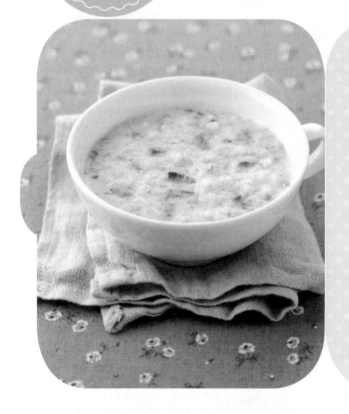

牛肉海带稀饭

稀饭60g（4大勺），牛肉30g（里脊，煮熟切碎的2大勺），干海带5g（泡发切碎的2大勺），香油1小勺，水1/2杯

制作方法
1. 牛肉泡在凉水中30分钟，除去血水。
2. 把牛肉放入1/2杯的开水中，煮3分钟后拿出，再用纱布滤出肉汤，把煮熟的牛肉切成0.7cm大小的正方形。
3. 海带在冷水中泡发后挤出水，切成0.7cm大小的四方形。
4. 热锅中倒入香油，放入牛肉和海带，炒至海带无水为止。
5. 放入稀饭和步骤2的肉汤，搅拌，大火煮一个开儿后改小火，盖上锅盖，煮10分钟。

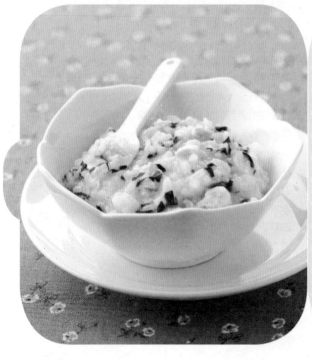

菠菜鸡肉稀饭

稀饭60g（4大勺），鸡肉30g（胸脯，煮熟切碎的2大勺），菠菜20g（焯后切碎的1大勺），水1/2杯

制作方法
1. 除去鸡肉表面的薄膜、脂肪和筋，一块分为3份，用1/2杯的水煮熟后捞出。
2. 用纱布过滤肉汤，把鸡肉切成0.7cm大小的四方形。
3. 用沸水稍微焯一下菠菜叶，挤出水分，切成0.5cm大小的正方形。
4. 把稀饭、鸡肉、菠菜、鸡肉汤倒入锅中，再用饭勺搅拌，煮一个开儿。
5. 改小火，盖上锅盖，煮10分钟。

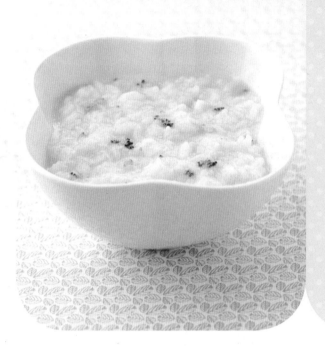

西蓝花鳕鱼稀饭

稀饭60g（4大勺），鳕鱼肉20g（剁碎的1½大勺），西蓝花30g（焯过的西蓝花朵3大勺），泡海带的水（2杯水，一张3cm大小的正方形海带）1/2杯

制作方法
1. 用放入紫菜的蒸笼蒸鳕鱼肉。
2. 除去蒸好的鳕鱼肉的刺，切成1cm大小的四方形。
3. 切掉西蓝花的根部，用水焯西蓝花的花朵3分钟左右，再切成大小为0.7cm的正方形。
4. 把稀饭、鳕鱼肉、西蓝花、泡海带的水倒入锅中，再用饭勺搅拌，煮一个开儿。
5. 改小火，盖上锅盖，煮10分钟。

point 不要在煮稀饭时放入海带，只倒入泡海带的水。

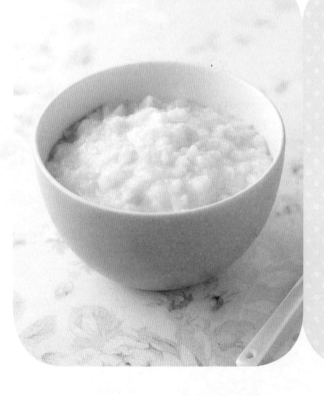

地瓜大头菜奶酪稀饭

稀饭60g（4大勺），地瓜30g（捣碎的2大勺），大头菜10g（切碎的1大勺），婴儿奶酪5g（切片奶酪1/2张），蔬菜汤3/4杯，母乳（或奶粉）若干

制作方法
1. 地瓜去皮，切成大小为0.7cm的正方形，大头菜也切成相同的大小。
2. 把地瓜、大头菜和蔬菜汤放入锅中，煮10分钟。
3. 放入2的稀饭，大火煮一个开儿。
4. 改小火，盖上锅盖，煮10分钟后放入奶酪，搅拌。

point 搅拌奶酪时不要让锅底煳锅。

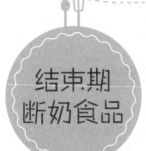

结束期断奶食品

这一阶段孩子能像大人一样一日三餐，吃饭菜，喝汤。终于能和家人一起用餐了。孩子放下奶瓶，自己坐下，用餐具舀着食物吃，能在一定的时间内吃饭。现在养成好的饮食习惯，以后也不会不集中精力吃饭，有慢慢咀嚼吞咽的好习惯。

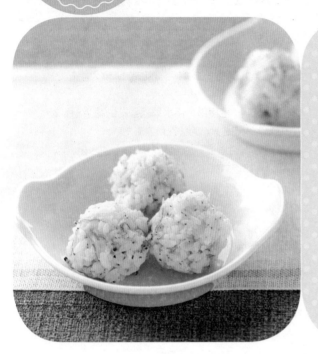

西蓝花鳀鱼饭团

饭 60g（4 大勺），西蓝花 20g（焯过捣碎的西蓝花朵 3 大勺），小鳀鱼 1 大勺，葡萄籽油、盐少许

制作方法
1. 西蓝花去根，开水中焯一下西蓝花的花朵，捣碎。
2. 小鳀鱼在开水中焯一下。
3. 热锅倒入葡萄籽油，放入小鳀鱼，小火炒1分钟。
4. 饭中拌入西蓝花和小鳀鱼，用盐调味。
5. 把步骤4包成直径为2cm的饭团。

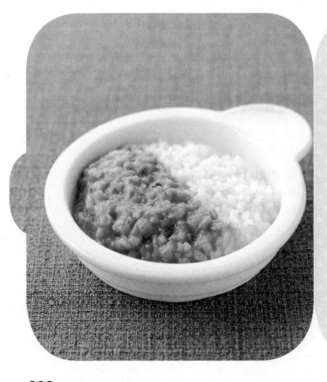

鸡肉咖喱饭

稀饭 60g(4 大勺)，鸡肉 30g（里脊，切碎的 2 大勺），洋葱 30g（切碎的 3 大勺），地瓜、小南瓜、胡萝卜、甜椒各 10g（切碎的 1 各大勺），葡萄籽油，鸡汤 1/2 杯，咖喱粉 1 大勺

制作方法
1. 鸡肉切碎，所有的蔬菜都切成0.7cm大小的正方形。
2. 热锅倒入葡萄籽油，放入鸡肉和蔬菜炒。
3. 在步骤2中放入鸡汤，煮熟蔬菜。
4. 蔬菜熟软后，倒入咖喱粉，溶化开来，大火煮一个开儿后改小火，文火煮4~5分钟，浇汁在饭上。

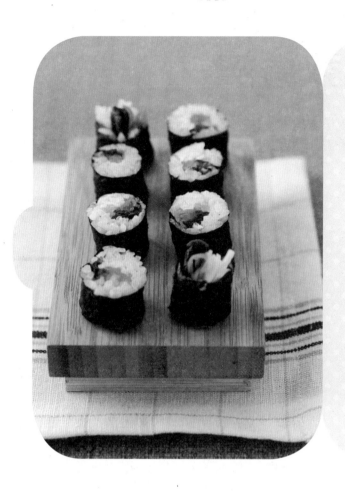

迷你紫菜包饭

饭 100g（7 大勺），烤紫菜 1 张，菠菜 20g（焯好切碎的 1/2 大勺），胡萝卜 10g，鸡蛋 1 个，腌黄萝卜半根，葡萄籽油、香油少许

制作方法

1. 菠菜放入水中焯好后挤出水分，切成 2~3cm 的长条，胡萝卜切丝，在锅中稍微炒一下。
2. 鸡蛋搅拌后放入热锅中，倒入葡萄籽油，煎薄一些，凉凉后切丝。
3. 腌黄萝卜切薄，在冷水中泡 20 分钟，去除咸味后挤出水分。
4. 紫菜切成 4 等分，把饭放在紫菜上摊开，再放上准备好的材料，卷成卷。
5. 在紫菜包饭上轻涂上香油，切成适当的大小。

point 饭凉凉后，紫菜才不会发软。

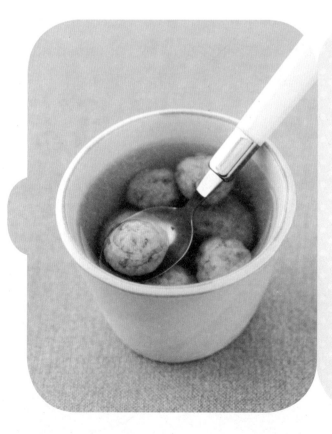

韭菜团馄饨

牛肉 50g（里脊，切碎的 4 大勺），洋葱 10g（切碎的 1 大勺），胡萝卜 10g（切碎的 1 大勺），韭菜 10g（切碎的 3 大勺），豆腐 50g（捣碎的 1 大勺），芝麻、盐少许，淀粉 5 大勺，鳀鱼海带肉汤 1/2 杯。

制作方法

1. 牛肉、洋葱、胡萝卜、韭菜切碎。
2. 豆腐捣碎后用纱布挤出水分。
3. 把步骤 1 和 2 的所有食材同芝麻和盐放入碗中，搅拌均衡，和至有弹性后包成团。
4. 让 3 裹上淀粉，泡在冷水中，捞出后再裹一层淀粉。
5. 把 4 放入开水中煮熟，捞出馄饨。
6. 锅中倒入鳀鱼海带肉汤，煮沸，再把煮熟的馄饨放入其中，煮一个开儿。

各年龄段益智教育法

英才有天生的，也有后天培养的。这取决于孩子6岁前对其大脑进行怎样的刺激。了解五感发育期和各年龄头脑发育阶段，根据这些进行早期教育，进而培养出英才。

父母判断并进行的英才教育，事实上能把孩子培养成蠢材，大家知道这个事实吗？有人说，"韩国的教育毁在邻家大婶手里"，"我的孩子不能落后于人"的英才意识和不安感在英才教育下形成"谁更早些开始学习"的早期教育和"谁的学习进度更快"的提前学习风气。

过分的英才教育的副作用大体上有两种，并不是理解比自己水准高的阶段，而是背下来；因为知识已经都学过一次而自满，从而疏忽学校的课程，错过再次熟悉知识的时间。另一个大问题是，提前学习知识是因为继续学习难的内容，这样一来会丧失自信和对学习本身的兴趣。

0~2岁 连接神经元的突触急速增加的时期

这一阶段的孩子想用五感来确定事物。这能矫正大脑的突触。看、听、闻味道、吸吮、抚摩都能更有效地刺激孩子的大脑。情绪稳定也很重要，孩子在这一阶段受到的压力能使担当记忆的海马神经网萎缩。

 0~3个月 促进视力和听力发育，有助孩子的大脑发育

此阶段是视觉和听觉等的感觉发育和通过皮肤按摩的头脑发育的重要阶段，也是需要和母亲活跃交流的时期。为此，妈妈在给孩子换尿布或授乳时，应表情丰富、经常和孩子说话、积极回应孩子的喃语。

使用能出声的风铃促进孩子的视觉或听觉发育，并用粗线条和原色画片多的图画书或出声的拨浪鼓刺激孩子的感觉。也需要手部的运动，孩子出生2个月后可以诱导他左手拿拨浪鼓摇动的动作。

 4~6个月 和母亲的情感交流有助孩子的情感发育

对某事物的热爱之心对情绪发育有很大的影响，所以需要和妈妈四目相对聊天的绝对时间。这个阶段是手部动作迅速发育的时期，4个月后最好训练孩子能在他的小手够到的地方抓住放在那里的玩具，手掌、图画书等也是很好的训练材料。

7~12个月 **啰唆的妈妈有助孩子的语言发育**

即使眼前的物品不见了，孩子也会认为物品在某处而开始寻找，这个阶段就是对象连续性概念和把原因和结果联系起来的能力的发育期。

嬉笑游戏或反复一种动作的游戏等都有效果。这个阶段还是语言发育的重要时期，妈妈用词丰富地给孩子讲故事并应对孩子的反应。

13~18个月 **刺激活动，使孩子的小肌肉和大肌肉发育**

结合图画书和单词，慢慢地进行，随着时间的流逝，孩子能掌握故事梗概，所以事物图画书和生活图画书很有帮助。手和眼的协作增加，并且两手能自由活动，所以需要促进小肌肉运动的玩具和推拉的玩具。这一阶段是抓握某物、扔东西、拧东西、拖拽某物、品尝某物、尝试做某事的时期，应注意安全。

19~24个月 **让孩子自己吃东西或玩耍，培养独立性**

这个阶段孩子不仅会走、会跑、能爬高、编造故事、理解人们对他说的话、区别事物，还能记住名字。能自己大小便并理解妈妈的话。所以需要多带孩子去室外的游乐场玩耍使其身体发育，并且多给他读有故事情节的图画书。还需要让孩子做生活当中力所能及的事情。

孩子会自己吃饭。这一阶段也是孩子喜欢有故事情节的图画书的时期，可以多给孩子读原创童话和有韵律的诗歌。

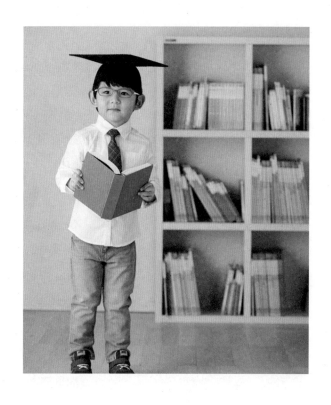

3~4岁 额叶和边缘系统活跃发育的时期

这个阶段是奠定综合性思考和情绪稳定基础，并重点形成通过关系的学习时期。也是大肌肉运动或小肌肉运动的发育期。在这一时期，不仅需要为了运动发育的游戏，还需要使孩子的社会性或自我存在感发育的教育。语言发育也很迅速，更少不了语言的教育。

25~36个月 **思考力和想象力急剧发育**

思考力发育，孩子能洞察事物的关系，并能使用工具满足自己的需求。创造力的基础是用大脑形成图形的能力。这里说的形成图形的能力就是想象力。比起已经做好的玩具，用像切块儿那样组合成各种样子能变化的玩具对培养孩子的想象力更好。比起给孩子买玩具车，不如让孩子自己动手用切块儿玩具拼出小汽车。

这一时期的孩子不喜欢和别人分享自己的玩具，不能和其他小孩玩到一块，只是自己玩自己的。所以需要培养孩子和其他小朋友一起玩，让他具有社会性。孩子在与他人的关系中学会让步和妥协，还能学会解决问题的方法。

这一阶段也是孩子对数字或文字产生兴趣的时期，家长需要教孩子一些基础的概念，让其理解形成事物和对应的文字，通过游戏让孩子熟悉大小、重轻、长短、多少等基础的比较概念，并通过看、抚摸的美术游戏让孩子用全身感受色彩。

37~48个月　自我存在感发育，培养社会性

这个阶段是奠定综合性思考和情绪稳定基础，并重点形成通过关系的学习时期。也是大肌肉运动或小肌肉运动的发育期。在这一时期，不仅需要为了运动发育的游戏，还需要使孩子的社会性或自我存在感发育的教育。语言发育也很迅速，更少不了语言的教育。

孩子在这一阶段能记住最多的事情。这1年内增加的单词数接近900~1000个。但这一数字根据孩子的智力和环境受到较大的影响。有简单的数字概念并能计算，这时需要教授关于数字

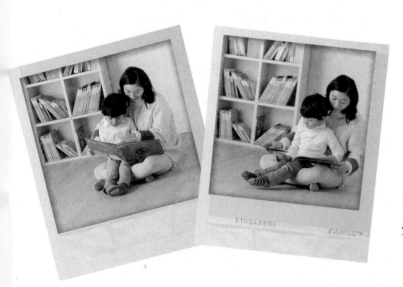

的概念。孩子还不能画出自己想要的图画，需要给孩子提供画画的时间。

合作游戏和角色游戏能玩得不错，应给孩子提供和朋友边玩边学习的机会。根据所需能接受个人学习项目或私立教育机构的帮助。

可进行语言、数理、外语教育的时期

这个阶段是孩子喜欢图画书和语言游戏的时期，最好教孩子认字。

刚开始时，妈妈可以稍微描绘一下大概的情节让孩子了解。下一个阶段，妈妈要正确地读出文字。和孩子一起指着文字，慢慢地一个字一个字读，让孩子的注意力集中在文字上。使用单词卡也会有不错的效果。

并且，通过说明事物的共同点和不同点的游戏培养孩子的数学性思考力。孩子不仅有数学性概念，还能把语言、音乐、运动、科学等领域自然地联系到一起，为学习打下基础。从数学中发展出的空间知觉对熟记文字有影响，熟悉规则性的过程对于像音乐或体育这些活动有帮助。

也可以通过视频进行英语教育。反复给孩子看对话为5~10分钟的视频，让孩子完全记住内容。孩子对母语很熟悉，但可能对英语产生反感，应让孩子感受到英语的趣味。

这一阶段也可以进行美术教育。能根据主题画出轮廓分明的图片。这一阶段是孩子尝试事实性的表现，并发现画出的和画出的对象的关系的时期。生活中经历的各种体验很重要。让孩子使用钢笔、铅笔、彩笔或染料等多种用具来画画，他能自己感受其中的不同。

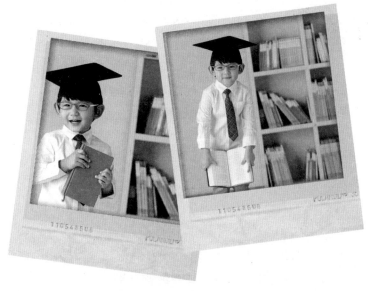

6~12岁 颞叶和顶叶的发育期

对小学低年级的英语学习及高年级的数学学习有效

　　小学生的语言大脑颞叶（颞骨叶）发达，国文或英语优秀的孩子经常得第一名。所以应在小学时加强国语和英语的学习。有语言基础才能解决数学或科学问题，读不懂问题是不能解题的。

　　从小学4年级开始，孩子的数学和科学的大脑顶叶（顶骨叶）发达。所以从这个时期开始，数学和科学优秀的孩子排在前几名，放弃数学的孩子在从这个时期开始出现。

5~6岁 额叶和右脑的发育期

　　这个时期是创造力快速发展的时期，也是能发现孩子才能的时期。

　　这一阶段是创造力和情绪发育的重要时期。应该让孩子学会调节情感并用适当的话和行动表现感情。孩子的创造性快速发育，所以对话增多，能综合性地思考，还要培养孩子解决问题的能力。发现孩子的才能，培养孩子在音乐、美术、体育方面的爱好，还能教孩子基本的读、写、计算等。因此孩子会熟悉读、写、计算，能运用自如最重要。

　　孩子学习这些知识时要结合游戏要素，这样负担会轻一些。孩子喜欢韵律反复的书籍。所以，给孩子读或让孩子读这样的书，并结合游戏要素，就能有效地教育孩子。

　　同理，学习基本的计算时也结合游戏要素的话，会更容易更有趣。最好使用能用手触摸的各种长度的小棒、串珠、各种切块儿等。学习数字时使用教具，孩子会进行想象。

12~20岁 枕叶的发育期

在青少年时期，孩子对于视觉性的刺激变得敏感，容易被异性和游戏吸引

　　中高中生的枕叶（后枕叶）发达，后枕叶主要担当视力，这时期的孩子对视觉刺激很敏感。

　　所以孩子们喜欢明星，喜欢看电视，喜欢玩游戏。喜欢帅哥和美女也是由后枕叶发达而产生的现象。所以若把学习的内容以图片、照片、图表、坐标图等形式表现出来，会更容易理解，更有效果。并且，进入青春期，边缘系统活跃，孩子会充满激情容易生气或容易被情感摆布。

　　如果进行适合头脑发育的教育，孩子的大脑会更好地接受，但在大脑没准备好的情况下进行早期教育，则会出现叫做皮质醇的压力荷尔蒙，反而会降低神经传达物质，杀死神经元。

左右脑英才教育法

不久以前人们还认为智力决定英才，智力占整体的3%~5%就视为英才。但最近英才的概念有所改变。人们已经不仅仅靠智力来判断孩子是否是英才，而是用潜在的才能来判断。

金英勋（天主教大学议政府圣母医院院长）

一般把具有高于平均智力指数、高创意性、高课题执著力的孩子称为英才。

如果入学前好好培养孩子，无论是谁都能成为英才，配合大脑各发育阶段给孩子适当的语言、数理、外语、文体方面的刺激，即使孩子不是天生的英才，也会成为后天形成的英才。特别是要了解左右脑的发育，若能按需求开发孩子的大脑，我的孩子也会成为英才。

智力是先天遗传还是后天养成

众所周知，聪明不聪明是由遗传决定的。但所谓的头脑好是指智力、学习表现，还是记忆力，根据所指的不同方面其意思也会不同。不管怎样比较父母和子女的 IQ 会有区别，但大体上子女的智力和父母的智力水平相似。到目前为止人们发现约 60% 的语言发育和约 50% 的空间知觉由遗传决定。

但智力不是全部由遗传决定。父母智力超群，也有可能生出平凡的孩子，即使天生就是高智商的孩子，也要有好的环境才能发挥其才能。

虽然现在还不知道遗传和环境哪种因素对智力有更大的影响，但与智力相关的基因和当时的状况、出生后的环境及教育是相互作用的，这一点很明确。

智力会根据环境和教育而变化

父母的智力是决定孩子智力的重要因素，不能忽视。给同卵双胞胎做智力测试，IQ 的差异平均为 6，几乎没有出现差异为 10 的情况。但异卵双胞胎或普通的兄弟姐妹，IQ 的差异平均为 10，也会出现差异是 30 以上的情况。

但同卵双胞胎出生后，马上让他们生活在不同的环境中，IQ 的差异平均为 8.2，在相同的家庭环境中成长的同卵双胞胎其差异平均在 6 以下。智力会根据出生后的环境和教育而变化。

例如，出生前后营养缺乏或氧气不足或者暴露在酒精或铅环境下成长的孩子的 IQ 都很低。并且，智力根据父母的教育程度、经济条件、孩子就读的教育机构的水平、是否采用特别的教育方法而不同。

研究表明，出生前的胎内环境和基因一样重要，都能决定人类的智力水平。根据匹兹伯格大学的研究表明，基因在决定人类 IQ 方面其作用比例不过 48%。到目前为止发育专家一直强调的充足的营养、舒适的心情、远离有害物质等传统因素和遗传性因素的作用相当，或者大于遗传因素对智力的影响。

关于智力的遗传性影响通过人的一生逐渐增大。研究表明，关于智力的遗传率在人的幼年时期为 40% 左右，青年初期约为 60%，老年期达到 80%。所以智力是由先天决定的，还是后天形成的讨论没什么太大的意义。

人类会继续研究遗传和环境对智力产生哪些影响，以及遗传与环境的相互关系是什么。

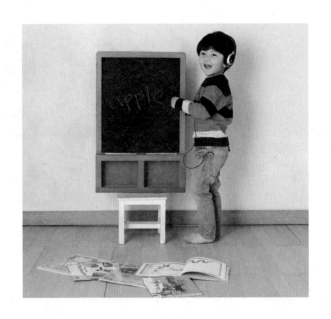

什么样的孩子是英才

不久以前人们还认为智力决定英才，智力占整体的 3%~5% 就视为英才。但最近英才的概念有所改变。人们已经不仅仅靠智力来判断孩子是否是英才，而是用潜在的才能来判断。

与智力无关，如果孩子在某方面具有卓越的才能，那么那个孩子就会被视为英才。也就是说，如果孩子在语言、音乐方面有才能，那么那个孩子就会被称为语言英才或音乐英才。

数学和科学也是如此。虽然这些孩子在某方面很出色，是英才，但其他方面可能很平凡。所以，最近孩子们成为英才的可能性变得非常高。因为各种标准和定义正在改变英才的概念。

一般把具有高于平均智力指数、高创意性、高课题执著力的孩子称为英才。所以父母找出孩子的潜能并加以培养才重要。

♥ 孩子6岁前对其大脑进行适当的刺激才能成为英才

如果入学前好好培养孩子，无论是谁都能成为英才。人类大脑的大小虽然由基因决定，

但脑细胞数量或连接脑细胞的突触网会根据父母的养育方法不同而不同。给予适当的刺激并进行适当教育的孩子的大脑与没给予刺激或没接受教育的孩子的大脑完全不同。6 岁之前的大脑可称为"施工中的大脑"。

根据对于 6 岁前的大脑进行怎样的刺激和教育，称为脑的构造物是不同的。所以要了解大脑的发育阶段，刺激大脑并进行教育。

英才头脑形成的时间与方法

大脑发育最大的特点是先形成很多再扔掉没必要的。在出生的时候，无论是哪个孩子，都在形成自己固有的大脑时，提供了充足的脑细胞。孩子的大脑中存在约 1 000 亿个对大脑发育很重要的神经元，它与构成身体的其他细胞不同，死亡或受损时不容易再生，所以在孩子出生后 8 个月时最多，以后会减少。

每个神经元中有 1 000~10 000 个连接神经元的突触，先形成 36 个月内所需的 150%~200%

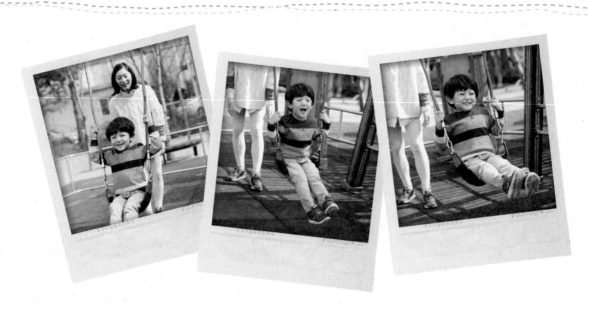

的突触，再清除没使用或效率降低的突触，以这种方式修整神经网并整理形态。

💜 不要错过形成最佳大脑的"感受性期"

大脑根据基因程序形成基本形态后，如果受到外部的刺激，就会形成能有效执行希望的功能的最佳状态，这时把刺激或教育的影响力最强烈的时期叫做"感受性期"。

为了使大脑发育，应在感受性期进行相应的刺激，若错过这一时期，脑功能会发育迟缓或扭曲。像视觉、听觉、感觉、运动功能等，孩子共有的所有功能都与感受性期相关联。

这是通过动物实验得出的事实，若把刚生出来的小崽儿的眼皮缝上一周，它将一生看不到前方。人类也是如此，如果给小孩戴上眼罩，孩子双眼的视力将急剧下滑。

根据基因程序构成神经元网之后，若外部加以刺激，受到刺激的突触会被强化，但没受到刺激的突触会阶段性地被消灭，这就是"经验预期效应"。

经验预期效应外部的刺激只在感受性期内实现，就没有个人差异，功能发育成相同的水平。但若在感受性期内没实现刺激，则担当其功能

的神经元网就会被消灭，即使以后再进行刺激或教育也不能顺利地发挥功能。

英才是天生的还是后天养成的

幼儿教育学家称，36 个月或 6 岁后，孩子的大脑发育结束。这是真的，还是假的？韩国选手金妍儿是什么时候开始花样滑冰，朴泰桓又是什么时候开始游泳的呢？大部分的世界著名运动员都是在幼儿园末期或上小学时开始的。如果按照幼儿教育家的话来说，这些人是不会成为世界选手的。

像音乐和美术等艺术性的机能、朴泰桓或金妍儿选手的运动技能、围棋或读书等认知技能等都与感受性期无关，而是根据个人的固有经验或学习形成新的突触，这就是"经验依赖效应"。

💜 学习5 000小时以上某特定领域的知识就会成为英才

经验预期效应外部的刺激只在感受性期内

实现，就没有个人差异，功能发育成相同的水平，而经验依赖效应是根据每个人的不同经验实现的，所以个人差异很大。

并且，经验预期效应是根据遗传基因在过度形成的突触与环境刺激相互作用的同时有选择地消灭整理的过程中实现的，相反，经验依赖效应是根据个人的固有经验，通过连接新的突触或选择性强化特定突触连接而实现的。

所以，经验预期效应若不剥夺有关刺激，就会按照定好的时间来实现，即使比别人更早、更多地提供相关刺激，也不能提前发育或强化发育。

但若经验依赖效应比别人更早、更多地提供相关刺激，就会提前发育或强化发育。无论是谁只要学习 5 000 小时以上某特定领域的知识就会成为英才，学习 10 000 小时就能成为世界级人物。

孩子：左脑优势型or右脑优势型

右脑优势型的领军人物要数史蒂夫·乔布斯。因为史蒂夫·乔布斯的苹果公司超过世界首富比尔·盖茨创立的微软公司的市价总额。苹果公司在史蒂夫·乔布斯复职的 20 世纪末濒临破产，而微软公司的市价总额约为 5 000 亿美金，并且微软公司一直掌控市场，都要受到政府的反垄断制裁。

以新奇想法和创造性而成功的企业家史蒂夫·乔布斯虽然被自己开创的苹果公司赶了出来，但历经 10 年又再次成为苹果公司的 CEO，成功出品了 iMac、iPhone、iPad 并跃居

成功的企业家，被誉为时代的偶像。

大脑分为左脑和右脑，左脑与右脑处理信息、思考、学习、行动的方式不同。左脑以按顺序并分析的方式处理信息，而右脑以整体并直观的方式处理信息。

孩子的大脑形成是天生的。有右脑优势型的孩子，也有左脑优势型的孩子。出生不到 2 小时的孩子在听人说话的时候，其左脑活跃，而听音乐时右脑活跃。

♥ 分析性、时间指向性的左脑优势型孩子

左脑优势型的孩子分析能力和时间指向性

希望孩子爱读书，应该怎样做？

● 让孩子看到父母也在读书

如果父母的看书的时间比看电视的时间短，那么让孩子读书的效果就会降低。孩子玩耍时，母亲在一旁读书，或者睡前给孩子读故事，这都是养成孩子读书习惯的方法。

● 读书时要绘声绘色

妈妈给孩子读书时，声音和语调都很重要，要慢慢地、快乐地读书。并进行适当的夸张和强调，让孩子觉得故事有意思。读的过程中可以在重要的部分加以停顿，这样有戏剧性的效果。

● 定时阅读

养成规律的读书习惯。睡午觉前、洗澡后、睡觉前，什么时间都可以，保障每天至少读两次，定好每次的阅读时间再阅读。但是，阅读要在孩子喜欢的情况下进行。

● 制作儿童专用书架

制作小一点的书架以便孩子能自己拿出书籍并整理。这是养成孩子读书习惯的好方法。

强。左脑对听觉刺激敏感，对话语、声音、语言信息能更好地做出反应。并且，左脑还主要负责时间、序列、细节、顺序，会把焦点放在树木上，而不是放在森林上。

比起数学空间或图形，左脑更喜欢数学规则。左脑优势型的孩子相比图画更喜欢事实和单词。理解单词并说出的能力在左脑中形成。

左脑优势型的孩子在各种活动中更善于阅读、写字、归纳、作文、接词游戏、容易理解的说明等。并且，比起家教形式的授课方式，更容易接受大课堂式的教学，喜欢学习。

♥ 感觉性、创意性的右脑优势型孩子

右脑优势型的孩子喜欢视觉性的信息。这样的孩子最容易接受使用图画或图表的学习方式。右脑能直观地理解接收的感情信息，并不受时间和顺序的束缚处理信息。如果别人说谎或讲笑话，右脑就能掌握这些并注意到新奇的事物。

右脑还能认知空间性的事物并喜欢动手制作，因为右脑负责眼睛和手的协作或视觉—运动性活动，所以小肌肉的发育良好。

因此，右脑优势型的孩子制作特定的物品时，会在脑中形成完成品的样子，再利用两手创造美术作品、雕刻、陶瓷及建筑物。很多时候视觉—运动性及视觉—空间性的优点在体育、图画、雕刻活动中得以发挥。

右脑的视觉—空间性能力能帮助孩子在读

解 疑

英语早教的虚实

想要培养英语优秀的孩子，若要启发逻辑能力、数理能力、社会性、技能等各种认知能力，首先要学习母语，说好母语才是重点。明明白白的例子，孩子一出生，就让其接触英语，只要学习2 000个小时，就能开始说英语。相反，学习5 000个小时以上的母语并能熟练说母语的情况下，能以母语的语言能力为基础学习英语，所以学习2 200个小时就能交流，学习4 300个小时就能成为英语专家。最好在孩子母语熟练后的5~6岁时开始学英语。

· 早期英语教育应该进行非英语培训的幼儿教育。即孩子在趣味学习英语的过程中自然地熟练。
· 不要先教给孩子罗马数字或英文字母。如果孩子对这些感兴趣，当然可以教，但早期英语教育应从通过父母的声音听英语学起。
· 通过相互作用能有效地学习英语。单纯给孩子听英语磁带或看视频是没什么效果的。
· 营造和英语亲近的环境。

妈妈在睡前给孩子唱英语童谣、阅读英语图画书、引导孩子说英语等方法都很有效果。
· 即使发音不准，英语表达多少有些生疏，也要愉快地和孩子进行英语对话。如果父母对说英语有负担，孩子也会有压力。
· 使用孩子感兴趣的教材。比起学习教学目的性强的英语教材，通过生动有趣的歌曲、童话、动画片、幼儿电视节目等学习英语更有效。

书、讲故事、听笑话时在脑中形成图像，能有整体性的把握。

右脑优势型的孩子比起数学规则更善于数学空间或图形，还善于掌握地图、电脑图画、画画、制作模型、固定容易倒的物体、堆积木和拼切块等。

母亲：左脑优势型or右脑优势型

我们做很多事情时都是边学习边进步。但在子女教育方面不应该摸着石头过河。如果认为反复试验会留下后遗症，就应该彻底准备好对子女的教育。孩子的未来取决于小时候受到怎样的教育。孩子的人生掌握在父母手中。为了孩子的成功，父母应专心地教育孩子。父母要积极找出孩子的才能，听取孩子的意见，让孩子掌握生存的技能，还要负担产生的费用。

父母有照看孩子的义务，但也要适当地放手，让孩子自然成长发挥其才能。父母应该通过集中的教育让孩子获得更多的体验。孩子要学会团队协作及如何在团体中生存。还要懂得和谐对话的方法和需要某物时的说话方式。

当然，自然成长的孩子更能合理地安排时间，独立性也很强，各种品行也会更好。

如何根据母亲与孩子的头脑型进行教育？从实用的观点来看，集中教育有很大的优点。

特别是孩子在入小学前，父母应对其进行集中教育。大部分的妈妈没有主见，想照搬其他孩子的学习方法或其他母亲的教育方式。但同一个妈妈教育出完全不同类型的孩子的概率更高。

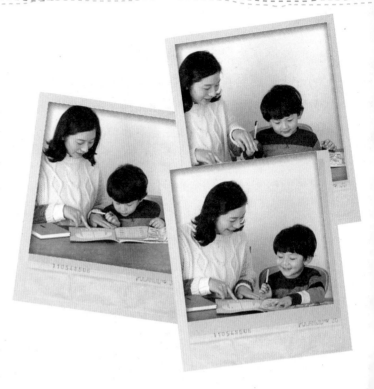

甚至是同卵生双胞胎也会有不同的大脑类型。比如：养育老大的同时，把领悟到的教育技巧用在老二身上，却失败了。因材施教是最重要的。

所以，妈妈最先应该做的事情就是正确判断孩子的大脑特性。其次，妈妈应了解自己是哪种趋向的大脑。妈妈只有了解自己是右脑优势型，还是左脑优势型后，才能决定怎样教孩子。

♥ 左脑优势型母亲的教育风格

左脑优势型的母亲大部分都会把孩子教得不错。这种妈妈擅长系统教学，提出目标性的教学和阶段性教学。左脑优势型的妈妈反复顺次性的逻辑分明的学习，并能完美地进行。

因此，若孩子跟不上妈妈的教学方法，妈妈会不考虑孩子的感受并加以责骂。妈妈对孩子的责任感很重，很少有幽默感或感情表现，教学单调枯燥。

左脑优势型的母亲喜欢通过课程和讨论教学。并会按照准备好的时间表进行，遵循顺序教学。这种类型的妈妈倾向于给孩子多留作业。房间也要干净，喜欢整洁，玩具也要摆放整齐，书桌或书房也要干净，一切都要有条不紊。但也可能相反，对孩子的学习漠不关心。

♥ 右脑优势型母亲的教育风格

右脑优势型母亲不能系统地管理孩子，很多时候无法掌控孩子。这种母亲的特征是能给孩子一个大方向，但无法做到细节上的事情，虽说在感情上能做到细腻，但大部分在现实中

根据妈妈和孩子的头脑类型的教育，要怎样做呢

无论是谁都遗传父母的头脑。所以，很多孩子不是左脑优势型，就是右脑优势型。因此，孩子会不由地更多使用其中的一边头脑。结果是左脑优势型的孩子善于分析，但过于谨慎；右脑优势型的孩子善于创造，但注意力不集中。

若要提高大脑的活跃性，应该同时活跃左右脑，根据妈妈的头脑类型，教育方式也应不同。

左脑优势型的妈妈喜欢说话，希望孩子能安静地倾听妈妈的话。倾向于每天按照计划的

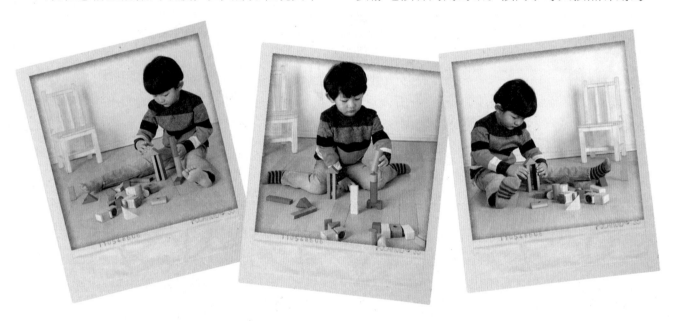

却达不到所期望的。这种情况下会出现吓唬、压制孩子现象。

或者给孩子系统的提示，但本人做不到，只能依靠别人帮忙。例如，无论是家庭教育，还是观察评价孩子本身也交给别人去做。

这种类型的母亲最常犯的错误是让孩子努力学习不足的部分。

顺序做事。所以每天清晨妈妈都会在黑板写出当天的日程，并按照日程进行。

这种类型的妈妈知道规则和结束时间，尊重它们并遵从它们，不喜欢孩子迟到或随意行动。并且，妈妈能自己学习，所以也希望孩子能自主学习并强调孩子的个性或独立性。

右脑优势型的妈妈具有灵活性，虽然制订了孩子的计划表和时间表，但孩子有需要时，会改变计划或时间，给孩子提供额外的时间。

并且，妈妈属于慢性子，不喜欢孩子做事情急三火四的。教孩子时，比起用语言或文字这种单调的教学形式，更喜欢用照片或图片生动地教学。所以，这种类型的妈妈不能系统地教孩子，但却能生动有趣地教授。

比起孩子现在的状态，右脑优势型的妈妈更看重孩子的可能性，并能很好地掌握孩子的情感状态，和孩子一起分享。

♥ 左脑优势型妈妈教育左脑优势型孩子的方法

因为左脑优势型的孩子从左脑优势型的妈妈那里获得左脑性的教育，所以孩子的认知能力、语言或计算能力会很优秀，但必备的亲和力、同感能力和感性能力会降低。

学习时也追求完美，成绩突出并能自主学习，所以自主学习的能力强。

但右脑优势不足的左脑优势型孩子，其灵活性或社会性不足，所以妈妈要给孩子能自由活动玩耍的时间。并且，多进行有目的的旅行或体验，偶尔也让孩子听听音乐，看看美术展览，多和朋友们运动玩耍，增加家庭活动时间，多做一些能提高右脑能力的事情。

♥ 左脑优势型妈妈教育右脑优势型孩子的方法

大部分左脑优势型的妈妈能很好地教育孩子。但很多时候右脑优势型的孩子跟不上妈妈的教育方式。妈妈提出了系统的目标，并想阶段性地进行教育，但孩子是相反的头脑类型，所以母子间会有矛盾。

左脑优势型的妈妈善于反复有次序的逻辑分明的学习并追求完美，所以这种头脑类型的妈妈和右脑优势型的孩子之间只能是矛盾不断。

左脑优势型的妈妈在教孩子的时候，方法

单一枯燥，右脑优势型的孩子会乏味并很难集中注意力，所以通过读书或语言来传授知识，不如通过视觉上的运动感强的游戏来教孩子。

右脑优势型的孩子在学习的时候更喜欢和其他小朋友一起学习，不喜欢独自学习，所以要让孩子多交朋友并和朋友们一起学习。并且，这种类型的孩子若边动手边学习会学得更好，所以应允许孩子在学习时边活动边学习。

应让左脑优势不足的右脑优势型的孩子在读书时精读，避免大致浏览一遍。学习数学时，也要让孩子先理解一个问题，再让他看整理好的数学式和答案，应强化其左脑。在学习习惯方面，孩子不能遵守相同的时间，所以要制订计划表或时间表以强化其左脑。

超时法则

超时法则指让犯错误的孩子暂时在其他场所受惩罚的方法。不让孩子和其他人接触并把孩子放在隔离的房间、完全没有家具的房间或没人的地点，让孩子处于无聊的状态。一定时间的沉默能让孩子平静，并给孩子提供了自我反省的机会。大体上幼儿为30秒，儿童为5~10分钟即可。

1 定要使用在以前关于引起注意的行动的处罚。

2 一定要在安静的场所，能看护孩子的地方实施，受罚期间不要和他说话，不要给他玩具，也不要安慰他。

3 不要把孩子的房间或婴儿床等舒适愉快的场所作为实施超时法则的地点。

4 如果孩子感情细腻敏感，不建议使用该方法。也不要经常使用这种处罚方式。

♥ 右脑优势型妈妈教育左脑优势型孩子的方法

右脑优势型的妈妈直观有序，并且具有看整体图案并能同时处理各种信息的能力。比起看一棵树，更喜欢看森林，还对情感、音乐、美术、体育感兴趣。

左脑优势型的孩子在学习时能接受系统的事物，属于自己完成的类型，所以右脑优势型的妈妈在指导左脑优势型的孩子时，不要亲自管理，扮演好领导的角色即可。也就是说，不要扮演经营者的角色，只提出目标和方向，不做具体工作。

没必要对其他方面上心。孩子有压力时，如果帮助他消除压力，他就能自主学习。孩子学习较为呆板，所以要进行提问，以便在各种观点中探索主题，还要让孩子养成把书中以外的各种事物联系起来的习惯。

培养自我尊重感

如果仔细观察孩子就会发现现在的孩子都有很强的自尊心。并且，孩子非常确定自己想要的事物，很有自信。因此这种趋向很明显。但比起这种自信，对于自我的确信很低并且不安。

研究表明，从儿时就相信"我很重要，是有价值的人"的孩子成长为较高自信心的成人的概率很大。

并且，人际关系和谐，能主动处理好纠纷或问题，自己的生活态度也非常积极。自我尊重感或自豪感能实现多些。

虽然孩子自己能学会培养自我尊重感，但这一成长过程会通过父母的帮助、援助和忍耐，更容易、更正确、更自然地实现。

♥ 右脑优势型妈妈教育右脑优势型孩子的方法

妈妈可能不会系统地教育孩子，孩子也不能集中精力，所以孩子可能不会完成学业。

即使妈妈硬要教孩子学习，右脑趋向强的孩子也不会受到压力，并不把学习当回事。但教授创意部分或让他的想法与众不同时会有帮助。

有必要教授右脑优势型的孩子左脑型的事物。右脑优势型的孩子注意力不集中，所以尽量营造刺激少的环境，不仅要读书，还要使用视觉效果强的资料，通过看图表或看电影帮助学习，这样孩子的左脑会相对发达，学习也会不错。

让孩子在温馨和睦的气氛中学习，孩子和好友们一起学习或玩耍会很开心。孩子组织化、系统化的学习能力差，应养成做笔记的习惯，以便整理学过的内容，防止错过细节部分。

父亲：左脑优势型or右脑优势型

父亲扮演是陪伴到了青春期的孩子谈话的角色。但爸爸能像超人一样只在孩子困难时出现吗？如果在孩子青春期前不和孩子亲近的话，再怎样努力也不能成为孩子的谈话对象。

爸爸要参与到孩子的教育中来，虽然误认为爸爸会给孩子设计未来，但如果没有和孩子亲密接触的日子，那个也是不可能的。

没有和孩子的情感交流和玩耍的时间，突然的谈话和教导只是当方的武力。

再加上和爸爸毫无亲密感的孩子在成长过程中因为和父亲的感情空白会在培养潜力或表达方面遇到困难。所以，小时后和爸爸一起的时间和

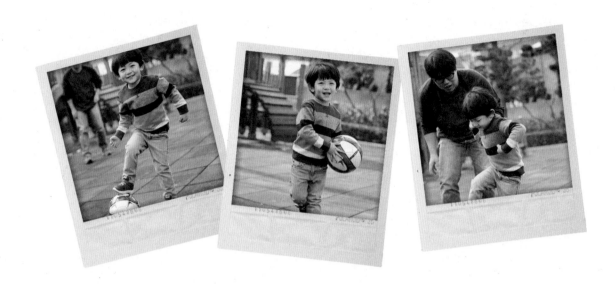

情感很重要。

父亲的大脑和母亲的大脑是不同的。妈妈在孩子玩耍或生活时首先想起的是学习，相反，爸爸首先想起的是快乐和孩子的未来。这时需要父母的思想相互融合。

左脑优势型爸爸教育左脑优势型孩子的方法

左脑优势型的父亲和左脑优势型的孩子容易关系不融洽。二人不能很好地进行交流，爸爸也会对孩子做出一些不必要的干涉。

左脑优势型的孩子很喜欢读书，能记住故事的顺序和具体内容。因此，要多给孩子一些读书时间，爸爸确定主要思想，展示推理的阶段，说出孩子的想法。有必要和孩子多相处，可以增加旅行或体验的机会。

左脑优势型爸爸教育右脑优势型孩子的方法

左脑优势型的爸爸能教好右脑优势型的孩子。因为孩子不是完美的，所以爸爸会感到沮丧，最好指导孩子按计划或按时间表进行。右脑优势型的孩子一般会为了主要思想或看大的图画而读书。为了记住主要事宜或思想和便于组织，最好使用图表或图形。

掌握孩子的头脑类型很重要，孩子不顺心就容易哭，有必要和孩子玩身体游戏来提高亲密度。

右脑优势型爸爸教育左脑优势型孩子的方法

右脑优势型的爸爸能给左脑优势型的孩子指出方向，最好不要做具体的事情。

爸爸心急的话，会威慑压制孩子，所以比起干预孩子的学习，最好和孩子度过愉快的时光，消除孩子的压力，提高孩子社会性。并且，爸爸要在培养孩子的社会性方面予以重视，给孩子提供自己学习的机会。

右脑优势型爸爸教育右脑优势型孩子的方法

后脑优势型的爸爸和右脑优势型的孩子意气相投，虽然善于玩耍，但爸爸不能系统地教育孩子，孩子也不能集中精力。如果孩子散漫并草草地处理事情，爸爸也会威慑他。

给孩子提供和其他孩子一起学习的机会，爸爸可以教孩子自己擅长的方面。